健康人生研究會 — 主編

丹田呼吸健康大全集

活化細胞，提供免疫力

釋尊開創丹田呼吸法

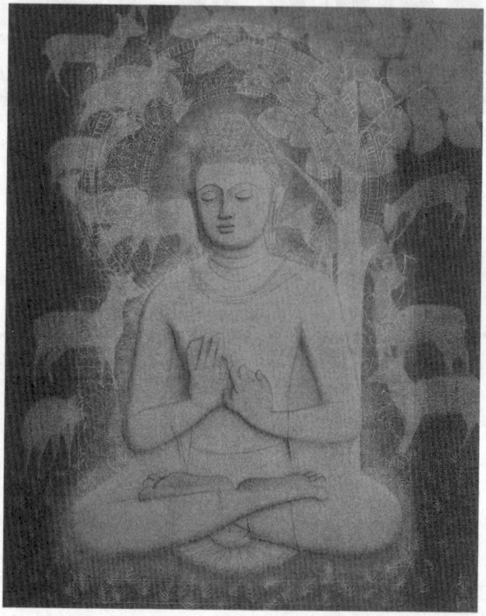

這是一本改變您一生身心健康的好書，
希望您以多做功德的心，
告訴周圍的親朋、同事、有緣人，
也為他們帶來健康。

推薦序

對丹田呼吸的想法

——載於修訂版——

（名古屋大學名譽教授、參議院議員）高木健太郎

之前村木博士曾經向我說過有關丹田呼吸的種種，並要我去讀一讀「丹田呼吸治百病」這本書。這一次我聽聞這本書要出修訂版，而我受邀寫些自己的感想。

呼吸是在無意識的情況下由延腦的呼吸中樞所支配，即使是在睡眠之中，呼吸也會正常地運作，不會有混亂的情況發生。人在運動的時候呼吸會變得十分急促，這個時候的呼吸量會比在有意識時刻意做出的最大呼吸量還要大。這時，身體中所需要的氧氣量常常會無法得到滿足。

再者，呼吸會隨著情緒的變動而產生顯著的變化。因為情緒變動和下視丘及大腦邊緣系統有密切的關係，所以延腦本來的呼吸中樞，就會從這部分顯示出莫大的可塑性。

更進一步地，呼吸的形式、數量，以及大小深淺，是可以從這部分加以修飾的。因此，它也會受到大腦皮質之錐體系統的影響。

就如同我們也可以從上述事實中所了解到的，我們可以說，呼吸運動會廣泛地受到腦部全體的影響，它是介於原本就無法控制的自律神經系統，以及可以憑意志控制之控制神經系統之間之接點的一種機能。藉由以意志控制、調節的訓練，就有可能調節就維續生命而言最為重要的，原本無法自由控制的自律神經機能。

一想到自古以來的健康、養身方法，特別是東方民族發現的種種健康、養身方法的根本，都是首從呼吸調整做起的這一點，就覺得其中有著深遠的意味存在。而且值得注意的是，這些呼吸調整法幾乎全部都是腹部呼吸法。

呼吸在血液循環系統之中，扮演著第三架抽水機的角色，這是生理學認同的一個事實，尤其是腹部的內臟血管系統，有著大量的血液分佈在其中，一想到這裡，就覺得腹部呼吸法有其道理在。

此外，村木博士含括季肋部的特殊丹田呼吸法，更是深獲推崇。就如同他所言，季肋部的背後有著太陽神經叢，而這個神經叢支配著內臟的全部運作、分泌、血管系統以及其他的機能。

根據村木博士所言，這個神經叢可以藉由丹田呼吸而受到刺激。這種可能性是確實存在的，如果有了適當的刺激，大概對內臟各個器官的調整而言都會有極大的效用吧！從最近太陽神經叢被稱之為「小型腦部」的這個觀點，我們可以了解到其機能是如何地複雜、高深，所以它對身體的影響更不待言。

很多被稱為治療法、養身法的方法，其效用都是經由長年的經驗培養而來的，其原理不過是如此罷了。村木博士所謂的丹田呼吸法，也是從釋迦牟尼佛時代傳承下來，在以前就已經經過實踐而予以證實了的東西。這正是我想先試試看的先決條件。

在醫療的領域裡，都是從理論方面的證明，而至實際上的應用。在感染性疾病的治療這方面，可以說幾乎都是如此。內分泌疾病的治療亦如是。

但是，體質性的病患則否，他們可能即使了解病因也不知道其治療方法，或是縱然不清楚病因也能確立了一個適當的治療方法。雖然說沒有什麼是比既了解病因，又了解治療原理的治療更好的了，但是因為最重要的就是治療，所以之後再來探究病因也是行得通的。對於像這一類的治療方法、健康養身法而言，自古以來的經驗是很大的支撐後盾。

村木博士是一個認真研究古法，讓它們在現代醫學中實際地大放異彩，讓人們相信調和之道，是最恰當的健康增進法的人。我的想法現在還未得到證明。現在只不過是在敘述它的可能性罷了。我不得不相信，人類耗費好長一段時間來證明某事的方法，是錯誤發生率最少的方法。

在此，我想向諸位推薦此書。

一九八四年中秋

前言

人生是一趟單程的旅行。因為這趟旅行只有去程沒有回程，所以我們會盡力地讓這趟旅行內容豐富。

一路有疾病相伴的生命之旅，不太會是一趟值得感激的旅行。因為它讓自己痛苦，也為他人帶來困擾。一個人縱使在經濟方面沒有過分地餘裕，只要他身體健康，要擁有內容豐富的生活也不是不可能的事。

對一個人生命之火的延續而言，呼吸和食物是必要而且不可或缺的東西。這兩樣就如同是鳥的雙翼、車子的雙輪一般，任一個都是十分重要的。這其中，人一天要攝取食物數次，呼吸不論晝夜也不停止，終其一生不允許有任何地中斷。然而儘管如此，還是有很多的人出人意外地對呼吸漠不關心。

在人的一生中，大部分的時間都是在無意識的情況下反覆呼吸的動作。相對於這種無意識的呼吸，也有另一種運用到意識的呼吸，如果人們了解到人生的旅程，會因為對這二種呼吸法之選擇的不同，而走向光明或是黑暗的話，就不會對呼吸如此馬虎了。

既是大哲學家亦是大宗教家的釋迦牟尼佛，是一個體認到運用意志的呼吸對人生而言何等重要的人。釋迦牟尼佛在成道後，每日徹底實行的呼吸法，就是被稱為吐納法的特殊呼吸法。這是在吸氣呼氣中投入心志的呼吸法，就是意識呼吸法。

這個呼吸法在最初的時候是要使用大腦的特殊呼吸法，但是隨著日經月累的修鍊，在不知不覺中就會變得不去注意也能做到。廣說大安般守意經有云，這個特殊的呼吸法可以整頓調節心靈和身體，可以為人帶來經常身心如一的生活，而且還可以讓人體驗到與自然共存的人生。

得道後的釋迦牟尼佛在此之後四十幾年間的生涯中沒有任何病痛，傾全力於佈道、傳教的活動中，他超越眾多苦難、忍受長年之傳教生活，一直到最後一刻的毅力，教化眾人的精神力量以及其傳教內容的豐富多樣，都令人感到訝異。儘管這也是釋迦牟尼佛天生的資質使然，但這一切種種，也可以想成是因為有特殊呼吸法為其背景之故。

不只是釋迦牟尼佛，每個人都內藏著靈妙的潛能。我認為開啓這個靈妙運作之寶庫的鑰匙，就是丹田呼吸。如果用釋迦牟尼佛的用詞，就是在呼吸過程中注入心志的呼吸，也就是意識呼吸。

如果更進一步地用現代生理學的觀點來看這個呼吸法，就是實行重點放置在橫隔膜部位的呼吸運動。這是一種讓腹壓非常有效地運作的呼吸運動，我稱它做丹田呼吸（或是完全呼吸）。

丹田呼吸讓人如快刀斬亂麻般地擺脫了疾病的糾纏，不論是心理的，或是生理的疾病。雖然現代的醫學和僅隔一世紀前的醫學比較起來有令人嘆為觀止的進步，但人類依然深受日益增加之疾病的威脅，從癌症、腦中風、心臟病（冠狀動脈型）以至其他多種的現代疾病。完全呼吸法對這些眾多之現代疾病的治療發揮了偉大的力量，這個事實是由實行完全呼吸法的人們所證明的。

丹田呼吸法不只讓非常多的現代疾病遠離身體，更進一步地，它甚至還可以讓人擁有一個不讓任何疾病借宿、過境的身體及心理。

擁有經過調理後的身心，經常沈浸於大自然中，與大自然密不可分的豐富生活，正是經由這個丹田呼吸法的實行而獲得的助益。

此外，丹田呼吸法對古今中外先哲開啓智慧之光的這方面也有很大的功效。生活在現代的我們，也應該要好好地活用這個丹田呼吸法。

醫學博士　村木弘昌

一九七一年暮秋

目錄

第一部　呼吸和人生

第一章　呼吸與人類的生命

第二章　生命體的調和

第二部　丹田呼吸與治病

第一章　大自然的呼吸方法

第二章　循環系統與丹田呼吸

第三章　消化系統與丹田呼吸

第五章　治癌對策與丹田呼吸

第六章　代謝系統與丹田呼吸

第七章　呼吸系統與丹田呼吸

第三部　丹田呼吸的實行

〔附錄〕丹田呼吸體驗記

第一部　呼吸和人生

第一章　呼吸與人類的生命

㈠人類的呼吸方法

世上一切萬物凡是被名為生命的東西都有呼吸。呼吸對維續生命活動而言，真的是十分重要。

如果將生物大概地做分類，則分為動物和植物，這其中，動物需要氧氣，而植物則釋放氧氣。相反地，植物所必要的二氧化炭，則由動物釋出。動物和植物就如此地共存共榮，這就是自然界的奧妙之處。

接著，請略微思考一下人類的呼吸活動。我想試著說明一下在人類的生活之中，怎樣的呼吸方法是好的，怎樣的呼吸方法是不好的。如果將一般的呼吸方法做個分類，則分為⑴胸部呼吸、⑵腹部呼吸以及⑶胸腹部呼吸，但若是照我的意思來做分類，我會分成⑴胸部呼吸、⑵腹部呼吸、⑶胸腹部呼吸、⑷丹田呼吸。雖然也許會有很多人有異議也說不一定，但是如果讀者能一直讀到最後，把這本書讀完的話，我想讀者一定能夠接受這種分類方法。

〔1〕胸部呼吸

胸部呼吸顧名思義當然是指用胸部呼吸。如果從生理解剖學的觀點來看，就是藉由以擴大胸廓爲目的運作之肌肉組織群的收縮、張弛而進行的呼吸方法。之所以會稱爲肌肉組織群，是因爲要擴張這胸廓的肌肉（略稱爲擴胸肌）成員爲數極多，所以一旦這些肌肉組織一起通力合作，就形成整個比較容易讓胸廓擴張的結構。一旦我們在擴張胸部的時候放開聲帶，外面的氣體就會進入肺中。換言之，胸腔的擴張產生了吸氣的動作。

深深地吸一口氣可以感覺較舒服，是因爲這個擴胸肌的成員爲數衆多的原故。比方說像肋骨拳肌、外肋間肌、上後鋸肌、大胸肌、小胸肌等都屬其中。

這種胸部呼吸法依性別的角度來看，怎麼說都是屬於女性較多的呼吸法。這當然是有例外的，也有相當多的女性是屬於腹部呼吸型，或是後面會論述到的丹田呼吸型，爲了不受這些女性的非難，在此我要事先聲明一下，這是有例外的。

相反地，並不是男性就沒有這種胸部呼吸型的人。

胸部呼吸就呼吸的方法而言，是最低的一種呼吸法。一旦平常都只用這種呼吸法呼吸，就不會有所謂活力旺盛的狀態出現。就算是胸部呼吸也好，即使是動員衆多擴胸肌肉組織群的活力胸部呼吸也一樣，淺度微弱的胸部呼吸，只會讓生命的運作狀態下降而已，這是不好的。

有一個很有趣的現象，那就是種種的情緒會讓人改變呼吸的方法。這個我在後面內容中還會加以論述，但有一個十分重要的事實希望讀者能注意。那就是，一旦人感到悲傷或是有擔心事時，就會很容易變成這種胸部呼吸類型。所謂的「呼吸不順、鬱悶在心」就是淺度胸部呼吸的典型。或者，在擔心事情繁多的企業經營陣營之中，用這種呼吸方法呼吸的人也很多。這種情況下，擴胸肌肉組織群就只有一部分運作而已。

淺度微弱的胸部呼吸不僅僅會使肺部的氣體交換無法充分進行，它也會讓腹腔的壓力沒有變動。如此一來，血液循環變得不良，內臟器官的運作或是精神方面的活動也會下降。這就是它被稱爲最低下之呼吸法的原因。

在人陷入悲慘時會採胸部呼吸，因此會呼吸微弱，無精打采、沒有精神。神經衰弱的人，可以說一定是這種淺度微弱之胸部呼吸型。一心掛念著於某事物、一味擔心的這種人，有很多都是淺度呼吸的類型。

〔2〕腹部呼吸法

腹部呼吸法雖名爲腹部呼吸法，但它並不是指外面的空氣進出腹腔之中。外面空氣的進出，始終都只限於肺部。所謂的腹部呼吸法就如同一般人所知道的，是藉由橫隔膜的運動而進行的一種呼吸法。

橫隔膜是由隔開胸腔和腹腔的肌肉以及肌腱組織形成的區隔膜。它是以肌腱組織（其功能如同基座一般）爲中心，上下活動頻繁的肌肉組織。

上下活動是橫隔膜專司的工作，肌腱組織會隨著橫隔膜肌肉的收縮而下降，與之相反，一旦橫隔膜肌肉弛緩，肌腱就會上昇。

橫隔膜爲了要上下活動而進行如棒球比賽的雙殺運作（在棒球比賽中當打擊出去、跑向一壘、而在一壘的打擊手跑向二壘時，連續被對方球隊隊員接殺出局就稱爲雙殺）。

這個說法是因爲胸腔的容積會隨著橫隔膜收縮而增大，同時，腹腔也會因此而受到壓迫。這時，因爲腹腔的容積一直被腹腔裡的臟腔塡得滿滿的，所以要用縮小腹腔內的容積變得有些困難，於是在這情況下腹壁就會向前方鼓起。因此，一旦說到腹部呼吸，就是指腹部鼓起凹進的這種呼吸方法。

也就是說，一旦橫隔膜收縮下降時，腹部周圍的肌肉「腹肌組織」弛緩，腹壁就會向前方鼓出。因爲這時胸腔的容積增加了，所以外面的空氣也就隨著聲帶的放鬆而被導入肺部中。

因而，如果從結果來論的話，吸入空氣腹部鼓起的這個情形，就是橫隔膜正在收縮下降的證據。因爲吸入空氣或多或少會造成些許的腹壓，所以這就宛如外面的空氣進入了腹部一般。

於是接下來，相反地一旦橫隔膜弛緩而上昇，腹部的壓力就會減小，腹壁就會凹下，因爲胸腔的容積減少了，於是就形成了呼氣的動作。換言之，雙殺運作和橫隔膜的上下活動一起進行。

因此，腹部隨著吸氣而鼓起，隨著吐氣而凹陷的這種吸呼法，就稱爲腹部呼吸法（又名橫隔膜呼吸法）。這個呼吸法和前面提到的胸部呼吸法不同，因爲壓力的變化涉及胸部和腹部兩腔，所以各個臟器的血液替換循環會十分活絡。因爲如此，生命體系的運作也會十分順暢，良好地在運行。

生氣勃勃的腹部呼吸是比胸部呼吸還要好上百倍的呼吸，在不擔心任何事的樂天派之中，有很多都是採此類型的呼吸法吸呼。

除此之外，還有一種所謂的反腹部呼吸法。這種方法就是在呼氣時，腹部會鼓起來。

充份使用腹部呼吸法呼吸的人之中，沒有一個是有精神衰弱症的。

〔3〕胸腹呼吸法

這是混合⑴和⑵的呼吸方法，它是比⑵更好的一種呼吸法。

〔4〕丹田呼吸法

這是一種在吐氣及吸氣時腹部都會施力的呼吸方法，如果要用一句話來說明它的話，大概可以說它是伴隨著強力腹壓的呼吸類型。

它可以更進一步地分成下列二種類型：

（a）吸氣型強腹壓呼吸

（b）呼氣型強腹壓呼吸

因爲（a）是在吸氣的同時產生強力的腹壓，所以從生理解剖學的角度來看，就是橫隔膜和腹肌組織協調收縮的狀態。甚至，一旦生氣勃勃地進行這種呼吸方式，加上胸肌組織的這三個肌肉組織，都會協調地收縮。

因為（b）是在呼氣的同時產生強力的腹壓，所以這個呼吸法是在橫隔膜及腹肌組織，甚至再加上收縮胸肌組織（縮小胸廓的肌肉組織），這三個肌肉組織協調地收縮下進行的。

像這種有包括腹肌組織在內的協調收縮呼吸類型，很少會只像腹部呼吸那樣地因為呼吸以致腹壁鼓起、凹陷。因此，雖然也許從外表看來很難分辨是丹田呼吸法也說不定，但是只要用手指試著壓一下腹壁，就可以感覺到一股強力的腹壓。更進一步地，如果用腹壓計（於後文會有敘述）測量的話，即可一目瞭然。

就僅是單純以橫隔膜為內容的腹部呼吸而言，是不會有這般腹壓產生的。在丹田呼吸法中，為了要形成強力的腹壓，腹腔內的所有臟器會將這其中的靜脈血液強力地搾淨、送往心臟，此外，為了要使動脈血液能夠再三地流入，所有的臟器都會因此而活躍地充分運作。

這在在地意味著丹田呼吸法即是效果卓越的內臟強化法。

僅僅在伴隨著強力腹壓的呼氣或是吸氣的這種呼吸法上下些工夫，就會為生命體系的運作帶來令人訝異的改革，這其中的意味眞是無窮無盡。

在此有一句話要再請各位注意，那就是在進行呼氣時形成腹壓的情況下，腹壓會在進行吸氣時解除。同樣的，如果是在進行吸氣時產生腹壓的情況下，腹壓則會在進行呼氣時解除。

此外，還有一個重點就是在剛要產生強力腹壓的一開始時，呼吸會在不知不覺中停止。如此一來，連胸腔都會產生強力的陽壓（大於大氣壓力的壓力）。這在後文中會有論述，其實這個情況因為腦壓也會上升，所以不得不做嚴密的戒備。

丹田呼吸法會失敗的原因，都是來自於與胸腔陽壓一搭一唱的腹壓，為了要防範這個情況，絕對不要讓呼吸中止是十分必要的，換言之，不論是呼氣或是吸氣都必須要產生腹壓。

也就是說，為了不要讓胸壓上升，經常性地放開聲帶是很好的方法。這也是預防頭蓋腔壓力過強的一個安全栓，就腦出血的預防方法而言，也是一項很重要的要點。

丹田呼吸之所以會比胸部呼吸或是單純性腹部呼吸要優秀得多的原因，就如同上面所述，但若更進一步地要區分出丹田呼吸法中，呼氣型強腹壓呼吸法及吸氣型強腹壓呼吸法的優劣的話，前者還有幾點是更勝過後者的。在後面會提到的調和氣息法全部都以呼氣型腹部呼吸法貫通而成，大概就是一種証明了！

藉由這個效果卓越的丹田呼吸法，讓人類在所有可能忍受的環境中產生出維生系統可以經常正常運作的能力，是極爲重要的。

在此我要再三地強調，丹田呼吸可以防止自律神經的失衡，調整維生系統裡的各種荷爾蒙，維持這些荷爾蒙的調和狀態、強化所有的內臟器官，它是擁有讓身體及心理雙方面，都不斷湧現活力泉源的原動力。

隨著吐氣逐漸增加腹部壓力的呼吸法（呼氣型強腹壓呼吸），在禪的修行中也是一個不可欠缺的重要課題。像這一類型的呼吸其實在我們人類的日常生活中已存在，只是我們一直沒有察覺到罷了。

比方說，在我們背負重物登山時的呼吸類型就是這一種。在邁出一步步的同時，下腹也施予壓力，然後呼出氣體。登山的人之所以擁有健壯的體魄，就是因爲從橫隔膜一直到腹肌組織都受到鍛鍊的原故。這種登山時所採用的呼吸方式（呼氣型強腹壓呼吸），如果能夠被運用在日常生活一般作息之間的話，我相信那一定會是最好的呼吸方式。

㈡下意識的丹田呼吸

對第一次聽到丹田呼吸這一詞彙的人而言，說不定會主觀地認定這是一個很難會成爲習慣的特殊呼吸法。

然而，如果從人類日常生活中，在不知不覺下已經在用這種呼吸法呼吸的事實來看，就會覺得很有趣。一旦從電視上聽到出現在早上「飲茶科學」節目中「我的健康」這一單元的來賓所說的話，就會知道他們在自已沒有察覺的情況下，他們本身正在用丹田呼吸法呼吸。

即使他們總是說著：「我沒有進行什麼特別的養身健康法」，但從他們的談話之中，就可以領略到他們都是以很合乎健康法則的方式在生活。

那麼，在此我就提出這類在不知不覺中進行著丹田呼吸的例子吧！

不論是哪一個小嬰兒所採用的呼吸法，都是丹田呼吸法。丹田呼吸法在一開始的時候不是靠大人用智慧想出來的，事實上它本來就是無心的小嬰兒所採用的呼吸法，這是件很有趣的事。

因此之故，這個丹田呼吸法是極爲自然的一件事，如果一直到成人之後，還不斷地好好地持續著這種從嬰兒時期就實行的丹田呼吸法是最好不過的了。

因爲丹田呼吸法是大自然賜與人類的睿智，是每個人都可以實行的一種呼吸方法，所以如果你到現在還洩氣地說它是一種困難的呼吸法什麼的，是會讓嬰兒笑話的。

現在，我們就稍稍地來觀察一下嬰兒天真自然的呼吸方法。

雖然我在後面也會用到很多「呼吸」這個詞彙，但在此所用的「呼吸」全都是指呼吸運動一事，這一點要請讀者們了解。

這個所謂的呼吸，眞的是包羅萬象，即使是在一天之中，也有著各種不同的變化。在複雜的社會生活及人際關係中，呼吸當然也會受這些因素的影響，一再產生變化。於是，在很多時候就會在不知不覺中採用了不健康的呼吸方法。

然而出乎意料地，有很多人對健康呼吸法及不健康呼吸法之間所造成的差異漠不關心。

首先，只要你觀察一下熟睡中嬰兒在自然情況下的呼吸動作，最先注意到的就是其腹壁的起伏。這是和空氣一起進的。也就是說，因爲吸入空氣以致腹部鼓起，然後接下來因爲呼出空氣因而腹部回復平坦。

這也告訴了我們橫隔膜在無意識的情況下正在運動。這種橫隔膜呼吸法（又名腹部呼吸法）對嬰兒的發育成長而言，扮演著一個極爲重要的角色。這種藉由橫隔膜運動所造成的體腔壓力變動，對嬰兒的發育成長來說成爲一股巨大的推進力量。難怪嬰兒從一生下來開始，就一直實行著這種腹部呼吸法。

我們再更進一步地討論看看小嬰兒在飢餓時的哭泣聲吧！

在這種情況下的呼吸，和前面提到的單純腹部呼吸不同。試著偷偷地用手去碰觸小嬰兒的腹部就可以了解。你會發現在這個時候，小嬰兒的腹部會隨著哭泣的聲音而用力。

當哭泣的聲音愈大，這個腹壓就會愈強。換句話說，腹壓會因爲這個所謂大聲哭泣之發聲，伴隨而來的呼氣動作而升高。

這就是如假包換的呼氣型強腹壓呼吸。所謂會哭的孩子長得大，就是因爲嬰兒在利用哭泣的這個行動來告訴媽媽肚子餓的同時，還進行了比前面提及之呼吸法還要強烈的體壓變動。

形成軀體的胸腔及腹腔，如果從所謂壓力的這一面來看的話，則有著十分顯著的特徵。腹腔儘可能地產生適當的壓力，而胸腔相反地，必需要儘可能地承受這些壓力。這個胸腔減壓腹腔加壓的運作，在嬰兒時期來說對成長發育特別地重要。

很幸運的是，小嬰兒從一生下來就一直在進行橫隔膜運動，更進一步地，隨著宏亮、活力充沛的哭泣聲，這個運動的強度更受到了推進。

小嬰兒藉由大聲的哭泣而產生強大的腹壓。因爲這讓橫隔膜的腹肌組織進行著協調的收縮運動，所以由此而生的強力腹壓，也促進了所有內臟器官的成長發育，而且也加速了腦部以及四肢的成長發育。

小嬰兒就這樣從一生下來，就開始一直實行著腹部呼吸以及呼氣型強腹壓呼吸。「會哭的孩子長得大」這句從以前就流傳下來的話，是一句充分掌握住全部重點的至理名言。

不過，嬰兒也不能只是哭。小嬰兒成長到一定階段後，一旦要哄他讓他笑，只要搖搖他的身體他就會格格地笑出來。這也是伴隨強力腹壓產生呼氣動作的表現。不論是從哪一方面來看，小嬰兒的呼吸在在都是促進其成長發育的呼吸法。從這裡我們也可以領會到大自然的偉大智慧。

不論是誰，只要他在長大成人之後，依然不間斷地實行這個與生俱來的嬰兒呼吸法，大概有一半的疾病都可以預防吧！

然而我們人類隨著身體的日益成長，也漸漸地忘記了這種嬰兒的呼吸法。

不論是腹部呼吸或是丹田呼吸，都是如此自然天生的呼吸方法，而不是人類自做聰明想出來的。這種了不起的呼吸法是之前任誰都在實行的呼吸法，然而人卻在不知不覺中將它遺忘了。

這是爲什麼呢？這其中人類創造出來的文化，以及現在還在持續建造中的所謂人類文明要負起很大的責任。

尤其是在物質方面的文化，還在持續當中，還不知道要到何時才會停止下來，這種物質文化雖然豐富了人類的生活，但它也帶來了很大的負面影響。物質文化雖然讓人類的生活便利舒適，但它也讓人類變成了怕麻煩的懶人。這類人的呼吸方式，大多都採用淺度微弱的胸部呼吸。

像現今的這種物質文化發展，不就是將人類引導向不健康的方向行進嗎？我們即使只是放棄物質文化單純地唱著歌也不曾有過。物質文化有著極大的負面影響，很多時候它有著令我們人類將像丹田呼吸法這等重要大事都丟棄的傾向。

因此，我們一定要試著再一次地檢討嬰兒的那種與生俱來的呼吸法。大部份的疾病會隨著人類回歸到自然呼吸的這個行爲而得以預防，不採用如此具有重大意義之呼吸醫學的人，眞是令人百思不解。

在嬰兒那種不怕丟臉、不顧面子放大音量的哭泣聲中，其呼吸會產生腹壓，是一種最巧妙的呼氣型強腹壓呼吸法。這種丹田呼吸法，是大自然贈與無邪嬰兒的最佳禮物。一旦好好地用心去實行這個任誰都曾實行過的呼吸法，就會有令人訝異的力量湧現。

丹田呼吸法是最高層的一種呼吸類型。從荷鋤的莊稼農事，使用鐵鎬、鐵鏟的土工、筏木的樵夫，到背負重物爬山等等，不論是哪一種活動、工作都於不知不覺中在呼吸時用力。也就是說，他們都在無意識的情況下運用了丹田呼吸法。這種丹田呼吸沒有什麼道理可言，這只是一個實踐行動。只要愈實行它，我們人類的活力、精神就會越充沛、愈強壯。所謂的精力充沛、強壯，我想就是指當一個人於環境惡劣之條件下，依然能夠笑著工作的這種態度吧！

曾經有一位年近八十的老人來找我商量某一件事。這個人雖說是個老人，但他的氣色紅潤年輕，看起來就好像五十歲一樣。

因此，我向他問道：「你的氣色眞好，你每天是不是有做些什麼呢？」他回答說：「我每天早上空揮木刀五百次來幫助消化」，「嘿！」「呀！」在上下揮舞著木刀時所採的呼吸方式，正是呼氣型的強腹壓呼吸。

這個老人身體健康的秘密就是如此。此外，從拿著抹布到處擦拭到洗衣服，一天到晚像陀螺一樣忙個不停的歐巴桑，她的臉頰就像蘋果一樣紅潤。相形之下，一整天坐著的太太，她看起來就顯得無精打采。

由此我們就可以了解到丹田呼吸法在血液循環這方面的助益有多大了。

最近漸漸風行健行運動及快步運動，我覺得這是十分好的活動。走路的過程中自然就會採用產生腹壓的呼吸方法，而且如果再背負著一定程度的重物行走的話，就會產生更強的腹壓。

像寫字、縫紉、織毛衣這類只用到手指的工作，並無法產生腹部壓力。一旦終日只從事這一類的工作，就會產生肩膀痠痛或腸胃病這些產物。從事著只會運用到手指之工作的人，會失去所謂精力旺盛的這種狀態。這是因爲他們忘記了腹壓呼吸法的原故。

因此，一旦坐著工作的人能夠盡其所能地實行丹田呼吸法，不但他的工作效率會有所提升，他肩膀痠痛的症狀也會消失不見。現在的知識份子階層已經忘記要去使用腕部關節了。人只要一充份用到手腕部位或是手足四肢，呼吸也會自然而然地變成丹田呼吸，這眞是件有趣的事。

另外，在採坐姿從事的活動之中會產生腹壓的有謠曲（日辭「能樂」的詞典）、吟詩、歌謠（江戶時代流行的三弦琴伴奏謠曲）、義太夫（「竹本義太夫」創始的「淨琉璃」一派）等。由腹部底部出聲的這種發聲，全部都是以呼氣型強腹壓呼吸法在進行呼吸的運作。

如此想來，我們會察覺到，在我們的日常生活之中，有相當多的情況是處於無意識的情況下實行丹田呼吸的。此外另一方面，在過著都會生活的人之中，也有人一味過度地用腦，在此情況下，呼吸方式往往很容易會變成淺度的胸部呼吸。

近來精神衰弱及自律神經失調的病例一直在急速地增加，這種淺度的胸部呼吸是個很大的原因。自己的呼吸方法並非事不關己的事。隨著呼吸方法的改善，變得健康是理所當然的，而且對事物的看法、想法以及人生觀也會有所不同，這是個很有趣的事實。

㈢呼吸和腹壓

〔1〕可以信賴自發性的呼吸嗎？

我們日常生活之中進行的呼吸都是自動執行式的，但它不是絕對的，而且這種自發性質的呼吸，不一定都是正確無誤的。呼吸會因爲種種條件的變化而改變，而產生變化的呼吸不一定全都是對生物體有利的。因此，這種自發性的呼吸是不可以全盤信賴的。

然而，雖然擅於呼吸及不擅於呼吸對人生而言有著莫大的影響，但是一般的人對這一方面的種種卻不太加以重視、關心。

到底高明的呼吸方法，或是對生物體而言有負面影響的呼吸方法是怎樣的呢？

關於這一點我在前面已經講述過了，但我想在此再加追述一番。

高明的呼吸方法之中，最棒的呼吸方法是哪一種呢？如果先從結論來說的話，那就是會產生強力腹壓的呼吸方法，與之相反，對生物體而言會造成負面影響的呼吸方法，就是淺度、微弱的胸部呼吸法。

那麼，我們日常生活中進行的呼吸運動和腹部有什麼關係呢？在進行了怎樣的呼吸之後會產生強力的腹壓呢？此外，爲什麼微弱淺度的胸部呼吸不會有腹壓產生呢？再者，要如何把這個不好的呼吸方法轉換成爲會產生腹壓的呼吸法呢？現在，我要探討一下這些問題。

〔2〕要將胸部呼吸和腹部呼吸分離開來是不可能的

只要翻閱一下成爲現代醫學主流的西洋醫學，就會看到它把呼吸分成如前面所述的胸部呼吸以及腹部呼吸。

所謂的胸部呼吸就是指隨著擴張胸廓肌肉運動而產生的呼吸類型，而腹部呼吸就是指隨著橫隔膜的上下運動而產生的呼吸類型。但是，這是理論性的分類，事實上，不論是胸部呼吸還是腹部呼吸，這二者的任一方要單獨進行都幾乎是不可能的。

我們醫生在用X光做患者的胸部透視時常常會注意到，患者在用胸部呼吸時也會或多或少地運動到橫隔膜，而即使要患者用腹部來呼吸，他的胸廓也會多少有些擴張及收縮。由此我們可以得知的是，在所謂胸部呼吸的情況之下，是主要以胸廓收縮爲重心的呼吸法，相對之下，所謂的腹部呼吸，就是以橫隔膜上下運動爲主的呼吸法，兩者雙方都互相摻雜。

〔3〕所謂的安靜呼吸是什麼？

我們日常生活中在無意識的情況下進行的呼吸大多都屬安靜呼吸，但這種安靜呼吸會隨著各人的不同而多少有些差異。有人是以胸部呼吸類型爲主，也有人是以腹部呼吸類型爲主。雖然說大致上前者以女性居多而後者以男性居多，但這其中女性也有相當多以腹部呼吸類型爲主的例子，與之相反，男性之中也有人一直都採淺度的胸部呼吸，就如同前面所述一般。

這種安靜呼吸從解剖學的觀點來看的話，胸部呼吸類型是隨著擴張胸廓肌肉（肋骨拳肌、肋軟骨肌、外肋間肌、上後鋸肌、大胸肌、小胸肌等等）的運動而產生的呼吸。一旦這些肌肉組織收縮，就會變成是擴張胸廓的結構裝置，接下來，一旦這肌肉組織鬆弛下來，胸廓就會變狹窄。胸廓的擴張形成了吸氣這個動作，而胸廓的緊縮形成了呼氣這個動作。而在腹部呼吸類型的情況，一旦橫隔膜收縮下降就產生了吸氣動作，一旦橫隔膜弛緩上升就產生了呼氣的動作。

安靜呼吸就是依循以這二種呼吸類型中任一種爲主的呼吸方式，在不自覺的狀態下自動自發地進行。如果要說這種自發性呼吸是胸部呼吸的類型較好還是腹部呼吸的類型較好的話，雖然說腹部呼吸類型是較好的一種，但若能夠胸部腹部二種類型之呼吸同時進行的話會更好。

〔4〕丹田呼吸是改造身心的呼吸

在上述的這些安靜呼吸之中，即使是腹部呼吸類型的呼吸，也不太會形成強力的腹壓。然而，人一旦體驗了會形成強力之腹壓的呼吸法，並長時間地持續一段時間之後，人類的生活就會有令人訝異的改變。

現今有很多人受到胃病、胃下垂的困惱，也有一些人苦於胃酸過多症，這些人之中，有些就是利用在呼吸方面下功夫的療法來治癒了疾病，忘卻了病痛。常常會發生氣喘或是心悸症的人也是，如果他們能實行丹田呼吸法的話，在不知不覺中這些症狀都會不再出現，而且從事一般人覺得相當勉強的工作也不再會感覺疲勞，心理和身體也都變得能夠充滿活力，精神充沛地快樂舒服過日子。

這種心理及身體的改造，只要藉由會產生強力腹壓之呼吸的實行就可以達成目的。

所有伴隨著強力腹壓而產生的呼吸，我都稱爲丹田呼吸。所謂的丹田，意指著孕育長生不老藥的所在，而這個所在，就位於我們的下腹部。換言之，丹田呼吸也可以想成是下腹部使力的呼吸。

那麼接下來，我就對身心改造呼吸，也就是丹田呼吸，與前面提到的自發性、不自覺狀況下進行的安靜呼吸兩者之間的差異之處，做一下概略的說明吧！

〔5〕觀察橫隔膜的運動

要儘早實現有改造身心呼吸之稱的丹田呼吸法，充分地了解橫隔膜的運作是十分必要的一件事。因爲橫隔膜是區隔胸腔及腹腔的內部界限，所以它無法從外部來看。但是，在順利、適當的情況之下，我們可以利用X光的透視來了解它的運作。當一個人好像想要把空氣吸入腹部底部那般地深深吸氣的時候，一旦用X光的透視像來觀察，就會看到橫隔膜下降到一個相當的程度（十公分以上）。接下來，一旦充分地將氣完全呼出，就可以看到橫隔膜又再度往胸腔方面上升。

雖然橫隔膜這東西用眼睛是看不到的，但如果使用X光這種文明尖端產物的話，人們就可以易如反掌地看到它的運作狀況了。

所謂的把空氣吸入腹部的底部，並不是空氣眞的到了腹中。正如同我們從X光的透視影像中所了解到的一般，橫隔膜只是向腹部的方向深深地收緊、下降，這只是因爲胸腔變大了所以吸入的空氣量也就變多了，外面空氣的去向最終還是只會到達肺部。只不過在這時，腹腔由於橫隔膜的收縮下降而變得窄小了。結果一來，因爲腹腔的內部壓力（腹壓）增高了，所以就產生了空氣好像進入了腹部的感覺。

像這樣將解剖學方面的事實輸入腦袋之中而進行的呼吸雖然十分地科學，但即使不知道這些解剖學方面的事實，就只像前文提到的一樣採用呼吸時下腹用力的這觀念的呼吸方法，其達到的效果也是一樣的。換句話說，採用這種好似要把空氣充分地吸入腹部之觀念來做丹田呼吸，說不定會較適合一般人。

雖然單單只有橫隔膜的收縮下降，也會形成一定程度的腹壓，但在這時試著壓一下腹部，你會發覺腹壁並不是那麼地硬。

然而，一旦腹部用力深深地充份吸一口氣後，腹壁會應合這程度的大小而變硬。這是因爲橫隔膜和腹部肌肉組織「腹直肌、內外斜腹肌、腹橫肌」也就是腹部肌肉同時收縮的原故。在這種情況下，就形成了吸氣型強腹壓呼吸。

產生強力腹壓的場合，不僅僅有橫隔膜的收縮，腹部肌肉組織也會同時地產生協調性的收縮。

被稱爲腹式呼吸的種種呼吸法之中，雖然採用了腹部鼓起、凹陷的這種表現方法，但與之相比，腹部施力與否是更爲重要的一點。換言之，我們要將重點放在強力的腹壓是否會伴隨著呼吸產生這一方面，這是很重要的。

丹田呼吸法也可以說是所謂的腹式呼吸法之中，就產生強力腹壓而言最好的呼吸法。

〔6〕呼氣型強腹壓呼吸和吸氣型強腹壓呼吸的優劣

上面所提到的丹田呼吸，雖然是伴隨著吸氣動作而產生強力腹壓的情況（吸氣型強腹壓呼吸），但除此之外，也還有一種因呼氣動作而產生出強力腹壓的丹田呼吸（呼氣型強腹壓呼吸）。

從現在起一直到最後所論述的調和氣息，全部都是這種因呼氣而造成強力腹壓的丹田呼吸，和前者比較起來，此一種類的丹田呼吸在很多點上都是屬於較優越的一方，就如同我在前面所提及的一般。

雖然到目前爲止已談論過的呼吸有各種種類，但是和用胸部呼吸的胸部呼吸法相比較，橫隔膜的腹部呼吸法或是胸腹部呼吸法都比較具有效果，更進一步地，連腹部肌肉組織都動員到了的丹田呼吸又更高了一層，如果人能夠徹底實行這丹田呼吸法中的「呼氣型強腹壓呼吸法」的話，它可以說是呼吸法中最高、最優秀的呼吸法了。

腹壓容易在吸氣的時候產生，但是如果稍加練習，就可以做到像呼氣型強腹壓呼吸一般，在呼出氣體時也可以產生出強力的腹壓。在這種情況下所謂的胸廓收縮肌肉組織（內肋間肌、下後鋸肌）尤其會進行運作，這就是橫隔膜、腹部肌肉組織以及胸廓收縮肌肉組織三者進行協調性運作的丹田呼吸。

除此之外，藉由練習，腹壓即使在不和呼吸有任何關係的情況下也可以自由任意地產生出各種程度的壓力。一般性的腹壓只需靠橫隔膜的收縮即可達成，而強力的腹壓，則一定要借助腹部肌肉組織的幫助才能完成。

〔7〕文化和呼吸

隨著文化的進步、各式機械器具的日益發達，人類活動身體的機會漸漸也有愈來愈少的傾向。在這種生活型態下，呼吸也往往會趨於淺度呼吸，特別是坐辦公室工作或是坐著工作的人，這種傾向更是強烈。淺弱的呼吸慢慢地從人類的身上奪走了活力、健康，惡作劇似地讓人類只是過度地使用精神。像這樣的人類文化和健康生活是反其道而行的，這只會讓病患的人數愈來愈多罷了！只要能把這種淺度微弱的呼吸法轉換成活力充沛的丹田呼吸法，身體和心理都會隨著它們徹底實行而健康起來，生活也會變得更開朗明亮。

㈣腹壓和其測定方法

〔1〕人類的腹壓

我從很早以前就一直對「人類腹壓（腹腔的內部壓力）也就是腹部力量在人類的健康生活中扮演著極為重要要角色」的這個事實抱以深切的關注。

一旦身體記住了巧妙地產生腹壓的方法，並把它應用在日常生活中，各種各樣的疾病，就會很有趣地漸漸不藥而癒。

所謂巧妙的腹壓是指隨著呼吸而生的腹壓，與之相對地，藉由屏住氣息而產生腹壓的這種方法，則是百害而無一利。像這類不完全的腹壓，不加以好好地警戒是不行的（後述）。

我們在日常生活之中，也會有一定程度的腹壓在不知不覺中產生。這是因爲橫隔經常上下運動的原故，像這種在不自覺的情況下產生出的腹壓，它壓力程度大概是如何的呢？我們來調查看看吧！

測量腹壓的方法有很多種。比方說，在一條形狀細長到可以伸進胃中之橡皮管（導管）的一端附上一個橡膠製的氣球，然後把它呑入胃中，接著透過這條橡皮管將空氣送至氣球中讓氣球膨脹起來。這時，把在胃中膨脹了的氣球管綁上一個水銀壓力計，然後把這壓力的數值記錄下來。於是一旦腹腔的內壓隨著橫隔膜的收縮運動而上升時，就可以從測量儀器中讀出。

此外，還有另一種方法，那就是從肛門向直腸，將上述的相同裝置從與上述相反的身體方向插入，這樣也可以測量到腹壓。不過，上述的這些方法，並不是任何人都可以輕易地實行。

在此，我要提出一個不論是誰都可以很簡單地操作的腹壓測量儀器。那就是一個將血壓計略微加工後製成的儀器，運用它，測量腹壓就會是一件很方便的事。

這個方法就是把血壓計縛帶（覆蓋包裹手腕之橡膠袋的布）的布料延長呈帶狀，到達可以牢牢地包裹住腹部的長度即可。

把這縛帶包裹著腹部並綁在血壓計上。

接著，如果這些都已準備就緒，就利用上面提到過的氣球，將空氣送入氣球中，這時，血壓計會上升到二十厘米的高度。

在這個時候，腹部會有一定程度被勒緊的感覺，我把這個水銀柱呈現二十厘米的壓力，基於方便的立場稱之爲基礎腹壓。

接著，在自然的腹部呼吸進行過程中觀察一下水銀柱的變動，就可以看到水銀柱在二十至十厘米左右之間上下變動。這就是隨著橫隔膜的上下運動而產生出來的腹壓變化。

換言之，由此我們了解到人類在不自覺的情況下，經常會產生出這種程度的腹壓。

接下來，以好似想要把空氣吸入腹中般的方式充份吸一口氣，在這個時候，我們就可以看得到水銀柱上呈現出二十至七十五厘米的變化。

然後，這次在靜靜地呼出空氣的同時施與下腹強大的力量，這時，我們會看到水銀柱上升了二十至一百四十厘米左右。

不論任何一種情況，都是在沒有屏住氣息、胸部沒有用力的前提下進行的。

由以上的種種，我們了解到所謂的腹壓不管是在不自覺的情況，或是在特意的情況下都會經常地變化，而這個變化的強度則是因人而異。而且，即使是同一個人，這個腹壓的數值也會隨著訓練而漸漸地上升。

此外我們還了解到在特意讓腹壓上升的情況之下，其所產生出的腹壓，遠比不自覺之情況下所產生出的腹壓要高得多。

再者，我們得知吸氣時產生的強腹壓，比不自覺之情況下產生的腹壓高出六～七倍以上，而呼氣時產生的強腹壓，更是高出十倍以上。

而且，從數字上的顯示我們知道，即使都是在特意的情況下產生出的腹壓，呼氣時產生的腹壓，遠比吸氣時產生的腹壓要強更多。

〔2〕完全腹壓及不完全腹壓

在此還有一件非注意不可的事，那就是所謂的完全腹壓以及不完全腹壓。在沒有屏住呼吸的情況下產生出的腹壓是完全腹壓，然而一旦在屏住呼吸的情況產生腹壓，一般時候胸腔也會因此產生壓力。而且這還會連鎖反應地使腦壓也有上升。這就是不完全腹壓。

雖然在屏住呼吸的情況下所產生出的腹壓，會比前面提到的上升數值都還要高得多，但這在生理學的觀點上來看是有百害而無一利的。即使是吸氣時造成的強力腹壓，一旦最後屏住了氣息，腹壓也會上升一百至一百四十厘米以上，而在因呼氣產生腹壓的情況下，瞬間的最大腹壓也會因爲最後屏住氣息的舉動，而上升至二百至二百三十厘米左右。

然而，像這種因屏住呼吸而上升的腹壓，不論上升到如何的程度都不會對生物體帶來正面的影響。倒不如說，它會產生出擾亂血液循環系統，增加腦壓等等的負面影響，因此之故，腹壓要伴隨著呼氣或是吸氣的動作產生是很重要的。

也就是說，充分地練習這種不會有強力胸壓伴隨而來的完全腹壓產生方法是十分必要的。

一旦屏住了呼吸，胸腔就會用力。為了防止腦出血，這一定要嚴格地禁止。

雖然說如果是不增加胸壓的腹壓，就算屏住呼吸也不會有那麼大的害處，但是因爲所謂的屏住吸呼就是肺泡內的空氣停止流進流出，所以這一點還是會有負面影響產生。

從古至今每當冥想的時候，好像都很喜歡再三地使用這種屏住氣息的方法，但這種屏住氣息的動作應該是在胸部不施力的完全腹壓狀態下進行的才對。雖然古人不知道這種從生理學觀點考量的動作原由，但是一旦試著從白隱禪師等人「胸膈要經常神清氣爽」的這種說法來推論，我們就可以知道他訓戒我們不要經常性地對胸這部位施加多餘的壓力。

〔3〕持續的腹壓

一旦用腹壓計來測量腹壓，就會知道腹壓如上述一般，不論是在吸氣時或是呼氣時都會產生。換句話說，我們了解到不管是吸氣也好，是呼氣也罷，所謂的腹腔內壓都會上升。

而且我們還得知一旦經過練習，呼氣時所產生的腹壓會比吸氣時還要強得多。

但是，除了這種伴隨著呼吸動作所形成的腹壓之外，藉由訓練，也有可能會有不論是吸氣或是呼氣都不會消失的持續性腹壓。像這種持續性腹壓的測定，只要使用腹壓計予以測量，也可以很容易地測試出來。

比方說，把腹壓計的縛帶裹住腹壁，調整至基礎腹壓二十厘米水銀柱的狀態下，然後從這裡開始運用意識讓水銀柱的值往上升，一直升到八十至九十厘米左右，有一種訓練方法就是一邊維持在這個狀態之下一邊做呼吸的動作，雖說和呼吸沒有關連，但這種方法不論是呼氣也好，是吸氣也罷，反正它都是一種可以持續不變的腹壓數十秒鐘的訓練。

在這種場合之下，有一件非得注意不可的事就是，不管是呼氣還是吸氣都必須要和前面提及的一樣，應該要在胸部不施力的情況下進行，換言之，也就是要在胸腔不會產生強力壓力的狀態下進行，這是一要十分重要的要點。

持續性腹壓其本身不會伴隨著特別強力的腹壓，如果經常地訓練自己，讓自己可以一直保持這種一定的腹壓的話，不但在冥想之際會產生很大的效益，大半的疾病要單只靠它來改善、治癒，也不是難事。

〔4〕有關腹壓的測定值

腹壓在一瞬間產生出一百厘米水銀柱以上之強度的這一點，絕對不是人可以單憑此就引以自豪的一個條件。

哪怕伴隨而來的上升程度不是那麼地大，只要隨時隨地經常地自由產生腹壓，就有很深遠的效益孕含其中了。不過，人不太需要拘泥、執著於腹壓計的數值之中。因爲在工作上從早到晚都一直坐在辦公桌前的人，大概很少人會有腹壓產生，所以，只要即使工作中也經常再三地運用意識，進行會產生腹壓之呼吸就可以了。

〔5〕胸部呼吸時的腹壓變動為零

只要試著測量一下單用胸部呼吸法呼吸的人的腹壓，就會發現其腹壓極度微弱。比方說，如果把基礎腹壓設定在二十厘米水銀柱的話，其呼氣時的腹壓還會下降二至四厘米。

一旦只採用胸部呼吸法呼吸，因爲呼氣時橫隔膜會弛緩，所以腹壓下降是理所當然的事。

頭痛、肩膀痠痛、便秘、胃酸過多的人之中，有很多人都是用胸部呼吸法呼吸。腹壓計對找出那種從早到晚都只採用胸部呼吸的人，以及指導這些人改善呼吸方法而言，有著絕對的幫助。

此外，在一個人悲傷難過的時候，他腹壓的變動也是近乎於零。就如前面所述，人在悲傷的時候，橫隔膜會呈現鬆弛的狀態，呼吸也會變成採胸部呼吸，所以當陷入悲傷狀態之時，會變得無精打采、食欲也會下降、生命體的運作機能也會降低。

在這一類的情況之下，人應該要趁早調整呼吸，把呼吸方法轉換成會產生腹壓的呼吸方法才行。腹壓器也是一項可以發現胸部呼吸的利器。

〔6〕腹壓是人體的第二個心臟

從維續我們生命體的血液循環來看，雖然心臟經常會施以一百厘米水銀柱以上之壓力將動脈裡的血液輸送至全身各部（低血壓的人則是一百厘米水銀以下），但是，更進一步地，靜脈中之血液回流至心臟又是以如何的力量在運作呢？這如果只單單用心臟的壓力來做解釋的話還不夠完善。

這其中還包括了吸氣時腹部的低壓變成了將靜脈血液吸入的幫浦，再加上呼氣時產生之腹壓，造成了將此靜脈血液往上推的力量。

這個腹壓對下半身之靜脈血液回流至心臟而言，扮演了一個極為重要的角色。只要腹壓力道強，血液循環就可以只因為這樣就變得活躍。換句話說，心臟促使動脈血液的流動，而腹壓促使靜脈血液的流動，就循環系統完美順暢的運行而言，腹壓負責著一個重要的工作。這就是腹壓之所以被稱為第二心臟的原因。

測定這個第二心臟之強弱的工作，當然就是腹壓計的使命。

主要內分泌器官

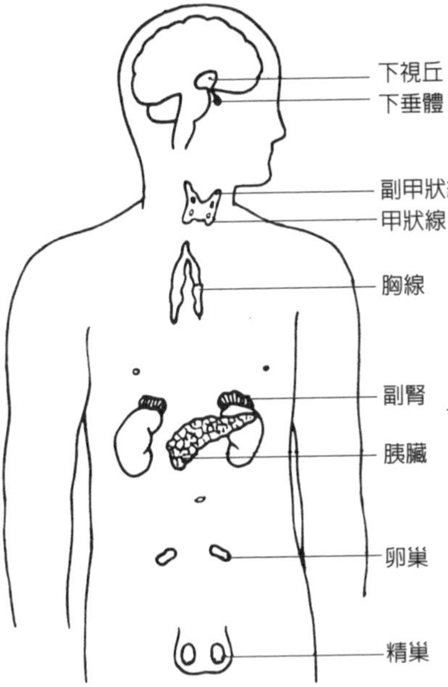

松果體與下垂體

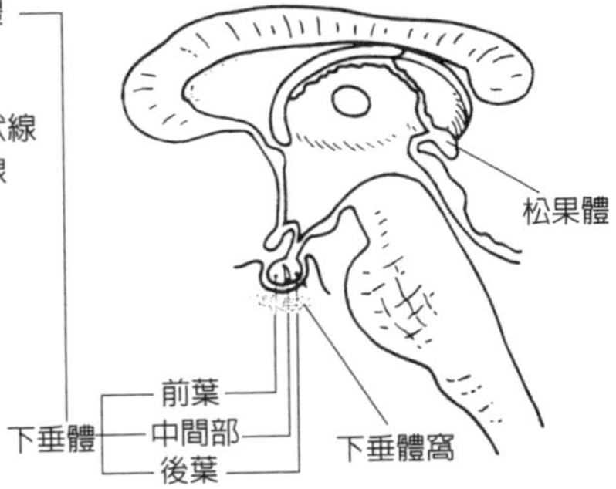

影響和控制我們身體的有神經、呼吸、循環、內分泌、消化、泌尿、肌肉等系統，其中以神經（快速）及內分泌（慢速）兩系統影響人體健康最大，但只有透過呼吸作用，人才能去調整以上這些系統，並改變調整自身健康。

第二章　生命體的調和

㈠人類的身體是一大調和體系

當仰望萬里無雲的夜空時，會看到在夜空裡有著無數默默閃爍的星星。古時候的人將衆多星辰的所在位置連結起來，在天體中描繪出了種種的星座。古人發現，就全體而言，星辰的所在位置是不變的，而每天每夜，星辰的位置都會有些微的變化、移動，而且他們還發現了這個包括我們所居地球在內的這些太陽系行星。

他們了解到這些以太陽爲中心，照著水、金、地、火、木、土、天王、海王、冥王等順次，保持著一定間隔環繞著太陽周圍的行星。他們察覺到這些會動的星星不會有互相碰撞的情形發生，它們是規規矩矩、毫無偏差繞著太陽周遭公轉、自轉的一個大型調和體系。

身在這個大自然之中的我們渺小人類本身，也是一個協和的生命體系。我們之所以能夠健康地過活，全賴下面這四個調和法則的運作，這是我們必須要查覺到的。

調理統一
調節守分
和適順應
和融互助

我們現在就來探討一下這四個法則是如何地在生命體系中進行運作吧！

㈡調理統一

〔1〕消化系統的調理統一

在我們每日的飲食生活之中，除了有米飯、麵包、烏龍麵、蕎麥麵這些所謂的主食之外，還有各式各樣的副食品。這些全部都是由下面提到的三大營養素，或是礦物質、維生素、酵素等物組合而成的。就如同我們一般人所知道的，這其中的三大營養素全部都會在胃以及十二指腸中分解成下述的物質，由小腸進入血管內爲人體所吸收的。

炭水化合物（澱粉質及砂糖等等）……葡萄糖

蛋白質……胺基酸

脂肪……脂肪酸甘油（還有乳狀化脂肪）

不論是粗糙的食物也好，是豪華精緻的食物也罷，只要是食物都會受到這樣的分解，從小腸開始被人體吸收。縱使是如何地料理高手所調理出的食物，也不可能就這樣以本來的樣態被腸子吸收。我們知道人體對各式各樣的食物都是以上述的一貫性處理來進行消化吸收。

因爲在不健康的腸胃之中無法順利地進行這種調理統一，所以類似像消化不良，或是身體本身所引起的中毒現象也就因而產生。

隨著世界的進步，現代人多趨向採用所謂從原料而至製品全程一貫化的自動化系統，而我們的消化器官，則是生來就採用全自動化系統。從口中進入了的原料，會自動變成爲製成品排出體外。然而這些製成品事實上是蛻變後遺留下來的外殼，眞正重要的部份，已經被小腸吸收，變成血肉了。

〔2〕呼吸系統的調理統一

接下來，我們來試著探討一下呼吸系統這一方面吧！我們從出生一直到死亡爲止，都在不間斷地呼吸。因爲這通常都是以全自動系統的狀態在進行，所以大概有很多的人都會不太介意。呼吸器官系統就進行著下述的一些功能。

當外面的氣溫低時，呼吸器官就會默默地把吸入空氣的溫度提高，當外面的空氣乾燥時，呼吸器官就會默默地把吸入的空氣調整至適合的溼度，或者，當空氣中有灰塵或是細菌混入之時，呼吸器官就會默默地將這些物質摒除在外。

換言之，呼吸器官的工作，就是調理各式各樣不同狀態的外面空氣，讓它處在利於讓肺細胞接受吸收的溫度和濕度狀態下，更進一步地進行淨化空氣的功能。這就是呼吸器官系統的調理統一。

〔3〕循環系統的調理統一

接著我們來看一下血液方面的活動吧！血液對維續生命體而言是一個很重要的物質，它也是採全自動化系作業方式在體內循環運行的。它最大的一個目的就是將氧氣和養分配與身體內的各個細胞，同時將細胞釋出的二氧化碳以及其他廢棄物質運出，如此一而再、再而三地不斷進行，沒有間斷。因此，所謂的血液循環，並非只是單單不斷地循環、繞圈，這其間，它還負責了將細胞所需的必要物質送達細胞，以及將細胞不要的廢棄物質運離細胞的重要工作。

換言之，它以吐故納新（吐出老舊物質，攝取新鮮物質）之搬運夫的身分，活躍於生命體運作的舞台。細胞所需的氧氣由肺細胞供應，而細胞所需的營養素由小腸供應，這是衆所皆知的。

由此，我們也可以了解在血液循環之中也進行著調理統一。

〔4〕骨骼肌肉的調理統一

其次我們來看一下骨骼肌肉這一方面，比方說，即使是一個走路的動作，也會依著因左右兩腳的肌肉伸展組織，以及肌肉屈曲組織產生的協調及對抗而進行。一開始學習走路的幼兒走起路來搖搖晃晃，還有中風的人走起路來生硬、不靈活的這種狀態，就是骨骼肌肉系統的調理統一沒有順暢進行的一種表現。

或者我們知道，當人置身於某一邊緣，眼看就要掉落時，也可以很敏捷地調整身體姿勢的這種能力，就是平衡感啓動了肌肉系統，進行著調整統一。

此外，身體會迅速地躲開危險的這些動作，就是隨著知覺神經及運動神經之相互配合而進行之調理統一的一種見証。

除了上述的這些以外，在生命體之中還有很多肉眼看不見，存在於衆多生理現象的調理統一在進行。

㈢ 調節

〔1〕胃腸的調節

話題再轉回到消化器官這方面吧！我們必須要進食。而這些食物通過食道被運送至胃部。接收到這些食物的胃部，就開始分泌消化這些食物所需要的一定胃液，同時開始攪拌運動。

一旦進入了胃部的食物塊沒有充分的胃液分泌及攪拌運動，即使它們能送至十二指腸，也很難在該處被充分地消化掉。一旦食物沒有被完全地消化，對小腸的吸收而言也會不好。

在這個世界上有些人即使食量大得驚人卻還是一點也不胖，這一類的人就是在胃部及十二指腸中的消化處理不完全，或是其小腸中的吸收不完全，所謂的調節沒有充份進行的原故。

〔2〕心臟的調節

接下來我們來看循環系統的部分。爲了不讓血液停止流動，心臟必須要不分晝夜地不斷運作，爲了這個需求，心臟在一生中一直都是片刻也不休息地持續在跳動著。

當在跑馬拉松等這種腳部肌肉需要大量血液的情況下，心臟可以使出貯備的多餘力量，將大量的血液送出去。

對心臟而言，夜間的休養是極爲重要的。因爲在夜間心臟的送血量也會變小，所以心臟在這個時段，理所當然地也就得以稍微休息。

像這樣，心臟可以順應著需要而增減送出的血液量，它眞的是調節的模範。

不過，即使是代償機能旺盛的心臟也有其限度，如果勉強地使用，心臟的壽命就會縮短，然而，反過來說，如果能夠有技巧地使用它的話，它也會是可以維續百年以上的臟器。人應該只要遵循技巧的心臟使用方法，以及心臟的保養研究即可。

〔3〕肝臟的調節

接著我們來看看肝臟的方面，肝臟和單一功能的心臟不同，就一個臟器而言，它兼顧著數項機能的運作。

肝臟的功能包括了分解在體內生成的一些有毒物質、貯藏剩餘的葡萄醣（以肝醣的型態貯存）、有時還負責脂肪的貯存（一旦過度就會變成脂肪肝）、或是合成包括會產生酵素的蛋白質，以及破壞老化的紅血球和分泌膽汁等等，雖然所司的工作繁多，但它都能將它們巧妙地完成。

飲酒過後的殘局也是靠肝臟來承擔、收拾的。我們必須要知道暴飲後對肝臟帶來的巨大傷害。

健康的肝臟經常是守著自身的職分，盡自身的職責。

〔4〕腎臟的調節

接著要談的是腎臟，它的功能就是主司老舊廢物的過濾作業。腎臟有左右一對，它和單一機能的臟器——心臟一樣，不分晝夜地不停工作。只要體內生成的老舊廢物或是解毒物質（存在於肝臟）增多，腎臟的濾過排除作業也就會隨之增加。不過，一旦體內的廢棄物質排除作業無法順利進行，尤其是鈉的排除功能不佳時，就會產生浮腫現象，如果尿素等蛋白質的分解產物排除不良的話，甚至還會引起尿毒症。

腎臟的工作是分二個階段進行的。首先在線球體中過濾血液中的老舊廢物，這其中多含有大量的有用成份。被過濾過的物質中還剩有的有用成份，還會在尿細管中連同水分再次地被吸收入血液之中，比方說，像鈉就是這一類的成分。

這個尿細管中的再吸收作業，以及在線球體中的過濾作業，是腎臟機能之中最爲重要的部分。

〔5〕肺臟的調節

再來要談的是肺部，如同衆所皆知的，肺部的工作是在提供氧氣給血液中的紅血球，同時，將不要的二氧化碳排出。因此，呼吸淺弱會使得肺部中氣體的交換效率不良，並直接關係到生命體運作機能的降低。

會產生出腹壓的活力呼吸法，會使生命體的運作產生一百八十度的轉變，會讓人即使到了六十歲左右的年紀，依然常常可以洋溢出青春的氣息。

肺部的運作和心臟有著密不可分的關係。當心臟必須要送出大量血液的時候，肺部的氣體交換運作也會因此而活絡起來。由此我們可以知道這就是肺部的調節。

最近有關肺癌的問題喧騰一時，有關它的造成原因，人們歸咎於吸煙過量以及人爲性的污染等等。肺細胞必須要有清淨的空氣，它絕對不會想要吸收到煙草所產生的煙。

〔6〕骨骼和血球的調節

其次我們來看骨骼這一方面。骨骼正如其字面意思所示，是一個生命體的骨架，同時，它內部的骨髓，更是製造充滿活力之紅血球及白血球新兵的工廠。而且，它會順應著生命體的需要，將這些血球送入血液循環系統之中。

紅血球的壽命一般說來爲一百天至一百二十天。在這段存活的期間，它擔任著運送氧氣的角色，一心地爲生命體奉獻。白血球的重要功能就是防護、保衛生命體，如果生命體受到病菌的侵入，它會在第一時間內將之截殺，吞食。膿就是白血球在打敗細菌時戰死身亡的白血球屍體。

像這樣，白血球爲了要防衛生命體，它們會不惜犧牲生命地爲生命體奉獻出自己。在正常的情況下，一立方公厘的血液之中，其白血球的含量就有六千至八千，如果在生命體受病菌入侵的時候，白血球會增加到一萬數千個，來對抗這些病菌。

由此也可以看得到調節的法則。

血液中的血小板雖然看似沒有用處，然而一旦血管破裂而產生出血的情況時，它就有著讓血液凝固，止住血流的功用，它就好像是退居幕後的無名英雄一樣。

〔7〕膀胱的調節

另外，膀胱是暫時存放從腎臟送來之液體老舊廢物（小便）的地方，一旦量增加到了一定的程度，它就會將這些液體釋出。膀胱一生中都扮演著小便袋的角色，爲生命體奉獻著，從無怨言。

〔8〕其他部位的調節

皮膚是生命體對抗外敵的第一道防線，它藉著汗腺以及立毛肌肉的幫助，而有著另一個可以調節體溫的機能。

脾臟是貯存血液的地方，除了破壞老舊的紅血球，將之送往肝臟之外，它還會生成新的白血球。當生命體需要大量的血流量之時，被貯存在此的血液就會被釋放入血流之中。

胰臟是生產各種消化酵素的一個大工廠，這些消化酵素被送至十二指腸中，對炭水化合物（糖質）、脂肪（脂質）、以及蛋白質的消化而言扮演著極爲重要的角色。一旦食物從胃被送到十二指腸之時，胰臟就會依著食物的量，適量地調節這些酵素釋出的份量。

胰臟還有一項重要的工作，那就是製成可以將血液中過剩之葡萄糖轉變成爲肝糖的胰島素（荷爾蒙的一種），並視血糖值來調節此胰島素的分泌量。像這樣，生命體中也進行著如此全自動化控制的系統。

一旦胰臟製造各種消化酵素的機能產生障礙，生命體中食物的消化作用就會有不良的情況產生，也會影響到腸部的吸收。一旦缺乏胰島素，由於血液中的葡萄糖無法獲得處理，這些葡萄糖就會從尿液中排出。於是就成了所謂的糖尿病。

㈣和適順應

〔1〕感覺器官的和適順應

眼、耳、鼻、舌、皮膚是我們的感覺器官，這些器官是如何地呈現和適順應的狀態呢？

首先我們來談論一下眼睛，當眼睛看著外界的物體時，如果進入眼睛的光線過強，瞳孔就會縮小，相反地，當光線不夠的時候，瞳孔就會放大，以此來調節光線的大小。

當處於陽光燦爛、豔陽高照的仲夏太陽之下時，我們的瞳孔會變得十分地小，當黃昏時分，彼此相擁的戀人們瞳孔就會變大起來。

也許只要一不留神就會忽略到也說不定，但是生命體確實是以此全自動化控制的系統，一絲不差地在運作著的。有些時候我們在眼科醫生那兒為了要檢查眼睛底部，會被點上散瞳劑（讓瞳孔張大的藥劑），一旦被點了這個藥劑，我們的眼睛就會好像在大太陽底下一般有些暈眩且睜不開。這就是利用藥劑來擾亂眼睛之和適順應性的一個情形。

或者，當一下子從明亮的地方進去到黑暗的電影院等場所之時，一開始雖很難去判清觀眾的狀態，不過經過一會兒之後，電影院內的情形就可以看得很清楚了。這個現象除了是瞳孔的放大效果之外，也是因為眼睛啓動了在暗處也能看清的特殊視神經，所以和適順應性也就因而提高了。

此外，在眼球的表面，一定會利用分泌出的微量淚液來達到滋潤效果，以此來預防角膜乾燥的情況發生。不過，當在半夜裡突然發生火災、突然被驚起的場合中，即使眼睛只有一瞬間乾澀，眼睛也會因為一時之間沒有分泌淚液而感覺刺痛。

由此我們就可以了解到在夜間睡眠的過程中，淚腺也在同時進行休息。換句話說，這時我們會發現淚腺分泌的和適順應性降低。與此情況相反，一旦淚液分泌過量，它會從鼻淚管（如同下水道一般）溢出，這種情況的結果，就是必須要用到手帕或是面紙的時候。因爲淚液這個東西原本是如同上述那般，是爲了濕潤眼球表面而存在的，所以適量即可，不論過多或者是過少都不是一件好事。

接下來要談的是耳朵，當電視或是收音機中送出令人感覺不舒服的高音時，我們可以靠著轉動刻度盤來調整音波，然而一旦對方發出無法調整的高度音波時，耳朵自己本身就要靠著自己來調節。幸好，我們耳朵中備有針對聲音的調節機能。這就是鼓膜緊張狀態的調節，或者，耳朵會藉由連繫著鼓膜的三個耳小骨之傳導音波的增減，來達到適當的聲音調節，當這些調節都來不及的時候，就會有掩耳的動作產生。這是因爲生命體的音波調節能力也有一定的極限。此外，母親擁有即使是在吵雜喧嚷的環境中也可以分辨出自己孩子之呼叫聲的選擇能力。這又是另一種與和適順應不同的能力。

然後我們來看鼻子，鼻子有二個功能。

一個是可以聞出物體氣味的功能，另一個則是給予從鼻子吸入之外面空氣適當的溫度及濕度，阻撓多量的塵埃或細菌侵入、淨化外面空氣的功能。

雖然美妙的香氣或是無法容忍的惡臭，會在一瞬間刺激嗅覺細胞產生出強烈的嗅覺反應，但是不久之後，人就會習慣這些氣味，在不知不覺中對美妙的香氣不再表現出那麼樣的感動，對惡臭也會變得不是那麼樣地在意。在這種情況下的和適順應，說起來就是習慣於氣味之現象的呈現。

再者，當從鼻腔吸入的空氣寒冷且乾燥的時候，鼻子會提高吸入外面空氣的溫度，而且會給與適當的溼度。鼻腔中不是一個單一的煙囪，它有分上、中、下三個腔室，而這三個腔室都有粘膜來做為蔽護。每當外面的空氣接觸到這三層的腔室時，它就會進行溫度及濕度的調節，以及空氣的淨化處理。

如果氣溫降到零度以下，而且十分乾燥的話，這三層腔室的表面粘膜就會促進血液的流動，以此來達到生命體所希望之適當的溫度及濕度狀態。此外，較大的灰塵鼻子會利用鼻毛將之過濾掉，而細微的灰塵及細菌，鼻子則是利用其表面所分泌的粘液將之攔截住。

一旦這種鼻腔粘膜的分泌物超過所需要的量，就成了一般所謂的鼻水。咽頭、喉頭、氣管以及支氣管等等連成一氣的呼吸道粘膜，也都同樣地進行著上述的功能。換言之，它會隨著由外界進入之空氣的狀態來增減血液的流量、分泌物的量、呈現其和適順應性。當氣管粘膜的粘液分泌量過多時，生命體會藉由纖毛的活動，或者是利用咳嗽的動作將此排除。

於是，肺細胞就可以從這些經過處理，已經處於舒服合適狀態之下的外界空氣之中取得氧氣。

〔2〕消化系統的和適順應

人體可以看做是一個綜合的化學工廠。在上面提到的器官，說起來是一個呼吸系統的工廠，而接下來我們要來看的是消化系統的工廠。口部是這個系統的關卡，被放入口中的食物有硬有軟，有大有小，種類繁多。又硬又大的食物不嚼爛咬碎不行，而柔軟的食物就不須好好仔細地咀嚼。隨著食物的不同，咀嚼的方法當然也會有所不同。

食物在第一道關卡中經由牙齒和唾液做了一番粗略的處理之後，就會經由食道被送達至胃部。在胃部會分泌對食物之消化而言十分必要的消化液及胃酸，並且開始將它們攪拌在一起的運動。在這個時候，如果胃是處於健全狀態下的話，它會分泌對進入之食物而言必要且充足的消化液，並且輕鬆、恰當地進行著胃的攪拌運動。

如果食物的量很多的話，分泌出之消化液的量也會變多，反之如果進入之食物的量少，消化液的分泌也會變少。這也是和適順應的一種表現。然而，一旦因為種種的原因而引發了自律神經失調的狀態時，消化液的分泌量就會有超過需求量或是不足需求量的情形產生。

自律神經經常處於良好狀態是一般人所希望的。在之前一直呈關閉狀態的幽門，會針對這些在胃中已經過處理的食物塊而打開，將這些食物塊送入十二指腸之中。

在十二指腸內，會利用分別含有可消化碳水化合物、脂肪、蛋白質等消化酵素的消化液，對這些食物塊進行最後的處理，然後，被處理完了的物質會依次如工廠輸送帶式之作業一般地往小腸移動。在通過這個小腸的過程中，粘膜只會吸收應該被吸收的物質，並釋入血液中。這些被吸收了的成份暫時進入肝臟中，然後再從肝臟送至心臟。

消化液的分泌以及蠕動運動（腸管運送消化物的蛇行運動）的進行，會隨著食物種類以及成分，或是份量的不同而有所差異，這也是和適順應現象的一種表現。在腸部臟器之中，大腸是已經完成吸收過程之殘渣物的通道，在通過大腸的過程中，大腸會從粘膜將水份吸出來濃縮殘渣物，讓排泄的量及次數減少。

一旦吸收水份的功能過盛，糞便就會變硬，容易產生便秘，相反地一旦吸收水份的功能不佳，就會產生下痢、跑廁所的情形。

在大腸中汲取水份的程度，只要是剛好可以順利排出糞便的程度即可。

當吃進去的食物對身體不好的時候，就會有上吐下瀉的情況發生。這也是爲了守衛生命體的一種生理現象，是生命體所擁有的一種睿智。

〔3〕肌肉、心臟、肺部的和適順應

接著我來探討一下肌肉運作時的和適順應性吧！比如說，當在跑馬拉松、腳部肌肉需要大量能量的時候，這些能量的源頭—也就是血液中的糖就會被大量地消耗。因此，就要消耗貯存在肌肉及肝臟中的肝糖。但是，由於這些糖類無法以這樣的型態被人體使用，所以人體就會藉由腎上腺素以及Glucagon的分泌將此轉換成爲葡萄糖。

爲了要將轉換後的糖類供應給腳部的肌肉，血液循環會變得旺盛起來。這時腳部肌肉還需要大量的氧，同時，由於糖類之分解作用而產生出大量二氧化碳也非得排出體外不可。在這種情況之下，呼吸就會變成有活力的呼吸，尤其呼氣的力道更會增強。這個呼氣更會誘發出大量吸氣的動作。由於這個吸氣動作，血液中氧氣的含量也就因而增高。

和安靜狀態下所進行的呼吸運動比較起來，爲了激烈的肺部氣體交換運作，而進行的活力呼吸更令人印象深刻。而且，因爲這時必須要有大量的血液循環至該肌肉部位，所以心臟的活動量也會變強。

在這種場合中，我們可以看到心臟、肺部、肝臟等生命體之綜合性的和適順應性。在這個情況之下，一旦心臟無法承受這種負荷，休克、心悸、或是胸腔痛苦悶塞的狀態就會出現。這就表示該和適順應的機能低下。

〔4〕腎臟的和適順應

接受我們來看看腎臟方面的和適順應吧！比如說，一旦吃多了鹽分含量多的食物，生命體就會因爲鹽分的攝取超出需要量而產生口渴的訊息。換句話說，就是用水來將這些鹽分稀釋，好讓它們從腎臟排出體外。這是爲了要防止體液的滲透壓上升而必須要補充水分的一種生理要求。此外，進入血液中的剩餘水份，也會連同鹽分經過腎臟的過濾而被排出體外。由於如此，一旦腎臟的機能不良，鹽分的過濾就會無法順利進行，生命體就會因此而產生出浮腫的狀態。

此外，在高溫工廠中工作的員工們，體內的水分和鹽分會隨著排汗而同時流失。像這種時候，就必須要一起補充鹽分以及水分，來防止體內鹽分不足的情況發生。

〔5〕肝臟的和適順應

再來談的是肝臟、肝臟是如何進行著和適順應的法則呢？從我們肝臟被吸收入血液之中的葡萄糖，如果就這樣原封不動地在血液中增加的話，血糖值會上升造成不適，所以這個時候就會分泌胰島素（胰臟的荷爾蒙），將糖轉換成爲肝糖的型態，貯存在肌肉或是肝臟之中。然後，這些肝糖會視生命體的需求如同前文所提到的一般，藉由腎上腺素及Glucagon的作用，再次轉變成葡萄糖讓生命體消耗。肝臟會視生命體的需求，進行糖類的存入與釋出，這就是肝臟和適順應性的表現。

糖尿病者因爲胰島素的分泌機能不佳，所以無法將糖轉變成爲肝糖的型態。因此在進食之後血液中的糖（血糖）就會一味地升高。血液中的葡萄糖無法就原來的這種型態爲肝臟及肌肉貯存。無法貯存的物質就只能被捨棄、排出體外了。換言之，糖就從尿液中排出。這就是糖尿病。

〔6〕血液的和適順應

接著我們來討論血液的和適順應，這也是一個很有趣的法則。紅血球的功能，就如同衆所皆知的，就是在肺部獲取氧氣，然後運送分配至生命體的各個細胞。紅血球這東西並沒有將氧氣據爲己有。在攀登高山等等的場合中，因爲空氣中氧氣的含量較低，空氣稀薄，所以大量預備的紅血球就會動員起來，一起進行獲得氧氣的工作。

再來談的就是白血球，一旦生命體受到病菌的感染，白血球就會爲了呑食病菌，防衛生命體而出動，其數量就會增加。在一般正常情況下，一立方厘米的血液之中大約有七千個左右的白血球，當遇到上述生命體受病菌感染的情況，白血球的數量會增加到一萬數千個。這些也是爲了防衛生命體而進行的和適順應。

如上所述，我們的身體從頭頂一直到腳趾，都絕對地遵循著和適順應的法則，如果要鉅細靡遺地一一討論每一個細節的話，大概就可以寫得滿滿的一本書！不論我們是否有意識，在我們身體中，就這樣地一直依循著和適順應的法則，我們必須要在不會影響此和適順應之法則的前提之下，好好地研究要如何更往前一步，將這個和適順應性更提高一層。

這亦即是增進生命體健康的一個道路，因此，我希望各位讀者能好好地玩味一下丹田呼吸法所帶來的絕佳效果。

㈤和融互助

所謂的和融互助，是由藤田靈齋先生所命名之健康四則中的一項。它就如同字面上的意思一般，所要表達的就是混和、融合、相互幫助，這的的確確個十分理想的狀態。

這種所謂的和融互助，一直存在於我們的體內不斷地進行著。所謂健康的身體，實在指的就是和融互助之進行十分穩定的狀態。因此，在這裡我們就來討論一下這個所謂的和融互助是如何地在身體中進行吧！

我們的身體可喻成一個經過再三綜合而成的化學工廠。換言之，各個不同種類、不同系統的工廠都混和在人體之中，而且這些不同種類的各個系統，都保有著十分密切的連繫。一個生命體實在是可以看做爲一個大型的有機體，一個大型的調和體。

說到人體的各個系統，有神經系統、消化器系統、呼吸器系統、循環器系統、泌尿器系統、生殖器系統、還有肌肉系統，眞的是多彩多姿。只要各別探究一下這些各個系統內之種種臟器，就會發現它們之間充滿著這種所謂和融互助的特性。

〔1〕消化系統的和融互助

首先，我們來看一下消化系統的工廠吧！以口部爲起頭以肛門爲終點的消化系統之中，最重要的部位不管怎樣都該推小腸。小腸之中還有空腸及回腸。這個地方是進行吸收食物中所含營養之大事的所在。爲了要吸收在這空腸及回腸內的營養成分，口部、胃部，還有連接在空腸、回腸下方的十二指腸（小腸的一部分），大家都齊心一致地同心協力。

換言之，在口中經過咀嚼而變成細碎塊狀的食物經由食道被送至胃部，在胃部和胃液充分混和，然後再接受胃部獨特的攪拌動作。完成之後再送達至十二指腸，食物就在此接受最終的化學處理（藉由酵素的作用）。一旦充份地準備妥當之後，爲了讓食物在最後以養分的身分被身體所吸收，它會以輸送帶的流程方式被運往空腸及回腸。

也就是說，連帶口部、食道、胃部以及十二指腸等部位，全部都在默默地在進行著和融互助。然後，接連著空腸、回腸的結腸（大腸）以及肛門，就將養分已經被吸收掉了的殘渣做一番處理。

換言之在結腸中，營養被吸收掉了的殘渣，其中所含有的剩餘水分還會更進一步地被吸收入血液之中，而這些殘餘物質也會因此程序被濃縮成糊狀，直腸就是這些濃縮後之殘渣的暫時貯存之所。然後，肛門會視時間和分量的情況加以斟酌，在適當的時候將這些存貨推擠出去。

因此，我們知道空腸、回腸之下的結腸、直腸、肛門以處理殘渣（營養成分被吸收過了的物質）為目的，各自進行著和融相助的工作。

然而，一旦牙齒有了疾病，或是消化液（胃、十二指腸）的分泌機能出了問題（分泌過量或分泌不足），或是這些消化液分泌的時機不對，或是胃部的攪拌運動不夠充足之時，營養成分就會無法完完全全地被身體吸收。

再者，一旦營養被吸收掉了的殘渣，其水份被汲取得太過之時，排出的糞便形狀就會像兔子的糞便一般。換言之，吸收水分的功能太良好時會生便秘的情形，反之，水份就如此原封不動地沒有被吸收，就直接排出的情況就是下痢。此外，當水份被吸取過量以致排便發生困難時，會容易產生痔瘡。

另外，不合時宜的胃液分泌過多，就是我們所謂的胃酸過多症，相反地，胃液分泌不良的情況就是我們所謂的胃滯。這種胃無力的症狀還會容易引發胃下垂。

在胃和十二指腸之間有一個繫緊管束的地方（幽門）。如果這個幽門在必須要完全打開門戶的時候變得狹窄，換言之也就是幽門窄小、而引起痙攣現象的話，就是一般所謂的幽門痙攣。

此外，在胃和食道的交界處，也有一個被稱之為賁門的關口。即使一進食完之後就馬上倒立，食物也不會逆流回口中，就是因為有這個束緊的關口。這個賁門和幽門，在胃部進行攪拌運動之際，也會同時地閉緊來幫助食物和胃液的混合攪拌。

這賁門和幽門的張開與閉合，在健康良好的情況下會適時地運作，進行著和融互助的法則。

〔2〕呼吸系統的和融互助

接著來看一下呼吸系統。呼吸系統的入口是鼻子（或者是口部），而後咽喉→氣管→支氣管→肺泡，這就是它的途徑，然後出口再從肺細胞依著與上述相反的同樣路線進行。這一點是它和消化器工廠不同的地方。

在呼吸系統中最重要的重點就是進行氣體交換的所在—肺細胞。肺細胞全部都是呈袋狀，但是由於被太過細分，即使是肺的標本也無法用肉眼看得到肺細胞，它微小到要用顯微鏡才看得到。

血液中的紅血球就是在這個肺細胞裡獲取來自外來空氣中的氧。不過外來的空氣，並非只會處在對肺細胞而言十分理想的狀態下。外在的空氣中，很多時候都會混雜著一些肉眼看不見的塵埃或是細菌。或者有些時候，氣溫也會有較低，或是空氣過於乾燥的時候。

因此，除了要去除掉進入鼻腔內之空氣的灰塵、細菌之外，如果外面的空氣溫度低要提高該溫度，如果外面的空氣太過乾燥要給與適當的溼度也就變得十分必要。鼻↓咽喉↓氣管，這三個部位全部都在爲了這個目的而同心協力，一同地完成這項任務。由此也可以看見和融互助的情形。

一旦爲了要維持外來的空氣在一定的溫度，爲了要給與外來的空氣一定的溼度而連帶使得氣道粘膜充血或是滲出液過剩之時，就會呈現出生病的狀態。反之，一旦分泌液的量不足時，也會由於乾燥而產生乾咳的情形。

〔3〕循環系統的和融互助

再來我們就略微了解一下血液循環系統這一方面吧！

血液循環系統就如同它字面上的意思一樣，是指血液在一定的周期中循環不息，整個循環並非只是漫無目的地繞圈圈，它是有一定目的的。它的目的就是運送必要物質給生命體中的所有細胞，而且同時地把細胞不要的物質運走，也就是所謂的新陳代謝。這如果用東方的表現方法來說的話，也就是所謂的吐故納新。

所有被稱之爲生物的物體，都在一直不斷地進行新陳代謝，也就是所謂吐故納新的運作。這個運作的媒介就是血液，而這運送血液的體系，也就是我們所謂的循環系統。給與這血液動力的動力來源，不用說當然就是心臟了。血液依循著心臟→動脈→微血管→靜脈→心臟的這個前面提到的週期路徑循環不息。剛從心臟分出的動脈極爲粗大，但它會慢慢依次地細分，然後變成微血管。這些微血管會移向經過細分的靜脈，然後再匯流成較粗大的靜脈血管（正好與動脈的情況相反），接著再流向心臟。

人類的心臟分爲四個房室這是衆所皆知的，不用說，肺循環和體循環當然是各自成爲二個各別的系統。肺循環對減少血液中之二氧化碳含量、反過來並補給血液中之氧氣的這項運作而言是十分必要的，因爲這項運作而準備就緒的血液會再次從心臟推送至身體的各處。心臟是強大壓力的製造者。而且通常情況下它會以一分鐘六十至七十下的頻率有節奏地將血液運送出去。有些時候，跳動的頻率也會低於這個一般値，它也會視情況的必要來增加搏動的次數。

因爲動脈也具有彈力纖維，所以它可以進行些許的伸縮動作。動脈承受著因爲心臟（心室）收縮而產生出的血壓，它不讓效率有絲毫減弱地將血液推送至末梢，這就是它所扮演的角色。臟器和組織內的微血管在過了新陳代謝的工作後，其血液會經由靜脈流回至心臟，不過，靜脈壓與動脈壓相比較的話，靜脈壓會低很多。因此，靜脈內的血液只靠著如此微弱的靜脈壓要順利地流回心臟是行不通的。

為了要使靜脈中的血液流回心臟，這個靜脈壓需要靠種種要因的幫助。這要因之一就是橫隔膜的運動。它對下半身之靜脈中血液流回心臟而言所扮演的重要角色是不容忽視的。因此，橫隔膜的運作越是良好，血液的循環就會越佳，而且生命體的活動力也會單單因為如此就變得旺盛起來。此外，上肢、下肢的肌肉運動也是一個要因，上肢、下肢的靜脈外壓會因為肌肉的運動而增加。這會促使靜脈中血液流回心臟。或者，做好良好的保暖措施也會有利於血液循環。隨著對肌肉的充分使用，身體會因而散發出熱力，同時也會促進血液循環。

此外，一旦利用丹田呼吸而讓橫隔膜和腹肉肌肉組織產生協調地收縮，就可以讓下半身的靜脈血液十分輕易地流回至心臟。一旦經常地運行丹田呼吸，心理和身體都會健壯起來。這在白隱禪師的「夜船閑語」中也有提及。

為了讓血液不致於不流通而能夠循環不息，心臟、動脈以及靜脈都有其與生俱來的特徵，彼此和融互助。也就是說，心臟是血液循環的原動力，動脈擁有著可以承受血壓的厚血管壁以及彈性，而靜脈有著防止血液逆流的活門裝置，此外，因為靜脈的血管壁較薄，所以容易接受外在的壓力。

靜脈會因爲肌肉、皮膚的緊張而接收到外在壓力，這幫助了靜脈中血液流回至心臟的運作。爲了要讓靜脈中的血液能順暢地流回心臟，軀幹以及四肢的骨骼肌肉都全體動員，一同進行著和融互助。

〔4〕肌肉系統的和融互助

接著我們來看的是肌肉系統方面的和融互助。肌肉不論是何處，都一直在依循著和融互助的法則。

走路、跑步、舉物、直至呼吸運動爲止，這些全部都是藉由相關肌肉的協調與對抗而進行的。這些相關肌肉組織的協調與對抗（也可說是制衡），可以讓我們看到爲了活動某一骨骼，達到某一目的而產生的和融互助。假如說這些協調肌肉和對抗肌肉同時間一起收縮，或者是同時間一起弛緩的話，人會連走路、連跑步都無法做到，會連呼吸也不會，連東西都拿不住。不管我們知道與否，肌肉系統就是以與神經系統的緊密連繫來進行和融互助的。

〔5〕泌尿系統的和融互助

接次我們來看泌尿系統，它的途徑是腎臟→尿管→膀胱→尿道，而這其中，腎臟擔當著清淨血液的重任，過濾血液中的老舊廢物及不要的物質，在這個運作的同時，它也一起在進行著將濾過了的血液中的水分及鈉再度汲取出來的工作。

於是，被濾過、濃縮了的老舊廢棄物質，也就是尿液，會經由尿管到達膀胱，並暫時被儲存在該處，待適當的時機一到就會經由尿道被排泄出體外。這一系列的泌尿系統也是如此地進行著和融互助。

一旦因爲前列腺肥大而壓迫到尿道或是形成膀胱炎，在排尿的時候就會感覺疼痛。在排尿的路線中形成的結石，有些時候會有疝痛（腹絞痛）伴隨而來。

嚴重的腎炎因爲會阻礙到血液淨化的機能，於是就會引起尿毒症，而腎臟萎縮等會使得腎臟再次過濾血液、汲取水分的機能無法充分地運作，因此就會有在夜間猛跑廁所的情形發生。

〔6〕神經系統的和融互助

接下來要說的是神經系統這一方面。神經系統中有支配骨骼肌肉的隨意神經，以及調節內臟機能的不隨意神經，也就是自律神經，不管是那一種類型的神經，都是由中樞神經及末稍神經所組成，基於讓生命體能正常無誤地運作的這個目的，進行著和融互助。肌肉痙攣或是自律神經方面的失調病症，就是和融互助法則產生混亂的一種表現。

正如以上所述，我們人體之中，在各個系統進行和融互助的同時，全部的系統，也同樣地一同在進行著和融互助。

只要所有的系統都在和融互助之法則的正常狀態下運作，我們在日常生活之中是不會察覺、注意到的。當和融互助的法則呈現混亂狀態時，我們的身體或是心理就會有不舒服或者疼痛的感覺產生。

在身體或是心理產生出不適或者痛苦的時候，我們必須要接受這個警告訊息，想辦法努力回復到和融互助的狀態。

因此，探究這個和融互助狀態之所以會產混亂的原因，將此原因去除，是一件十分必要的事。

如果過度勞累就加以休養，食物的攝取過量或是不足，或是不均衡的話，就將飲食習慣改正過來，避免過度地一味使用頭腦，將生活回復至大自然的生活之中，如此一來，生命體內和融互助的運行就會回復到本來的樣態。此外，要能夠積極、快速地推進這個目標，就要經常地實行丹田呼吸。

藉由這個丹田呼吸法的徹底執行，往往能夠強力地推進著這和融互助的運作，並過著快樂舒適的生活。如果能一直長久地實行丹田呼吸的話，你就會是一個終其一生不知道疾病爲何物，並擁有健康之身體及心理的人。

第一章　大自然的呼吸方式

〔1〕有預警的疾病、沒有預警的疾病

自己的事，只有自己是最清楚的了。第三者之所以知道自己現在正在想些什麼，是因爲自己正在想的事呈現在言語、動作，或是臉部表情的原故，只要自己正在想的事不被表現出來，自己以外的人是不會知道的。像這種有關於表現於外之前的種種想法，就只有自己知曉。不只是想法、念頭，就連自己身體的狀態、情況，應該也是只有自己最爲清楚才對。

然而，應該是只有自己最爲清楚的自我身體狀況，卻有很多人出乎意料地一無所知，雖然是自己的事，但卻有很多人不清楚，並因爲這樣而忽略掉了一些必須要有的注意，反而去擔心著一些就算不去做也沒有關係的多餘閒事。

一旦身體某處狀況不佳之時，就會出現疼痛、不適、或者機能障礙的情形。然而，

因爲伴隨著這類警告訊號而來的訊息很多，所以一定要予以注意，至於要做到如何程度的注意爲佳這在稍後會有論述。當身體某處狀況不良的時候，因爲沒有疼痛這類的警告訊號，因而疾病就在不知不覺之間漸漸擴大、延展，當察覺到了的時候爲時已晚了——這一類的情形，也是屢見不鮮的。

比如說，像腎炎啦、結核啦，還有癌症啦，動脈硬化，這些疾病在一開始的時候都是沒有絲毫的預警。它就宛如用棉花掐脖子一般，在一開始的時候是不會有所察覺的。

這還有一個很好比照的例子。比方說眼睛有灰塵、髒物跑進去的時候，因爲眼睛一咕嚕咕嚕地眨動就會感覺疼痛，所以我們會想要把這髒物取出，消除這疼痛的感覺。再者，當手指上長了一個疔瘡而感覺疼痛的時候，一旦它化了膿我們就會把這膿水取出以去除疼痛。

像這樣，因爲很多有疼痛警告訊號相伴而來的疾病能夠儘早治療，讓症狀治癒，所以很好解決。最難纏的就是那種不會痛不會癢的疾病，這才是我們必須要有高度警戒的。

在去看醫生、發現了疾病的時候，病情已經發展到了相當的程度，已經病入膏肓的這種例子，是極爲衆多的。癌症、動脈硬化、腦血栓等等會要人命的疾病在一開始的時候也想給身體一個大大的警告，它們並不是那麼地壞心眼、愛捉弄人。它們並非一點警告訊號都沒有，只是人不會去注意罷了。換句話說，只是它們的警告訊號比較微弱罷了。

〔2〕早些察覺警告

如果在第一時間裡知悉這個微弱的警告訊號，在早期就予以處理治療的話，就不會衍生到一發不可收拾的局面了。對生命不會有威脅的疾病會有疼痛這類的警告訊號，而那些會要人命的疾病所伴隨而來的警告訊號反而卻是少之又少，這是一個十分令人傷腦筋的現象，但是，這也是沒有辦法的事。因此，最重要的，就是要如何去感應知悉這些微弱的警告訊號。

就好像母親可以藉由集中聽力，而在吵雜噪音之中聽出自己孩子的哭泣聲一般，人也有藉由集中心神來察知這些微弱之警告訊號的可能性。如果能夠不被雜事煩心，保持著單一純淨的精神狀態的話，人是可以截獲這些微弱的訊號的。

若要談到要怎麼做才能如此的話，首先，調整呼吸絕對是必要的，然後就是要讓身體及心靈落實平靜、深深地呼吸。

〔3〕讓心靈和身體鎮靜的自然呼吸

持續地做深度、寧靜、而且以慢速度的呼吸，對平息、鎮靜心理和身體而言很有幫助。靜坐、並且以如上述般的呼吸方法調息五分鐘、十分鐘、二十分鐘，如此逐次地延長持續的時間，心中就會湧現出自己活在大自然中，不，該說是自己獲得了大自然賜與之活力的感覺。

一旦和大自然成爲一體，一旦自己溶入了大自然裡之後，就不會再有忽略一些微弱之警告訊號的情形發生，就會察覺自己之前在生活方式中所犯的錯誤，就能夠將自己的生活轉換成與大自然合而爲一的生活了。如此一來，當然也就能夠不做任何抵抗地，將束在脖子上的棉花取下來了。

大自然本身就是以清淨爲其健全狀態，我們亦如是，當與大自然合而爲一，以大自然的呼吸方式呼吸的時候，我們就可蒙受它的清淨與健全，和大自然共同生長。

大自然的呼吸方式，非得由大自然處學得不可。海浪一波波拍打著岸邊，又一波波退去的這當中發生的聲響，也是大自然對我們呼吸方式的一種教導。有些時候波濤洶湧強烈，海浪的呼吸充滿著生命力，有些時候風平浪靜、海浪的呼吸靜謐安寧，如果懷著一顆誠摯的心，大自然就會教導我們種種無限的呼吸方法。

只要我們能夠依循著大自然的呼吸，實行著與大自然合而為一的生活方式，就算不小心誤陷了泥沼，也可以立刻懸崖勒馬，再度回復到健全的道路上。人類應該絕對具有這種能力才對。在不知不覺中身陷泥沼，並且愈陷愈深是因為人類過度忘卻自然的生活，因為陷得愈深，結果就愈難以自拔。如果在剛開始陷入時就知道要往後退的話，要脫身並不困難。

雖然人類運用了智慧，提升並創造了令人嘆為觀止的物質文明，但也因為這個原故，人類日常生活中，常常再三地做一些會削減壽命的行為。現代的成人病、交通事故以及公害等等都是。不違逆大自然，架構一個能誠摯地善用大自然的文明，這不正是今後人類文明之開發所應遵循的一個方向嗎？

無視大自然之教誨的呼吸方式，讓人類變得不健全。「充其量不就是呼吸這回事嘛！」——這種輕視是不應該的，健康與疾病這兩條一明一暗的道路，就決定於呼吸的方法如何。

我們會因為早晚實行大自然教導我們的活力充沛之波濤的呼吸方法，而體驗到令人驚嘆的活力由我們體內湧出的那種經歷。這種波濤巨浪的活力呼吸方法，具有著將眾多疾病驅散的偉大力量。

〔4〕大自然呼吸法的效果

它的成果就是讓實行的人一直保持在不會倦怠，不會有挫折感的狀態。據說，道祖藤田靈齋的波浪呼吸法，就是由大自然中的波浪律動中得到啓發，而創立出來的一套功夫。

如果從生理學的觀點來看這波浪呼吸法的偉大效果，我們可以知道它不但會讓血液清淨到令人驚奇的程度，還會藉由這些血液的循環運作，而讓所有的內臟器官強壯起來，讓這些臟器的機能得以充分地發揮。由於這種充滿生命力的波浪呼吸，應該被攝取的物質會充分地被攝取，應該被排出體外的物質也會絕對地被排出體外，換言之，由於新陳代謝徹底地執行，生命體得以舒適順暢地運作是當然的事。

不論是任何事都拖拖拉拉並不是一個好現象。生命之流必須要在沒有任何停滯的情況之下順暢地行進。

我們人類只要是活著，血液就一定會在身體中循環不息、沒有半點例外。然而在這其中，血液的清淨程度以及循環的量，絕對不會是每個人都一樣的。它們會隨著呼吸方式的不同而衍生出巨大的差異。因爲充滿生命力的波浪呼吸，大大地提升了血液的清淨程度和循環量，因此小疾病很快地就能治癒，就可以防範那種會要人命的嚴重疾病於未然，在還未深陷之前就先預防。這就是生命智慧的一種表現。

因爲深陷泥沼就混亂不已、騷動喧嚷的這種行爲，不是一個有智慧的人所做的事。

〔5〕也能夠預防癌症

徹底實行波浪呼吸法的人，其體內沒有癌細胞生成的餘地。這是因爲該身體一直都在絕對正規的狀態下運作的原故。

我認爲癌細胞是那些缺乏氧氣的細胞，或是那些容易屯積廢棄物質的細胞轉化而成的。或者，它是源自種種不同原因所造成的細胞變質，細胞變性。

呼吸淺弱的人中，有很多人都罹患癌症。而充滿生命力的波浪呼吸法，可以從偏差再度回復寧靜，這不正是一個不須花費任何金錢的最佳防癌方法嗎？有關於此，在後文中還會加以論述。

〔6〕現代人的呼吸多偏淺弱

人類所創造出來的物質文明本身，眞的是偉大非凡，是其他動物怎樣都模倣不來的成就。

然而，一旦靜心下來遠遠地觀察一下，在如此便利之物質文化中生活的我們，就是因爲萬事太過便利，使我們無法充分地使用到我們的四肢，因此呼吸也就自然而然地愈來愈淺弱。而且，現代人在人際關係以及交通工具方面，消耗掉了太多不必要的精神，我們甚至可以把這種生活，想成是與健康背道而弛的生活。

只要春天一到，我們就可以看到草木隨著它的到來而吐出新芽，嫩葉欣欣向榮，一切充滿強壯之生命力的景象。

我們人類也會想要置身在大自然如此美妙，生生不息的氣氛下接受它的洗禮，所以，不妨實實在在地腳踏著大地，牢記著大自然中萬物的呼吸方法，並持續實行。

第二章　循環系統與丹田呼吸

㈠心臟強化和丹田呼吸

最近幾年來，狹心症以及心肌梗塞等等的心臟方面疾病正日益地增加之中。這些都是心臟的營養血管（冠狀動脈）發生障害所引起的。要預防這些心臟方面的疾病，更進一步地強化心臟，到底該如何做較好呢？

在此，我想要討論一下針對這方面的調和醫學強心法。

〔1〕心臟的超勤勉性

心臟從生命體誕生的那一刻起一直到死亡爲止，都無時無刻地持續工作著，是一個十分勤勉的臟器。心臟的職責，不用說當然是將血液送往動脈，它以一分鐘大約六十至七十下，或者更高的頻率，將血液推送出去。

如果從心臟推送出的血液量，以一分鐘的五點二公升來計算的話，那麼一天下來，心臟送出的血液量就大約爲七千四百四十八公升，也就是大約等於三十七筒汽油筒的量。此外，雖然說在夜間睡眠期間，心臟送出的血液量當然會比較少，但即使如此，心臟還是晝夜無休，終其一生都在持續工作。

心臟絲毫不以爲意地擔負著這樣工作量龐大的要職，它的這種強盛精力眞的是令人嘆爲觀止。這種心臟的分節運送血液業務，會隨著每一部位相扣之環節的步伐調整，來以全自動化的控制系統型態運行著，這是大家都知道的事實，另一方面，心臟也會很容易因心理而造成影響，這也是不容忽視的（心臟甚至也會受到自律神經的支配）。

[2]心臟和喜怒哀樂

雖然喜怒哀樂等各種表情，是由顏面表情肌肉的動作而改變的，但事實並不僅如此。理應十分強盛的心臟，其實也會很容易隨著種種感情的變化而呈現不同的樣貌。比方說，當笑的時候心臟的運作會十分順暢舒適，當心情悲傷的時候，心臟會有疼痛的感覺，心臟的運作機能也會變得低下。當生氣的時候會引起心臟悸動，而胸口也會感覺鬱悶。

人如果生氣的話，腎上腺素（副腎髓質荷爾蒙）的分泌量會增加，在這同時，體腔內在也會產生變化。也就是說，人一旦生起氣來，呼吸會暫時性的中止，胸部會一下子使勁用力。換言之，忿怒的情緒會讓胸腔的壓力上升。胸腔之壓力處於強大之正面成長的狀態下時，對心臟而言，會造成十分不適的感覺（後述）。

因爲驚嚇是心臟沒有預期到的情況，所以突然而來的驚嚇，甚至有可能會使得心臟的跳動暫時性的停止。應該要流回心臟的血液，會因爲突如其來的激烈驚嚇，而暫時性地受到阻礙、停止血流。這種情況大概就是橫隔膜突然猛烈地鬆弛，以致心臟呈現暫時性缺血的這種狀態吧！

因爲突然間的激烈驚嚇，以致臉色在一瞬間轉變的這種情況，大概也是因爲如此吧！心臟並不期望這種情緒的發生。所謂的心臟，就字面上的解釋就是心的臟器，它的確確就如同文字所述的一般，是一個很容易受心所影響的臟器。

悲傷、忿怒、驚嚇等情緒，對心臟而言都是不被期望的，如果一再地連續發生，它們也會變成是造成心理因素型狹心症或是心臟梗塞的原因，相形之下，笑對心臟而言有著莫大的、正面性的助益。

尤其是開懷大笑的這種笑法更是大大地好。在鼓動腹部大笑的這種情況之下，就會形成呼氣型的強力腹壓。這對將下半身之靜脈中的血液，全部推擠至心臟而言很有幫助。

經常出現這種笑容的人有很多都是個性開朗、臉色紅潤、容光煥發的人，這就是其心臟順暢運作的證據所在，這就是他們在不知不覺中，正在實行心臟強化法。

[3]心臟的煩惱

勤勉不倦的心臟也有煩惱。這些煩惱之中，有瓣膜障害啦、心律不整啦、或是像前面提到過的因爲冠狀動脈（心臟的營養血管）發生故障而引起的狹心症、心肌梗塞等等的心臟疾病等等，不過，由於近來醫學的昌明，有些疾病已經可以藉由手術的施行而有復原的可能。另一方面，伴隨著文明的進展，而日益增加的心臟方面疾病就是狹心症及心肌梗塞。

一旦心臟有了這一類的煩惱，即使心臟還不至於生病，它也會有痛苦的感覺。比方說，在突然劇烈跑步、或是突然快速爬坡、爬樓梯等等的情況之下，心臟就會感覺痛苦。這就是因爲即使腳部肌肉對動脈血液的需求量變大，但心臟也無法充分地運作、符合其需求的原故。

換言之，一旦心臟送出的血液其質與量不足於心臟必須送出之血液的質與量時，胸口就會產生痛苦的感覺。在這種狀悅之下，要怎麼做才能夠讓心臟得以順暢、舒適地運作呢？答案就是，只要增多流回心臟的血液，並且增加血液之中的含氧量即可。譬如說，在前面所提到的賽跑、爬樓梯的場合之中，在腳部正在活動的同時一面腹部用力，一面呼出空氣即可。

因為這是在日常生活之中可以馬上應用到的方法，所以希望讀者能趁早開始實行。因為一旦使用了這個方法，流回至心臟的血液量就會增加，所以心臟得以順暢運作是當然的了。

[4]強心劑的利弊

強心劑用在怎樣的場合下會有效果呢？一旦要從心臟把血液推送出去的力量變弱時（心搏力），就是滯血性心機能障礙。在這種情況之下digitalis製劑很有效果，這是從以前就一直廣為人知的。不過，因為這個藥劑一旦使用過量會招致脈搏微弱、緩慢，所以使用時必須要多加留意。相形之下，digitalis或是kamfer反而會對虛血性心臟病造成負血影響。

此外，當發生心臟突然激烈搏動的情況時，可以使用Procaine等用藥，不過要是使用過量的話，就會產生噁心、嘔吐等副作用。另外，被當做是冠狀動脈擴張劑來使用的藥劑有persantin等多種種類，這些藥劑的使用都必須經醫生指示才行。

此外，還有很多種類的強心利尿劑以及多種的心臟病用藥，不論哪一種藥劑都有一個共通的要點，那就是必須要適量地使用，如果份量使用錯誤的話，反而會對人體有害。

「強心劑」從字面上的意思來看，是用了它心臟就會日益強壯的理想藥，不過很可惜的是，這一種藥至今爲止都尚未問世。

因此，我們應該不要一味地依賴藥物，而實行一個可以強化心臟的方法才對。換言之，如果有一種實行它就可以讓心臟強化的方法的話，它就是一個十分理想的方法了，不是嗎？

[5]胸腔是心臟最佳的工作場所

有一個可以讓心臟眞正變強的方法。關於這個方法，我來略微敘述一番吧！這其中，首先就是自身對心臟這東西的看法、觀點，我們不可以只以狹隘的視野來看心臟，我們必須要以心臟在我們的身體之中所占有的地位，以及心臟和其他內臟器官的相互關係，還有它在血液循環系統中所扮演的角色等等觀點來考量它。心臟中也有一些其他臟器看不到的特徵。

這些特徵是什麼呢？那就是心臟自己製造出我們身體中力量最強的壓力，並用這個壓力將血液運送至肺部以及全身各個部位。也就是說，心臟本身是以一個可以製造出一百至二百厘米水銀柱之強大壓力的壓力製造機的角色在運作著。

我們來看一看這個可以製造出強大壓力，而且從來不知道要休息的臟器，其在身體內的所在位置吧！這個心臟的位置不在腹部中而是在胸腔內部，實在是有很深的意義存在的。

胸腔就我們身體的內部而言，是一處最不會有壓力產生的體腔。它是一個利用所謂呼吸運動的這個特殊運動，來將內部壓力變得甚至比大氣壓力還要更低的體腔。再者，一提到血液循環系統，顧名思義它就是血液依著一個周期不斷地再造與循環。

也就是說，用壓力從心臟送出去的血液，非得再次回到心臟不可。然而，由心臟製造出來的壓力行至末稍時已經變得十分微弱了。血管在末稍就變成爲微血管，然後這些微血管再會合成爲靜脈。雖然血液在靜脈中流回至心臟，但是在這時從心臟產生的壓力已經漸漸變小了。為了要補足加強這個已經變弱了的靜脈壓，各種不同的力量會在生命體中運作著。

因此，身為此循環中之一環節的心臟所維持的壓力愈小，血液就愈容易流回至心臟。換言之，心臟較為適合低壓的環境。相形之下，一旦用力地咳嗽，或是生氣，胸部用力的時候，胸腔的壓力就會增加。在這種情況之下，額頭會有青筋突出，這就是腦循環積血。也就是說這是因為在頭部原本應該流回至心臟的血液，因為胸腔壓力的增加而受到了阻礙。

除了咳嗽之外，排便時用力使勁等情況也會擾亂腦部循環、使腦部壓力上升，也是造成腦出血的原因之一，這一點我們要格外注意。這種使勁用力的狀態（胸腔壓力增力），不僅僅會擾亂腦部的循環，連體循環也會受到干擾。因為痔瘡也是這種連續用力使勁的情況下所引起的，所以我們知道胸腔壓力上升不是件好事。

還有一點很重要的，那就是胸部使力、呼吸中止的這情形，會招致肺部氣體交換停止，以及血液環循被擾亂如此雙重的負面影響。

丹田呼吸的大師——白隱禪師，在其所著的「夜船閑話」中說到「胸部應時時感覺清爽」。也就是說，胸部無時無刻維持在清新爽朗的狀態之下，對肺部和心臟而言是極為要緊的事，因此，在頭腦裡一定要記住，胸腔對心臟而言，是一個極佳的工作場所。

[6]真正的強心法

就常保胸腔清新舒暢而言，常做深呼吸是必須做到的，深深吸進空氣的這個動作，無非就是強化胸腔壓力減低的狀態。深深吸氣、深深吐氣的這個動作，雖然乍看之下並沒有什麼了不起，然而它實在是一個很有效果的心臟強化法。

在這個時候有一項很重要的要點，那就是在吸氣之前，儘可能地把肺部內的氣體全數呼出。因為這個深呼吸的動作，對頭部血液的交替也有很大的助益，所以經常用腦的人，如果在日常生活之中將此方法加以活用的話會很有幫助。

接下來，我要再介紹一個更積極的強化心臟的方法。

當深深吸入空氣的時候，採取在胸部充分擴張的同時，腹部也會一起用力的這種吸氣方式。（胸部充分擴張，會運動到胸廓擴大肌肉組織；腹部用力使勁，會運動到橫隔膜腹部肌肉組織）。於是，在胸腔壓力降低的同時，腹腔內的壓力會升高。這個動作對於將身體各部之靜脈中血液送回至心臟而言，有著驚人的效果。

也就是說，當充份地吸入空氣的時候，如果腹部猛力地使一下勁的話，下半身的血液會被推擠上來，被胸腔吸上去，所以它就衍生成一種極佳的血液輸送法。這種任誰都會做的強心法，就在我們唾手可得之處。不過，當心臟發生毛病的時候，還是要接受醫生的診療，並遵循醫生的指示，這是很重要的。當沒什麼大不了的時候，最好能順應著身體的狀況進行這個丹田呼吸法。丹田呼吸法的實行應該要不急不徐、不怠惰地實行，把它當成是日常生活中的一部分來看待才好。

深深吸入空氣的這個動作，會讓外面的空氣深入肺部的每一個細胞各處，可以讓血液截取到大量的氧氣。因此，血液中的氧氣含量就會變得極爲豐足。這種含氧量豐足的血液，不但可以強化運送血液流至冠狀動脈的心肌，對保持血管的年輕狀態而言也有很大的幫助。

不僅如此，它對全體組織以及內臟的順暢、舒適運作，也有一番貢獻。血中有豐足的氧氣存在對抑止癌細胞的發生來說也助了一臂之力。如果從癌細胞容易在氧氣缺乏的環境下產生的這點來看的話，就可以理解。

深深吸入空氣，讓腹壓猛地一下增加許多的呼吸方法，我稱之爲吸氣性強腹壓丹田呼吸。不論它的稱呼如何，它是一種卓越之強心法的事實，都是合乎醫學理論的。

因爲這有強化心臟功能的呼吸法，同時可以防止腦中風、狹心症、心肌梗塞，也可以預防癌症，所以說它是一石數鳥的眞正強心法，應該也絕對不算是言過其實才對。

深深吸入空氣讓腹部充分地使勁用力，並維持這個狀態一會兒（這種情形下，絕對不可以緊閉聲帶），然後再靜靜地呼出空氣，並且要儘可能地全數呼出。

這個充分將氣體呼出的動作非常重要，它可以幫助肺細胞中那些由身體各處產生的、存在於血液之中的老舊廢棄物質被徹底排出體外。這個充份將空氣呼出的動作，是血液淨化一個重要的環節，它也是一個強化心臟的方法之一，這是不容小覷的。

呼吸和心臟有著密不可分的關係，呼吸方法的高明與否，直接會對心臟造成莫大的影響。在呼氣時產生腹壓的呼吸法，是比上述之呼吸法更爲重要的一環，有關於此，我在後文會有論述。

㈡預防狹心症和心肌梗塞的丹田呼吸法

[1]心理和心臟

半夜裡，心臟突然加快了起來，心悸不斷，總覺得不安難耐。隔日早晨，前往經常看病的醫生那兒接受門診，同時也測了心電圖，但是卻沒有什麼異樣。因此，就在醫生告知沒有絲毫大礙的情況下這麼地回到了家中，不過，卻有些無法釋懷。

在這之後，這種症狀還是再三地發作，即使沒有跑步，心臟也會像是剛跑完似的那樣激烈地跳動。雖然醫生告知這是精神衰弱造成的心臟反應，但當事人覺得這個說法靠不住。

像這一類的病例，就是當人一直有某些心事或是不安等等，生活步伐持續受到干擾時所容易產生的情形。除此之外，在人受到驚嚇、感到害怕、嚇得發抖、不安焦躁，或是生氣忿怒等等情緒激動的時候，胸口也會感到疼痛，有些時候，因為胸口還會感覺好像被人勒緊了一般，所以會痛到覺得是不是自己就要這樣死掉了的程度。這是狹心症經常會伴隨而來的症狀，眞的是一種讓人覺得極為不適的感覺。

所謂的心臟，從字面上看來是心的臟器，然而它竟然是對心理狀態有如此敏感反應的臟器。一旦由於不適當的情緒反應，而使得精神上的緊張狀態一直不斷持續著，心臟的營養來源——冠狀動脈也會一直持續在緊張收縮的狀態，因為如此，心臟獲得營養的狀況就會惡化不良，心臟運動就會更為辛苦。

[2]狹心症與心肌梗塞

有一種會引發與狹心症相同症狀的疾病，該疾病就是心肌梗塞。這個疾病是因爲提供心臟營養來源（冠狀動脈）的一部分堵塞不通所引起的。這種疾病多爲動脈硬化所引起。換言之，因爲冠狀動脈前端的血液無法流通，因此由該血管獲得營養的心肌就無法進行運作。就一九八二年的統計資料來看，日本死於這類心臟疾病的人數爲十二萬五千多人，占了全部死亡人數的百分之十七點七，死亡名次排名第三。

構成心臟的心肌，每一部位都有它專司的工作（接收血液及送出血液），因此一旦心肌的某一個部分發生了故障時，就會造成全體運作步調的改變。因爲這種心肌梗塞從心電圖上也會明顯地呈現出來，所以它和精神衰弱型心臟疾病及狹心症是有所分別的。

因爲所謂的心電圖是藉由心臟收縮會使特殊儀器中的微弱電位產生幅度增加的現象，而將之記錄下來的結果，所以可以利用它來判別心律不整、也可以利用它來診斷出心肌梗塞，是由心臟中的哪一個部份所引起，它對心臟方面疾病的診斷而言，眞的是一個十分珍貴的寶物。

要鑑別狹心症及心肌梗塞這二種疾病，除了利用心電圖之外還有其他的方法。比方說，先將甘油三硝酸酯（nitrocellulose）舌下錠（此爲應急的冠狀動脈擴張劑）這類藥劑放置於舌頭下方，經過一會兒之後，如果胸口的痛楚有所減緩、消除的話，就是狹心症的高危險群，如果是疼痛不容易輕易地解除掉的情形，那就十分具有患得心肌梗塞這類疾病的可能。

雖然甘油三硝酸酯（nitrocellulose）這類藥物是急救時的仙丹，但因爲它也有副作用，所以在此要附加說明的是它只能在最後不得已的情況下使用，不可以拿來當做是日常生活中的用藥。

冠狀擴張劑中還有kallikrein及persantin等等，此外，還有循環荷爾蒙的循環器用劑等等，這之中不管是哪一種，都應該要有醫生的指示才能使用。

[3]日益增加的心臟方面文明病

前面提到的狹心症或是心肌梗塞這些屬冠狀動脈方面的心臟疾病，近年來有日益增多的趨勢，今後也有將會更爲增加的傾向。它們與癌症及腦中風一起併列爲現代的三大成人病，在日本，因爲這三大成人病而造成死亡的人數，每年都占全國死亡人數的百分之六十以上，這實在是值得憂心的數據。在日本，雖然每年大約有十二萬人以上是死於狹心症和心肌梗塞，但是和癌症（十七萬人）及腦中風（約十四萬人）比較起來的話，它還算是死亡人數較少的一方。然而在美國，死亡於狹心症及心肌梗塞的人，卻是占了壓倒性的多數，此外在歐洲國家也是如此。因爲日本的飲食文化正漸漸趨於歐美化，所以在不久之後很有可能會變得和歐美一樣。

狹心症及心肌梗塞似乎是隨著人類文化的進步而增加的。反過來的話我們應該也可以說，文明正在製造這些疾病。現今對付這些不停增加之冠狀動脈方面心臟疾病的對策一直不見成效的原因，恐怕有很多是因爲人類離不開文明生活的原故。

人類所創造出來的絢爛文明是絕對無法從地球上其他生物中所能見到的，但是，如果就這個光輝絢爛的文明，同時也讓冠狀動脈方面的心臟疾病與日遽增的這方面來看的話，人類的這種文明也不太値得誇讚。因爲這是好不容易才創建起來的文明，所以也不需要就此完全地將它否定掉，我想，只要儘量朝著不違反自然的生活方式去進行即可。

大概人類的文明今後還是會持續地進展下去吧，但是，只有這些疾病的增加是我們想盡辦法想要抑止的。冠狀動脈方面之心臟疾病的日益增加，我們眞的無法抑制住嗎？不，這絕對不是沒有可能的事。

[4]愛護心臟

雖然狹心症及心肌梗塞的成因不同，但它們都是因爲心臟營養來源發生故障所造成的。就如同前文所述那般，狹心症就是冠狀動脈痙攣，而造成某部分的營養供給不足，而心肌梗塞就是某部分的心臟營養供給源頭阻塞不通。因此針對這二種疾病所應採取的對策，自然而然地也就有所差異。因爲狹心症所造成的心臟營養供給不良，其最首要的工作就是讓冠狀動脈擴張，讓冠狀動脈中的血液流量充足。因此，也應該要視必要的程度來進行冠狀動脈擴張劑的使用。

還有一個更爲重要的工作，就是要防止動脈硬化。尤其是年過五十的人，對動物性脂肪的攝取，要控制在適度的量上，以防止動脈發生粥狀硬化的情形，這是極爲要緊的一件事。動脈會有粥狀硬化的情形是肉類、蛋類攝取過量所造成的。因爲它會使動脈壁的周圍堆積著如同淤泥一般的膽固醇，使血管的內徑變狹窄，因此血液的流動會變得不良。

一旦血管的內徑變狹窄，心臟就非得用比之前更強的力量來將血液送出去不可，因此，血壓就會上升，心臟的負擔也會一味地加重。因爲糖分攝取過量，也會使中性脂肪的含量增加，所以糖類攝取過多對血管而言也不是件好事。

血壓一旦上升，心臟就必須要負擔比之前更多的工作，然而，心臟的營養供給，並沒有跟著工作量一起增加，因此，心臟就會變得疲憊不堪。雖然原本心臟、甚至所有的臟器都是充滿活力、而且具有相當強的替代、互補特性，然而一旦在這種情況之下持續運作，它們也會因此而變得疲累。

能夠讓人類長保健康的，不論如何都還是以心臟爲首要。要長保心臟健康，就是要對心臟愛護有加。除了讓心臟運動、讓心臟休息之外，還有一項很重要的要點，就是讓心臟擁有充足的營養。現在我們就針對這三點來略爲討論一番吧！

心臟與生俱來就是不知道取巧爲何物的臟器。心臟從一生下來一直到死爲止，都不斷地在勤勉工作，片刻也不休息，自我們從母親身體蹦出來的數個月前，它就已經開始在運作了。在生命體的運作之中，最爲必要的一項就是新陳代謝，換言之也就是東方所謂的吐故納新。

生命體必須要將在體內形成的廢棄物質排出體外，而且必須要攝取、吸收身體所需的必要物質。血液循環在新陳代謝中所扮演的角色何等重要，事到如今我們已不必再強調。此外，心臟在血液循環系統中扮演著原始動力的角色，不容許有片刻的休息。

即使是在動手術的情況下，心臟也絕對不能有半刻靜止狀態的休息。因此，所謂的心臟休息，就必須要是在不停止運作之狀態下進行，這其中，減輕心臟負擔、愛護心臟是必須要做的。

只要是人類，不論誰都一樣，一旦因爲工作而過度疲累時就會很自然地躺下來。這是因爲身體從站立姿勢改變成平躺姿勢的這個行爲，是減輕心臟負擔中一個最好的方法。

有時我們在日常生活之中，也會在沒有察覺的情況之下進行這項減輕心臟負擔的方法。這是對心臟予以愛護的行爲，換言之，隨便躺著、臥在床上也沒有必要一定要加以責罵。在白天裡有一定程度的勞動、流汗，在夜裡橫躺做一番充分的休息。這是配合地球自轉的步調，極爲自然的一種生活樣態，對心臟而言也是一個重要的生活規律。因此之故，雖然從早到晚一直不停工作的這類事例聽起來似乎勇往直前，但它對心臟而言，眞的是造成了很大的影響、干擾。

要讓心臟長保健康，就是要儘可能地不要破壞白天工作、夜晚休息的這種大自然的規律、節奏。比方說，當搭乘沒有臥舖的汽車、在夜間旅行的情況下，隔日不知爲什麼總會覺得身體不適、失常。這就是因爲心臟和腦部沒有充分休息的原故。

接下來還有一個長保心臟健康的方法，那就是讓心臟所需要的營養完備、充足，也就是讓前面提到過的心臟營養來源——冠狀動脈中的血流順暢，這也是很重要的一點。

[5]讓心臟的營養豐足

擔心、不安，或是驚嚇、忿怒、焦慮、害怕、妒嫉等等這些令人感覺不愉快的情緒反應如果一直持續下去，對心臟而言也會有負面的影響產生。這些情緒反應會使冠狀動脈中血流的速度、運作降低，因此對心臟的營養供給也不好。

當因爲擔心或是一些不愉快的情緒以致胸口鬱悶、痛苦之時，心臟的營養狀態必然會惡化。相反的情況下，當捧腹大笑之時，因爲會產生呼氣型的強力腹壓，所以下半身的血液會極爲順暢地全部流回心臟。接收到豐足血液量流入後的心臟，會將這些血液循環至肺部吸取氧氣，脫去二氧化碳，然後再流回至心臟，由心臟推送至身體各部。因爲冠狀動脈的血流會因此而得以促進，故心臟的運作會十分地暢快順利。當捧腹大笑時，心臟絕對不會感覺苦痛，就是此一說法的證據。

胸口鬱悶難過通常都發生在吸煙過量、或是持續處於不安、擔心、不愉快之情緒的情況之下，在這些情況之下，冠狀動脈的血液是不順暢、不徹底的。

不管是如何勤勞的心臟，在飢餓狀態之下，它也是無法順暢運作。當心臟所在的胸口感到難過的時候，如果心臟會說話的話，它大概一定會說「請再多一點血液送往冠狀動脈」吧！所以，當查覺心臟的所在位置——胸口有難過的感覺時，就可以把它看成是要再讓冠狀動脈中之血液更順暢的警告訊號。

[6]冠狀動脈擴張劑好呢？還是腹壓好呢？

雛鳥的嘴朝上在等待著。這是牠們等待著鳥媽媽帶食物回來時的景象。即使牠們專程地張大著嘴等著，如果鳥媽媽沒有帶食物回來的話牠們還是會餓死。另外，如果雛鳥們閉著嘴巴不張開的話，即使有食物，牠們還是吃不到，結局還是餓死。同樣的道理，即使利用冠狀動脈擴張劑讓冠狀動脈張開，如果導入至此冠狀動脈中的血液量不夠的話還是枉然。

要讓冠狀動脈中的血流充沛的方法，只有增強腹壓呼吸。當下腹用力、捧腹大笑的時候，強力的腹壓會伴隨著呼氣動作產生。像這樣而產生腹壓的呼吸，因爲是在沒有預期情況下促進冠狀動脈中的血流，所以對心臟而言並不是十分理想的狀況。總而言之，丹田呼吸對促進冠狀動脈血流而言是最爲理想的方法，若不是十分必要時，還是應該不要依靠冠狀動脈擴張劑較好。

[7]耐力持久的心臟就靠丹田呼吸

當持續處在擔心、不安、或是不愉快之情緒下的時候，因爲冠狀動脈會如同前文所述一般持續地緊張、收縮，所以冠狀動脈中的血流會變得不順暢。因爲對腹壓毫不在意、馬虎粗心，以致血液沒有完全徹底地流回至心臟，這更加倍了負面的影響。

除此之外，如果呼吸也是以淺度、微弱的方式在運作的話，其負面影響更會擴大到三倍。在這種狀態之下對生命體的運作而言是極爲不利的，這不僅會讓人變得無精打采，而且對心臟來說也會是一個十分殘酷的生存環境。

要挽救此一狀態的方法就是丹田呼吸（會產生腹壓的呼吸），它會使全身的血流變得旺盛，而冠狀動脈中的血流也會因此而豐足。同時，因爲呼吸程度深，所以肺部的氣體交換運作也會徹底地進行。因此，如果丹田呼吸變成爲日常生活中的呼吸方法的話，由於心臟得到營養充足，心臟無時無刻都能夠順暢、輕鬆地運作，像狹心症或是心肌梗塞這一類的疾病，也會完全地絕緣。

丹田呼吸不僅僅可以培育出一個長時間工作都不會覺得疲累的心臟，它對強化身體各部之所有臟器而言也很有助益。

丹田呼吸對生理層面有其效果，而一旦實行了這個了不起的呼吸法，同時連帶地對精神層面而言也會有不少的收穫。擔心、不安或是處在不愉快之情緒狀態時，呼吸會淺度、微弱，或者呼吸會呈現紊亂的情況。這些就可以靠著將呼吸方式轉換成爲充滿活力的丹田呼吸來加以整頓。

自古以來就有所謂的調息調心，一旦整頓調好了呼吸，心自然而然地也會得到整頓。當陷入不愉快的情緒中時，可以利用丹田呼吸來巧妙地處理、擺脫掉這種狀況，這個事實由實行丹田呼吸法的人們身上獲得到證實的實例是不勝枚舉的。

這大概是因爲巧妙地掌控到了位於腦部之感情中樞的原故吧！腹壓與腦部的相關現象大概在以後會成爲一個很有趣的研究主題吧！那時大概就是腹壓與耐力心臟受人注目的時候了。

㈢高血壓與丹田呼吸

[1]高血壓和人生

近幾年來，人們有愈來愈注意血壓的這個傾向。雖然這個傾向的重心主要是放在高血壓這方面，但是若情況相反，血壓低於正常值太多的時候也會是一個問題。血壓一旦過高就會有腦溢血的威脅，相反地如果血壓過低的話，也會有腦部缺血的情況發生，也就是低血壓症的煩惱。

人生是和血壓一同日往夜來、渡過歲月的。在日本之中，十九世紀上半葉死於結核病的人數最多的，然而從一九五七年以後，它就被腦中風所取代，雖然最近幾年癌症的死亡率可以說是穩居首位，但是死於腦中風之人數的比率依然高居不下，腦中風王國的名號依然無法去除，這一直是很令人感到困擾的現象。在醫學界雖然也拼命努力地找出對策，但成果依然不是十分地令人滿意。

就如一般人所了解的，腦中風分爲腦出血（腦部中的小動脈破裂）以及腦梗塞（腦部中的動脈受到阻塞）這兩種情形。

要解決腦中風的對策，也和預防腦出血有很大的關連。只要觀察一下發生腦出血的情況，就會發現它多發生在血壓高的場合中。因此，即使不是專家也會有「要預防腦出血，首先一定非得要降低血壓不可」的這種一般常識。所以，就如我們所知曉的，在這十幾年之間，有各式各樣的降血壓用藥紛紛問世，要從這衆多藥物中做個選擇，還眞要費番工夫才行。

之所以有如此種類衆多的降血壓劑，是因爲它們的作用各有不同，比如說，有所謂的血管補強劑，有阻斷自律神經的藥劑，或者是利尿降壓劑，還有末稍動脈擴張劑，此外還有分離膽固醇的藥劑等各式各樣，這些都是不可以任意使用的。當一定必須要使用的時候，應該要遵照家庭醫生的指示服用。

在降血壓藥劑之中，雖然的確是一經使用就可以馬上使血壓下降，但是有不少種類的藥劑會有負作用，一旦血壓下降，腦部或是腎臟等其他重要臟器的血流也會變得不良，反而對生命體的運作造成了負面的影響。有些時候，還有可能會招致腦梗塞。

血壓下降反而造成身體不適的這種情形，實在讓人不知道該降血壓劑的效用到底爲何。這就好像手術成功卻失去生命的情形一般。這就好比追尋獵物的獵人一定要注意山勢，這是很重要的。換言之，我們必須要好好地考量、斟酌那些會爲生命體的運作帶來危害之降血壓藥劑的使用。

此外，還有些時候，我們並不能將全部的責任都只歸咎在藥物的使用身上。物品常常會因爲使用方法的高明或是拙劣而有利、弊的效果產生，藥物也會因爲使用方法的不同，而有成效卓越的時候或是完全相反的效果。在用藥之際，一定要以生命體的全部機能爲考量的中心。換句話說，時時刻刻都將考量的重心放在身體整體全部部位是一件很重要的事。

[2]血管會因為高血壓而變得脆弱

在此我就將高血壓的問題以調和醫學的觀點略加探述一下吧！

全部有生命現象的生命體都會有老化的現象，沒有任何的例外。生命體中的血管也是如此，當時間到了的時候，老化也是不可避免的。血管的老化現象之中，較爲引人注目的是動脈的硬化及脆弱化這兩個項目。此外，有很多情況都是這二者兼具的。

不過，也並非全是如此。不論是哪一種，我們的心臟爲了要將必要分量之血液，通過這些已經硬化了的血管運送到全身，它必須要再製造出比之前更爲強大的壓力不可。如果動脈硬化的話，血壓也會隨之上升這是理所當然的現象。哪怕動脈變硬，血壓上升到何種的程度，只要血管壁不脆的話，就不需要擔心會發生腦溢血。

在這個世上也有相當多的人即使血壓高達二百厘米水銀柱以上，依然能俐落地處理多項工作，而且舒適愉快地過著健康的生活。因爲並不是說血壓高的人每一個都會有腦溢血的情況發生，所以當血壓只是略微偏高的時候，並不需要過分地擔心。

在理論上來說，血壓不管如何地高，只要血管具有可以負擔如此壓力的強韌性，血管就絕對不會有破裂的情形發生。現今的醫學就針對解決腦溢血的對策這方面來說，似乎花費了過多的心思在降低血壓這一方面。然而，與之相比，要如何做才可防止血管脆弱化地這項課題，不是更重要得多嗎？

因爲通常就如前面提到過的，有很多時候都是動脈硬化及脆弱化同時發生的，所以如果能夠增強血管的彈性力的話，血管硬化及脆化這兩者就都能夠予以預防，因此血壓也就不會異常地上升了。

要解決腦溢血的根本對策，並不是想盡辦法讓血壓下降，而是要想盡辦法讓血管常保年輕。因此，不僅僅是血管，常保身體各部所有組織年輕有活力的方法，才是根本對策。

想要長保身體全部組織處於年輕狀態下該怎麼做比較好呢？這個答案不單僅針對腦溢血，它也是預防腦軟化、或是癌病，以及冠狀動脈型心臟疾病的根本對策，它開啓了一條克服所謂現代人成人病的康莊大道。

[3]丹田呼吸的偉大力量

話題再回到高血壓這方面，深呼吸對降低血壓而言有很大的助益。然而，知道這項事實的人卻是出乎意料的少。因爲只要進行普通的深呼吸就有成效產生，所以如果好好地實行丹田呼吸法的話，其所帶來的效果眞的會大不可測。

當和他人爭論、情緒激動忿怒的時候，腎上腺素以及其他鄰苯二酚胺（catecolamin）分泌會增加，這是我們所知道的。腎上腺素有提升壓力的作用，換言之，它會使血壓上升。因此，當情緒激動忿怒的時候，血壓會上升相當的程度。因此，在這種情況之下發生腦中風的實例也是有的。

即使在這樣的情況之下，只要在平時好好地實行會產生強力腹壓，在寧靜中深深呼出空氣的丹田呼吸，情緒就不會莫名地激動，而且腎上腺素的分泌，也就不會有過量的情形發生，而且腦部的血液循環也就能順暢地運行。因此，血壓也不會有上升的情況，對待對方也會抱持著平常心，而對事物也會巧妙地處理。

神經反射的這個機能是生命體的運作之中一項很神秘的特性。在這個神經的反射之中，包括了呼吸的調整以及血壓的調整等等。在激動憤怒之後，人會在無意識的情況下進行深呼吸。如此一來，腎上腺素的過量分泌就會受到抑制，而血壓也會再次回復到正常值。尤其自律神經爲了維持生命體運作的恆常性，它必須一刻也不休息地努力運作著。

最近幾年，人類也診斷出了這個讓身體順暢運作之自律神經系統經常發生錯亂的病例。雷里博士所謂的雷里現象（自律神經錯亂）指的就是此一狀況。事實上，現代人之中有這種雷里現象的人正與日遽增。

丹田呼吸可以治療這種雷里現象，進而控制血液流動狀態，甚至還能夠控制血壓，這實在是件有趣的事。而且，丹田呼吸會和均衡的飲食相輔相成，讓生命體保持在年輕的狀態下，防止血管老化，因此它也就有預防腦溢血，防範其他成人病於未然的偉大力量。

[4]日益增加的腦中風

所謂的現代三大成人病有癌症、腦中風以及冠狀動脈型心臟疾病，在這之中，日本死於腦中風的人數由一九八二年的統計數據來看是十四萬餘人，首座由癌症取得，它則暫居第二。

就如同在前文中有提到過的，腦中風可分為二種類型，這二種類型就是腦溢血以及腦梗塞。腦溢血是由腦部中細小動脈破裂以致腦部組織出血所形成的，而腦梗塞則是由於某一部分的腦血管堵塞，以致營養無法送達至後面的腦部組織而引起該腦部組織軟化的疾病，這是衆所皆知的。就這兩者所造成的機能障礙，也就是手足行動不便，以及舌頭不聽使喚的這一點來看，它們是相同的。

雖然一般而言腦中風多發生在五、六十歲的年紀，但是其中提早在四十多歲時就發生的例子也不在少數。處在這些年紀的人在之前已經累積了豐富的人生經歷，從現在起正是要開始體驗真正人生的時候，因此若這時倒下了實在是件很可惜的事。就算我們不論是誰都一定會有此過程，我們也會想盡可能地把這個發生的時間延後，也會想讓它在我們充份享受過了人生之後再發生，畢竟，人生就只有一次而已。

[5]高血壓應該要感到恐懼嗎？

大家都知道高血壓的人之中很多人都會有腦溢血的情況發生，但是這樣說來的話，血壓高的人並不是全部都會因腦溢血而倒下。相反地，血壓低的人有些時候也會發生腦溢血的情況。如此說來，我們沒有必要平白無故地害怕高血壓，而且，也不能因爲血壓低就不加留意，就高枕無憂。

在腦中風之中，也有很多是因爲腦軟化而導致腦部出血的例子。血壓值偏高，哪怕是高過二百厘米水銀柱，只要血管強韌不破裂，都是絕對用不著擔心的。也就是說，掌握腦溢血的關鍵不在於血壓的高低，而是血管的強韌與否，這是我反覆再三強調的。

然而，如同前面提到過的一般，血管的老化現象，幾乎都是血管壁硬化和血管壁脆弱化兩者同時存在的。

一旦血管內部，特別是動脈血管內部產生硬化，心臟就必須產生比之前更強的壓力來將血液推送出去，這個結果，就造成了血壓的上升。像這種由動脈硬化所產生的高血壓及血管的脆化同時存在的狀態，會擔心發生腦溢血是天經地義的事。

因為新聞、廣播、電視等等的大眾傳播媒體一股腦兒地報導著高血壓的相關事項，所以也有很多人變得對高血壓有些神經質。

然而，如果只是血壓高的話並不是什麼可怕的事。就好像在前面敘述過的，心臟為了要將血液（身體運作所需要的血液量）通過硬化了的血管推送出去，它非得提高血壓不可，因此，血壓隨著年紀的增長而上升是理所當然的現象，如果因為血壓的高低，而一時歡喜一時憂慮的話，那是非常愚蠢的。

最要緊的事，應該是要讓腦部的血管處於強韌的狀態，讓它不會因為一丁點兒的壓力上升就驚惶不已。利用為血壓的上升下降而忽喜忽憂的這種餘暇，來努力讓腦部血管維持在年輕狀態的人，才是最聰明的。

降血壓劑的種類繁多，琳瑯滿目地充斥在藥局的商品架上，這些降血壓劑必須要視情況，並在醫生的監護之下服用。但是，還有一件比這個更為重要的事，那就可以讓腦血管永遠保持在年輕狀態下的方法。與其白白地花費腦力在如何使血壓降低這上頭，還不如致力研究不論血壓有多高血管都不會破裂的方法，我想，這個課題應該更爲要緊才對。

[6]奢侈的腦細胞

腦部所必需要有的血流量到底是多少呢？從心臟流出的血液量，約有五分之一是往腦部流動、循環。頭腔的容積如果和身體軀幹的全體來做比較的話，只是占一小部分罷了。體重六十公斤的人，腦部的重量大約是一點三公斤，說起來腦部的重量僅占身體重量的二十分之一而已。然而，輸往腦部的必須血液量卻是如此之多，腦部眞的是十分奢侈的組織。

如果用軍隊組織來比擬的話，腦部的工作可以說相當於最高司令部的工作，也就是說，它接收身體各部每分每秒傳遞來的情報，並且對這些情報下達適當的指令，這是不用再累述的了。

必須以千分之一秒爲單位的速度將刺激送達至末稍神經的腦細胞，必須要攝取大量奢侈的營養。在這的同時，它也必須要有大量的氧氣供給。擁有適當之營養含量及豐富含氧量的血液、讓腦循環得以順暢輕鬆運作，是腦細胞組織活動中一個十分重要的要點。同時，這對維持腦血管常處於年輕狀態而言也很有助益，這是我們應該要知道的。因此，從營養的層面考量及呼吸方法的研究都是有必要的。

[7]預防腦中風的丹田呼吸

腦中風的預防當中，為了要防止血管老化，讓腦血管永遠保持在年輕狀態下，前面敘述到的在營養層面的研究及對呼吸法的改善是有其必要的，在營養層面這一方，最好是能請教營養學的專家，在此，我想要提及的是呼吸法這一方面。

丹田呼吸對長保腦血管處於年輕狀態來說有很大的助益，這是鮮為人知的，同時就預防腦中風而言，丹田呼吸的成效更是大得令人訝異，而且它還能使人精神奕奕、活動力旺盛。

甚至，應該可以說它是預防腦中風的理想對策吧！在接下來的內容裡，我們來略微了解一下白隱禪師的丹田呼吸吧！

[8]白隱禪師的丹田呼吸

白隱禪師（一六八六～一七六八）是江戶時代後期臨濟禪宗的中興先祖，同時他也以發明、實踐丹田呼吸法而聞名於世。他所有流傳於後世的著作，大半部份都是他在六十歲以後寫的，由此我們可以知道他在老年的時候，精神活動力更是益發地旺盛。而且我們可以推論，大師這個旺盛之精神活動力的泉源，正是來自於大師自己本身所實行的丹田呼吸。

禪師在晚年的時候，自己知道自己的大限之日，當他把與他相交至深的醫生請來之後，這個醫生說道：「禪師的身體狀態良好，並無任何地方不適呀！」這時白隱禪師立刻回道：「如果在人即將要死了的前三天還無法預知的話，這個醫生就要算是庸醫了！」他這麼說著，臉上泛起了笑容，一笑置之。由此我們可以看得出來，禪師在就要面臨死亡的三天前，他依然是精神充沛。

白隱禪師在他的著作「夜船閑話」之中，還有寫到他自己雖已年過七十，但卻沒有什麼老年人的病痛，即使是在極爲寒冷的嚴冬，他依然沒有穿上布襪子，也不需要暖爐，他說這完全都是拜那位神仙所賜吧！他所說的這一位神仙，就是在白隱禪師年輕時於白河山中給與他丹田呼吸之啓發的白幽老人。白隱禪師年過七十卻依然保有著強大的生命力及旺盛的精神活動力量，這實在是值得令人驚歎的事。

白隱禪師的禪法是讓生命朝氣蓬勃的活禪，在當時從大人物而至乞丐，有衆多的人都受其教化，大家暱稱他爲白隱先生，對他仰慕不已。大師的這個活禪，正是以徹底實行被稱爲「內觀秘法」之丹田呼吸法爲其根本的禪法。

丹田呼吸不單僅可以預防腦中風的發生，從它可以讓人年老時精神活動益發旺盛的這一點來看，我們就知道它是個非常了不起的呼吸方法。

[9]讓正確的丹田呼吸成為身體的一部分

正確的丹田呼吸法不僅能夠預防腦中風，它也能夠防止癌症以及冠狀動脈型的心臟疾病的發生（如狹心症、心肌梗塞等等），可以說是一個了不起的特殊呼吸法。如果能夠好好地徹底實行這種正確的丹田呼吸法的話，不但可以將心理及身體改造得活力充沛，生命力旺盛，而且任誰以後的人生都可以內容豐富的展開、進行。

因爲人往往會以自己的方式錯誤地實行丹田呼吸，所以在一開始的時候跟著老師練習是最保險的。在日本丹田呼吸法之中影響甚遠的白隱禪師，其實在一開始的階段也嚐受了再三的失敗，他所經歷過的苦痛在他的著作「夜船閑話」以及「遠羅天釜」之中都有敘述到。於是，他遍訪各地名師，最後終於讓他在白河山中尋訪到白幽老人，並從白幽老人那兒得到啓發、提示，進而做到了所謂「內觀」法這個聞名的丹田呼吸法。

連白隱禪師都會做錯，而一般普通人更是容易出錯的丹田呼吸法，到底是怎樣的呢？這種錯誤的呼吸法就是只是一味地集中在下腹部（臍下丹田）要使力這上頭，而在不知不覺中憋住呼吸。一旦以這種方式呼吸，胸腔的壓力也會增加。一旦想要下腹部使力而中止了呼吸，胸腔的壓力也會和腹壓一起上升。這種所謂的使力，和丹田呼吸是全然不同的，因爲這種錯誤的方法會產生出種種的弊害，所以一定要特別注意。

[10]不當使力是腦中風的大敵

腦溢血的發生，常常是由排便時的不當使力所誘發的。或者，有很多肥胖的人是在剛吃完早餐、準備上班之際，蹲下身要穿鞋子的那時發作。此外，在搬重物向上舉時停止呼吸的情況下也會發生。這些情況，全部都是胸腔產生強大壓力的情況。一旦胸腔產生強大的壓力，腦部壓力也會連鎖反應地上升，這時，一旦腦部血管脆弱，就會有破裂的情形發生。

一旦停住呼吸胸部用力，血液循環就會發生混亂，而這就是造成腦溢血的一大原因，所以就這一點務必要多加注意。

就像前面提到過的，胸腔原本就是不可以有強大壓力的地方，讓它輕鬆順暢地運作是十分要緊的。因此，養成在排便等時候也要同時呼氣的這個習慣很是重要。雖然當糞便較硬不易排出之時，會很容易不當地使勁出力，但是，**只要能在任何情況之下都讓督帶處於開放狀態，這就是防範腦溢血發作的一道安全屏障**。

所以，當學會正確的丹田呼吸法，橫隔膜有所鍛鍊的時候，不僅胸腔會處於不產生壓力的狀態下，而且腹壓還會上升。

[11]用波浪呼吸來預防腦中風

靈齋先生所創的波浪呼吸（後述），對預防腦中風而言是一項極為有效的方法。

這種呼吸法就是在呼出空氣的同時，一面好像心窩向內曲折，一面深深呼出氣體的丹田呼吸。因為它是一種只要稍加認真練習就可以很熟練，同時也是較為簡單的呼吸法，所以希望各位讀者務必要實行這種呼吸法。

藉由這種波浪呼吸法的再三反覆實踐，白隱禪師的內觀法也會因此而循序漸進地達成。

身處於擾嚷、焦躁的現今社會之中，針對讓心情能保持在平靜狀態下生活而言，波浪呼吸法也是極爲有效的呼吸法，就可以緩和交感神經之緊張狀態、調節自律神經的呼吸法來看，它也是十分出色的一種。波浪呼吸可以抑制腎上腺素的過度分泌、防止血壓的異常上升，而且它對荷爾蒙系統的調節也扮演著重要的角色，這是不容忽視的事實。

如上所述，這一種波浪呼吸法兼具著多項效用，而且還能預防腦中風。

爲了要讓循環系統供給血中豐足之氧氣以及排除掉老舊廢棄物質的工作得以順利進行、讓頭腦常保清新、防止腦血管老化，我建議中年以後的人都務必要實行這種出色的呼吸法。

根據1982年　厚生省人口動態統計				
死亡數			死亡率(10萬人為單位)	死亡比率(%)
死亡總數		711,883(人)	607.7(人)	100.0
癌症		170,130	144.2	23.9
腦中風		147,537	125.0	20.7
心肌梗塞		125,905	106.0	17.7
男性	第1位	癌症	170.7	25.7
	第2位	腦中風	126.1	19.0
	第3位	心肌梗塞	111.2	16.8
女性	第1位	癌症	121.0	22.8
	第2位	腦中風	118.1	21.8
	第3位	心肌梗塞	102.3	18.8

三大成人病死亡數比較(最近10年的統計)				
	(腦中風)	(癌症)	(心肌梗塞)	(總合計數)
1973年	180,332(人)	130,964(人)	94,324(人)	405,620(人)
1978年	167,4452	150,336	06,786	424,574
1982年	147,537	170,136	125,905	443,572

一直到1980年爲止腦血管疾病還是居於首位，但自1981年因癌症死亡的人數就變成了第一位。雖然有名次上的變化，但因三大成人病而死亡的人數總數依然持續增加中。

第三章　消化系統與丹田呼吸

㈠胃腸病是荒謬的疾病

[1]靠丹田呼吸來強健腸胃

胃痛、胃部灼熱、打嗝、消化不良、胃漲氣等等的症狀，是任誰都會有過一兩次的經歷，由此可知胃腸病是如何的多了。

如果能將這些症狀一下子去除乾淨的話，大概生活就可以過得無比自在了吧！在這種情況發生時，人類多依賴藥物。有些藥物的確有效用，也有些藥物沒有任何效果。不同地變換這種藥、那種藥來試著服用，即使一開始的時候有效，不出幾日功夫也會馬上變得和原來沒有兩樣。

很少有人知道丹田呼吸法在這個時候具有著出色的偉大力量。幸運的是，還好我們的身體都具有可以靠自己治療疾病的能力。丹田呼吸就是將潛在於體內之能力充分發揮出來的特殊呼吸法。對用丹田呼吸來鍛鍊身體的人而言，胃腸疾病這類的東西完全是荒謬的、沒有任何意義的疾病。

對慢性胃炎或是消化不良等胃腸疾病完全不當一回事是不對的。我們必須要經常強健我們的腸胃、留心在意不要讓胃潰瘍或胃癌有發生的機會。藉由完全呼吸法的實行，會讓消化器系統粘膜的血液循環良好，這對預防腸胃方面疾病而言很是重要。

[2] 嬌生慣養的飲食生活

生活在自然環境下的動物們，其飲食生活是非常嚴苛的。爲什麼這麼說呢？因爲如果牠們找不到食物的話，就必須要餓上好幾天不可。然而儘管如此，牠們的生命還是能夠一直繼續下去。

人類的生活是如何的呢？人類運用其聰穎的智慧有計畫性地生產食糧，並且知到將收穫了的糧食保存起來的方法。在飲食生活這方面來看，人類的環境要比在自然界中生活的動物優越得多了。可是儘管如此，胃腸病的患者還是陸續出現，這是人類讓自己的優越性降低了的原故。最初胃腸病患者大多出現在嬌生慣養的飲食生活環境中，後來隨著人類文明的進步發達，胃腸疾病的患者也就益發地多了起來。

被名爲生物的物體全部都會成長，而且，爲了要繼續其生命，所有的生物都非得補充必要的營養不可。腸胃就位於這個營養補給帶上，本來都應該是在正常的狀態下運作的。胃腸不良就是這個營養補給系統發生故障，這些故障一定要早日發現、早日治療才行。

[3]胃腸是全自動化控制系統

胃腸的運作是以自律神經的支配爲基礎，是屬於全自動化的控制系統，這是衆所皆知的。就如同任誰都知道的一般，所謂的自律神經是由二種作用不同的神經組合成一組的。不僅僅是胃腸，所有在身體各部臟器中的自律神經皆是如此。換言之，每組自律神經都有交感神經和副交感神經，就胃來說，副交感神經促進胃液的分泌，與之相對，交感神經的工作就是抑制胃液的分泌。這兩種自律神經就好像是馬的左右轀繩一般，會根據左右兩邊轀繩的勒緊狀況向左向右行動。

因此，若要探究胃不舒服到底是如何產生的話，其原因就是這個被稱爲副交感神經的轀繩被勒得過緊，以致胃液的分泌超過必要的量（胃酸過多）的原故，由於如此，胃部會呈現不適的狀態，而且也會感覺難受。

在正常狀態之下，當食物進入胃部時，胃液只會在必要量的範圍內被充分地分泌出來（副交感神經作用）。然後，當食物被送至十二指腸，胃部呈空腹狀態的時候，胃液的分泌就會恰好停止不再進行，這就是眞正的健康狀態。這就是眞正健康的胃。

接下來我們來談胃滯的狀態。這個狀態就是即使食物進入了胃部，胃液的分泌也沒有到達足夠的份量，以致食物在胃部消化的時間延長。胃滯是食物停滯在胃裡的一種情況，而無法分泌胃液、失去彈性的胃，會一直抱著這些滯留的食物，當情形更嚴重的時候，這些重物甚至會使胃的底部往骨盤腔延伸。這就是所謂的胃下垂。一旦胃液無法分泌必要用量的狀態一直持續下去，就會變成消化不良。胃下垂就是由消化不良的狀態所引起的。

不論是胃酸過多或是胃酸過少都不能算是健全的胃。因爲勒韁繩的力量沒有平均。

[4] 自律神經錯亂的現象

就如同前面所述，胃液在必要時會充份地分泌，然後當不再需要的時候它會恰當地停止分泌。這種制衡的判斷在正常的狀態下運作是很重要的。當身體處於健康狀態下時，這種制衡的判斷會在不知不覺中巧妙地運作著，然而一旦這運作發生錯亂，就會引發上述的情況。

一旦制衡的判斷運作如上述般地產生錯亂，就會發生明明要馬向右前進卻拉了左邊的韁繩，明明要馬向左前進卻拉了右邊的情形。手拉韁繩的動作出錯，也就是自律神經錯亂的狀態，正隨著人類文明的發達進步而日益增加。一旦變得如此，就連自律神經的全自動化控制系統也讓人信不過了。

一旦像這種胃腸中的自律神經錯亂現象一直持續下去，最後就會形成體質性的疾病，由各種的檢查來看，這種狀態會導致萎縮性胃炎，而且還有發展成胃潰瘍或是胃癌的虞慮。就胃潰瘍以及胃癌的形成來講，這樣的原因是一個醞釀因子，它不會突如其來地在一夜之間就呈現出來。馬會因爲拉放韁繩之力道的錯亂而往毫無道理的方向前進，像胃癌或是胃潰瘍等這類的疾病，還是必須要接受專門醫生的診察。

[5]神經性的胃腸病

因爲暴飲暴食或是食物中毒而引起急性腸胃炎的例子並不少見，除此之外，神經性胃腸疾病的例子也是相當的多。

尤其是鮮少活動身體，並且一味地使用頭腦、從早到晚一直焦慮不安、悶悶不樂的人，更是有多數都有神經胃腸病的毛病。換句話說，滿腹心事、經常離不開持續用腦狀態的人，或者是不安、焦慮、焦躁心煩的人之中，有很多人都患有神經性腸胃疾病。

一旦像這樣在不愉快、不理想的狀態之下一味地使用神經，胃部及腸部的自律神經就會受到干擾，即使進食，胃液也無法順暢地分泌，而且還有些時候胃液已經被分泌出來，但卻因種種的原因而無法進食，像這些情況都會將胃腸往不健康的方向推去。這一類的生活樣態在大都會中更是屢見不鮮，難怪大都會中發生神經性腸胃炎的機率較多。

一味地過度耗用精神，而身體卻沒有與神經相等之活動量的人之中，有很多人都患有慢性腸胃炎，這是一個不爭的事實，這是一種文明病。所謂的物質文明，把人類往儘量少活動到身體的這方向推進，人類有愈來愈怠惰的傾向。這種情形若就身體健康的這一個層面來看的話，眞的是背道而馳。

然而，這並不是要否定掉所有一切難得、便利的物質文明。如果我們以活用收音機、電視機、洗衣機，以及其他多項文明利器的生活爲根基，並且好好地去研究如何享受健康生活的方法的話，那就再好不過了。這個方法就是不要一味地過度耗用精神，同時也要大量地活動身體，並且向著天空做深呼吸。

大都會的吵雜噪音、喧囂擾嚷，分離了人的心和肉體。而深呼吸就是將分離了的心和肉體再次結合一起的韌帶。

因爲自律神經的錯亂，有很多時候也是由於心身不調和的原故，所以在大都會中生活的人，必須要對呼吸一事抱以深切的關注。在大都會生活的人更應該要實行深呼吸，但是大多數的人卻把這件事忘在腦後。精神耗用過度、或者是身與心分離、自律神經發生錯亂等狀態，都是生活在大都會的人或多或少會呈現出的現象。

[6]要鍛鍊健壯的腸胃

要再度回復到自然動物的飲食習慣是有些可怕，但是在自然界動物身上，可以看得到的那種在必要的時候即使一次吃下二～三餐的分量也絲毫不以爲意，以及即使相反地在一～二餐沒吃的情況下，仍然能若無其事工作、活動的這種在飲食生活上的健壯潛能，其實我們人類身上也是有的。這種健壯的潛在能力雖然說是存在的，但因爲人類生活已經太過安逸，所以這種潛能就沒有發揮出來。然而，一旦人類最深處的生命力一經觸動之後，就會有那種像胃腸病之類的疾病根本就是荒謬無稽的感覺。

生過一場大病，似乎穿越過生死界線的人，就是觸動了這個人類最深處的生命力。

一般東方所謂的苦難修行，自古以來就一直是一種修行的途徑。如果從西歐人看事物的角度來論的話，這種苦難修行本身並沒有任何的魅力，但它可以說是一種體驗自己所擁有之生命力到何種程度的方法之一。不管是採用哪一種的形式，只要不試著脫離安逸的生活一次，就會覺得好像沒有碰觸過眞正的生命力一樣。

有些人只要稍稍進食過量胃腸就會出現毛病，有些人一旦稍微超過時間延遲進食就會頭昏眼花。就算是這一類的人，只要他們多用點注意力在身體上的話，胃腸的狀態也是能夠改善過來的，人類的身體，實在是個很有意思的東西。

[7]太陽神經叢與胃腸

在都會中生活的人，大概都有呼吸變淺弱的傾向。雖然都會人都更進一步地強調深呼吸，但這絕對不會有過度強調的情形發生，事實上，我希望各位實行的是伴隨著強力腹壓的深呼吸。

換言之，就是丹田呼吸的實行。因爲這個丹田呼吸說來簡單做起來很難，所以最好要下些工夫徹底地實行。在我們的腹腔中有著很重要的自律神經叢。因爲太陽神經叢是其中最爲重要的一部分，所以它的位置就在横隔膜稍稍下面的地方，位於腹部大動脈的周邊。

在印度當地，自古以來就對這個部分付以極度的重視。此外，雖然頭蓋骨內有間腦（大腦小腦間的一部分）存在，但是這部分還是被視爲情動中樞看待。間腦接收各種喜怒哀樂的情緒，然後向分部在各個內臟中的自律神經發號施令，但是，這些命令不一定絕對是合時合宜的。有時這些命令是不適當的，或者常會有錯誤的命令出現。

在腹腔內的太陽神經叢，到底是爲何原因而存在的呢？

從間腦發出的命令會經由太陽神經叢，在此做交替，然後再分佈至胃腸各部位。大概這個太陽神經叢就是以調整間腦發出的命令爲其工作吧！如果由間腦發出的命令是合時合宜的話就好，但如果有不適當的情形，太陽神經叢就會加以調整。然而，一旦這個太陽神經叢的運作不敏捷，從間腦發佈出來的錯誤命令，很有可能就這樣將錯就錯地傳達到胃腸及肝臟各部。

即使在不必要的時候胃液的分泌還是過剩，而在需要的時候，胃液的分泌卻又不足，像這種自律神經的錯亂是爲什麼會發生的呢？

一旦經常實行丹田呼吸，胃腸疾病就會消失無蹤，變成健壯的胃腸，這種實例實在是多的不勝枚舉。一般人認爲這和太陽神經叢的鍛鍊似乎有著些許的關連。

命令經由間腦→太陽神經叢→胃腸的這個途徑被傳達下來的時候，丹田呼吸在完成這項運作之過程中所扮演的角色，至今依然令人嘆爲觀止。丹田呼吸對健胃整腸這方面的偉大貢獻，只有實行它的當事人本身，才能夠眞正體驗得到。

[8]胃潰瘍的病例正在增加

有些疾病是伴隨著世界文明的進步一起增加的。被稱之爲現代成人病的腦中風、癌症以及冠狀動脈型心臟疾病等等是其中的代表，然而胃潰瘍也是年年呈現增多的趨勢。它是由於胃粘膜細胞的活力低下所造成的。這是因種種因子侵入而引起的。雖然說醫學已經進步了很多，但這些疾病卻還是困擾著多數的現代人，難道就沒有根本的解決之道嗎？

在此我就要向大衆說明，丹田呼吸法就是解決這些疾病最爲有利的武器。**只要能夠養成以丹田呼吸法呼吸的習慣，徹底地實行，胃潰瘍或是十二指腸潰瘍這類的疾病就絕對不會出現**。

胃潰瘍在一開始是由胃部粘膜部分發生潰爛所引起的。在輕微的情況下只會以胃部粘膜潰爛做爲收場，然而一旦這些潰爛的部分延伸至粘膜下組織時，就會形成胃潰瘍的狀態。一旦到了這種程度，該部分的神經就會變得十分敏感，而且疼痛也會更爲激烈。當進食後經過了二、三個小時的時間，胃部就一定會隱隱作痛時，就很有可能是患得了胃潰瘍。

如果潰爛的部位大量出血的話，血液會從口部吐出，會從糞便中排出，所以當事人就會立即得知。因爲胃內的出血會受到胃液（強酸性）的影響，血液的顏色會變成黑褐色，所以吐血的時候血液會呈現如咖啡渣一般的顏色。在血液隨糞便排出的情況下，因爲它和糞便的顏色混在一起，所以在量少的時候就會被忽略過去。像這種出血量非常少的情況下，用所謂潛血反應的這種檢查就可以分辨、確認出來。

胃潰瘍在一開始的症況也是胃痛、胃部不適、或是溢酸水、打嗝、噁心、想吐，後來更嚴重的情況就是進食之後會固定產生疼痛的感覺，更嚴重的時候就是會有吐血、排血的情形出現。

因此，如果心窩疼痛而且有異常的黑便排出的時候，可能就應該要去找家庭醫師診療一下。不過，消化性潰瘍有些時候也會有不會感覺到疼痛的情況，尤其是十二指腸潰瘍就是欠缺自覺症狀的疾病。此外，一旦幽門（食物從胃移行至十二指腸的部分）狹窄，就會有腹脹、劇痛以及噁心嘔吐的情形產生。

[9]胃的表情

胃也是有表情的。隨著喜怒哀樂等等情緒而變化表情的，不僅僅是臉部的肌肉而已。當情緒處於驚嚇、忿怒、焦慮、妒嫉、煩悶、害怕等狀態下的時候，胃部的自律神經會發生錯亂。當悲傷、憂心、感嘆的時候，胃的緊張程度會低下，也會食不下嚥。

多姆有一段關於胃部的論點非常有趣，他證明了胃部粘膜會因爲喜怒哀樂種種情緒的變化而充血，或是出現相反的貧血狀態，或是胃液會隨之增加分泌量、減少分泌量，又或者胃的蠕動會隨之亢進、停止。即使是生活在現代的我們，也有著種種家庭方面、經濟方面、或是社會方面的擔心事來擾亂自律神經的活動，妨礙胃腸的正常運作。像這類精神上的壓力，有很多時候都會變成是胃潰瘍或是十二指腸潰瘍的誘因。

一旦無法巧妙地處理這些令人不悅的情緒，人就會成爲這些情緒的俘虜，一直執著，深陷於這些情緒之中無法自拔，最後在間腦中的自律神經中樞就會受其干擾，而變得無法下達出正確的指令。

如此一來，我們的身體就會無法在必要的時候分泌充足的胃液，卻反而在已經不再需要胃液的情況下繼續地分泌，而且蠕動運動也會像這樣產生錯亂的情形。對本身體質就較弱的人來說，他們會特別容易在同時產生這些錯亂狀況，而出現不適的感覺。

一旦這樣子的自律神經錯亂狀態一直持續下去，到最後胃腸的機能就變得不可能正常地運作，還會因爲抗消化性因子的活動力低下，而發展成胃部或十二指腸粘膜的潰爛，甚至潰瘍。

[10]文明與胃潰瘍

伴隨著人類文明的發達，人類在精神方面的壓力也日益地增加，生活在忿怒、悲傷、驚恐、焦躁、妒嫉等不悅之情緒漩渦中的現代人，大部分都會因自律神經的錯亂現象而困擾不已。只不過當事人本身對這個事實還沒有明確的自覺。**當不知道原因、沒來由地就出現不適感覺的時候，往往是由自律神經的不平衡，甚至是產生錯亂所引起的。**

在現代人之中，患有潛在性胃潰瘍以及十二指腸潰瘍的人是出乎意料的多。這在肉體缺乏活動，且過度耗用精神之階層人士身上最爲常見。這一些人只要再深入一步，顯性的潰瘍就會呈現。

就如同從提倡壓力學說之沙里耶教授所進行的動物實驗中，我們也可以了解到的，當實驗者讓某一動物處在種種不安恐懼的狀態持續一段時間後，該動物的副腎皮質荷爾蒙會有分泌過多的情況產生，牠的呼吸會呈紊亂狀態，甚至還會引發胃潰瘍。

雖然類型不同，但就我們現代人生活在某些不安恐懼環境下的這一點來看，我們和沙里耶教授的實驗動物是沒有什麼兩樣的，我們不能取笑那些動物。仔細想來，我們依然還是自然界中的實驗動物。

現代社會的生活有著各種順心、不順心的事混雜在其中，要如何能健康堅強地在所謂現代社會的大漩渦中生存下去，是任誰都有深切感觸的。但是在此時此刻，現代醫學並沒有指示我們這個問題的答案。

[11]用丹田呼吸來預防胃潰瘍

不過，我們不需要爲此感到失望。因爲在東方，自古以來就有多位先哲遺留下丹田呼吸這個偉大的財產並流傳至今。丹田呼吸具有能使人得以巧妙處理不適情緒的偉大力量。

就如同前面的敘述一般，**間腦中自律神經的中樞，同時也是情緒的中樞**。如果情緒的處理巧妙得宜的話，自律神經就不會有錯亂的情形發生，也不會有失衡的狀態出現，它的機能會正常地運作。因此，**丹田呼吸具有常保間腦運作正常的偉大力量。丹田呼吸是生命體自己本身創造出來的精神安定劑，其量是無限的，而且，它完全沒有一點副作**

用。

因為容易陷入失衡狀態的自律神經，可以藉由丹田呼吸的實行而將其運作調整至正常狀態，所以當然沒有消化性潰瘍產生的機會。利用丹田呼吸將現代人從胃潰瘍的痛苦中解放出來絕對不是件難事。丹田呼吸的偉大力量，只有實行它的人才能體驗得到。

㈡治療胃下垂的丹田呼吸

[1]胃下垂與消化不良是出人意料的多

消化不良，就是只要進食過後，部份的胃一定會難過痛苦、產生膨脹感的這種情況。即使進食的量不大，也會產生這種情形。於是，當事人就會有好像食物都永遠殘留在胃中的感覺，覺得有東西堆積在胸口、鬱悶難受。

像這樣的情況，就是胃腸的機能運作不良，甚至從外表來看，有很多時候也可以看見心窩有些微地膨脹隆起。此外，只要試著從外面壓一下心窩部位，就會覺得不舒服，連帶也會有疼痛產生。

此外，其他像打嗝、身體使不上力、經常頭痛、頭暈目眩、肩膀痠痛等等，都是消化不良時可以看得到的症狀。

消化不良的情況就是消化液沒有充分地分泌出來，再加上攪拌消化液和食物的活動及蠕動（將食物往下面的部位推送）微弱，所以這會導致食物停滯於胃中，因而胃部永遠覺得沈重難過。

因為當消化不良時胃壁會失去緊張彈力，所以胃會因為它裡面那些食物的重量而逐漸地下垂，到最後，它的位置會降得比肚臍還要低。一旦到了這種程度，就已經呈現胃下垂的狀態，在這時候只要喝下特殊藥劑用X光來透視，就可以很清楚地看見胃的形狀、樣態。

胃下垂並不是指胃部形狀維持不變，整個往下移，而是指胃部就宛如紙燈籠一般整個向下拉長、延展。此外，患有胃下垂的人通常都不僅僅有胃下垂的情形，有很多都同時產生腹腔內其他臟器跟著下移的情況。

也就是說，腹腔內的臟器（腸、肝、胰臟、脾臟、腎臟等）都會失去彈性，說得難聽一點，就是內臟全部都鬆垮下來了。如果更嚴重的話，還會全身無勁兒、感覺使不上力，即使提起精神去做事，也會變得很快一下子就很容易感到疲倦。

在患有胃下垂的情況下，因為腸的蠕動也會降低，所以往往也會有便秘的情況發生。於是，便秘又招致了頭痛及肩膀痠痛等症狀，而引發了種種令人感覺不適的連鎖反應。

[2]雷里現象

因爲消化不良以及胃下垂的情況是由於胃液分泌不良的原故，所以雖然可以使用一些促進胃液分泌的藥物，但像這樣一味地依賴藥物，實在很難將這些疾病完全地根治。

有一個比這種依賴藥物更好的治療方法，那就是靠自己本身的自發力量來治療。只要是人類，不管是誰一旦有食物進入胃中之後，就會藉由自律神經（這個時候是副交感神經在作用），充分地分泌出這些食物所必須要有的胃液量。因此，一旦胃液沒有充份地分泌出來，就會出現前面所述的種種症狀。

也就是說，在必要的時候胃液會充分地分泌出來（由副交感神經所刺激），在不必要的時候，胃液會適時地停止分泌這種情況，就是胃部的自律神經在正常運作的狀態。這種狀態一旦因爲種種原因而被破壞，也就是自律神經受到干擾、混亂，胃液的分泌當然也就會有錯亂的情況發生。

此外，還有一種是和消化不良相反的情況，也就是胃酸過多（過酸症）的情況，在此情況下，不管食物已經從胃部送往十二指腸與否，不必要的胃液依然持續地在分泌著。像這樣無法停止已經不再需要的胃液繼續分泌出來的情況，對胃本身而言絕對不是一件好事。這種情形一旦反覆再三發生，胃也會因爲胃液過剩而出現不適或是疼痛的感覺。

此外，像是Gastrin、Secretin等消化管荷爾蒙的分泌異常，也可以歸在考量問題的範圍之內。

上述的種種狀況，都是因在胃部的自律神經呈現錯亂狀態而造成的雷里現象，這些絕對不是正常的。

[3]伴隨文明發達而日益增加的胃下垂

對這種情形，我們究竟該如何是好呢？

消化不良、胃下垂或者是相反的胃酸過多症，可以藉由自律神經的調整、整頓回復來予以治療，這在後文中會有詳細的介紹，在此，我們首先討論一下哪類型的人容易出現消化不良或是胃下垂吧！

人類所創造出的文明，至今依然在持續地發展，不曾停止，而生活在其中的我們，不得不超出正常地過度耗用我們的精神。

若要試著舉出一個例子來說明的話，比如說像是在擁擠雜亂的道路上開車的情況；如果車速過快的話就會撞到前面的車子，如果車速過慢的話，又會帶給後面的車子麻煩。而且，一旦轉錯了方向盤，就會衝撞到正前方的來車。像這樣即使是出現一小點些微的錯誤也會招致重大不幸的情況，就是神經一直處於緊張狀態下的情況。

在此情況下，自律神經中的交感神經會持續地異常緊張。大家都知道自律神經是由交感神經及副交感神經二種神經所組成，這兩種神經就如同馬左右兩邊的韁繩一般，一旦在操控這條韁繩時出了錯，馬就會往不合情理的方向行進。而且，就算左右兩邊韁繩的操控沒有錯誤，要是時機不對也會有危險發生。

與此相同，如果自律神經的任一部分一直持續處於異常狀態下的話，自律神經的平衡往往很容易就會呈現混亂、出現錯誤。

就一般而言，一旦擔心、驚惶、焦躁、忿怒等情緒一直持續，就會招致自律神經失去平衡、或是被攪亂的狀態。

因爲一連串的擔心、不安而引發消化不良或是胃下垂並不是什麼稀奇的事。像這種由於精神層面因素而導致的自律神經失衡狀態，近年來是愈來愈多了。

此外，也有人同時有胃滯及胃部難過的症狀發生，在這時，也有人驚惶失措地找醫生診斷、服用藥物。這就好像是手勒韁繩的時機不對一般，這很明顯地就是自律神經失衡、受到混淆、擾亂的狀態。換言之，這就是胃液無法在必要的時候充份地分泌出來（胃滯），而在已經不需要的時候還在繼續分泌（胃部難過）的情況。因此，這就如同救了這方就救不了那方，顧了這頭就顧不了那頭一樣，實在不知該如何用藥。

雖然，在市面上常常可以見到加入對兩方皆有療效之處方的用藥，但是當人喝下了這類藥之後，他的胃大概會不知所措吧！或者，也許這兩種效果的藥會相互抵銷掉也說不定。不過，自己已經有服藥了的這種精神上的安心感，或者說不定會有治療的效果。

藥物和迷信今後一定還是會伴隨著人類日益壯大。

藥物、信仰、副作用都是不好的東西，但是這其中副作用所帶給人類的困擾及麻煩最大。這些都是我們要用智慧及知識予以選擇的。

[4] 消化不良、胃下垂與丹田呼吸

人常說「傻膽」，對藥物的使用也是如此，在什麼都不知道的情況下，心想著有效用而將藥吞入腹中的人，說不定是一種幸福。然而，這有些時候就會出現大紕漏，所以還

是非注意不可。

換句話說，認爲多吃藥的話病就會治好，連醫生也不去看就隨意地吃藥，結果反而讓病情更加惡化的這種例子是多得數不清的。藥物一旦使用錯誤就會發生不可挽救的結果，所以服用藥物應該要依照醫生的指示才對。

就這一點來看，所謂的丹田呼吸法絕無任何的副作用，做得愈多愈有效果。**丹田呼吸有著讓身體自己將自律神經失衡、錯亂的情形調整、回復正常的偉大力量**，它也會讓自律神經中的韁繩運作控制得當。丹田呼吸會藉由強力的腹壓讓全部下垂了的胃回復到正確位置，並且讓胃液只在必要的時候分泌出必需的量，所以它可以完全地根治消化不良等疾病。

㈢治療便秘

[1]便秘只有人類才會發生

自喻爲萬物之靈的人類也有幾個會讓動物笑話的缺點。便秘就是其中之一。有人甚至會花五或十分鐘的時間排便。這其中，帶著報紙、雜誌進入廁所，長期奮戰二、三十分鐘的人也不是什麼稀奇的事。然而，在小狗、小貓的社會之中，這類的光景是絕對看不到的。自然界中的動物排便是屬於速戰速決類型，一旦想要擺出蹲下腰的姿勢，就馬上沒有絲毫痛苦地產生出結果了。這中間僅僅數秒鐘的時間而已。

並不是每一個人都會有便秘的情形，排便速戰速決的人也是相當的多。這麼一想來，一年到頭都爲便秘所苦的伙伴們也是很多。這其中，大概有很多人會認爲這和體質有關係，不過，因爲這種便秘的情形是有解決之道的，所以大家沒有氣餒的必要。

隨著文明的進步發達，便秘也有日漸增加的傾向。除此之外，和居住在農山漁村裡的人比較起來，居住在大都會的人發生便秘的比例更是多得多。容易便秘的原因，除了體質上的因素之外，生活環境或者是生活態度都有關連，再者，像偏食還有精神的耗用方式等等也都該列入考量。

人類再怎麼樣地了不起，看起來再如何地張牙舞爪，在生物學的角度來看我們依然是屬哺乳類，依然是貓犬的同類。我們的排便構造，也是和牠們相同。這樣看來，人類在排便這一方面的情形不論是誰，在一開始時都應該是速戰速決型的。

[2]便秘造成的危害

從口中進入身體裡的食物會通過一定的路徑，一定會變成不同的東西從出口的構造中出來。

大部分被稱之爲製成品的物品，都會變得比原料還要更好。不過，消化器系統的製成品卻例外。而且，有時這些製成品會滯留在出口處，這就是便秘。

一旦便秘的情形一直持續，血壓就會上升，頭部就會感覺沈重，頭也會常常覺得疼痛，肌膚的色澤也會變差。由此看來，便秘果然是婦女朋友們的敵人。要排出的東西如果一下子就能排出，而且能乾淨利落地排出來的話是最好不過的了。

便秘如果持續下去，惡性循環的最後結果就是形成痔瘡。正因爲它是隨著情況不同而各有差異的，所以有很多困惱是不能對外人道的。要預防痔瘡的第一步，首先就是不要有便秘的情形發生。便秘會讓精神煩躁，所以也會帶給我們不快的感覺。

便秘依據其性質的不同，還有分弛緩型、痙攣型、直腸型等等。請求專門的醫生予以診察才是明智之舉。

[3]便秘是如何產生的呢？

應該要排出的物體卻出現停滯的狀況，這大概是因爲流通的構造不良所導致的吧！

患得痙攣型便秘的人，其糞便非常的硬。換言之，這個最後製成品中所含有的水分，較一般正常人要少。在成形之前，一旦通過大腸的時間較長，水份就會被過度地汲取、吸收，因此製成品就會變得硬梆梆的。這對還要通過一層關卡才能排出的這個途徑流程而言，是很辛苦的。

如果是飽含充足水分的製成品，只要打開肛門的括約肌、腹部稍稍使一些力氣，就會像是擠牙膏一般，輕而易舉地排出來，然而，如果水分的含量很少的話，要將之壓擠出來實在是一件苦差事。

在腸道中，小腸會從吃進去的食物中吸收養分，而大腸則是負責分離水分以及電解質。因此，一旦大腸的蠕動緩慢遲鈍，食物通過大腸的時間就會增長。**不論是哪一種便秘，只要好好地實行丹田呼吸法都能有所改善。尤其是有節奏性的深度呼吸，其成效的顯現更是快速。**

［4］便秘與瀉藥

只要一說到便秘就會馬上提到瀉藥，這二者之間的關係正可謂密不可分。說到瀉藥，在美國及歐洲裡需要它的人，比日本還要多，反過來看就可以知道爲便秘苦惱的人是何其多了。

雖然說是瀉藥，其實使用在便秘場合的是緩瀉劑。有很多人一服用瀉藥後腹部就會疼痛起來。在這種情況下該種瀉藥大多是添加了旃那葉（Senna）這類的成分，而某些人對此過敏的原故。像這種使用瀉藥的目的是爲了增加腸的蠕動、縮短剩餘物質通過大腸的時間，並同時保持水分的含量。如果不借助瀉藥，無論怎麼做都無法達到上述目的的話，最好是使用不太會對腸道粘膜造成強烈刺激的瀉藥。

多吃一些在通過大腸之際水分依然原封不動、不會被分離出來的食物（果凍、洋菜）是很好的選擇，纖維質含量較豐富的食物（蔬菜），對促進腸道的蠕動而言也很有幫助。

[5] 治療便秘的方法

一提到便秘，大家很容易都會想到用瀉藥來治療，現在該是停止這種想法，好好檢討如何在日常生活中下功夫來擺脫便秘的時候了。

有些人每天喝一杯食鹽水就可以改善便秘，也有人用飲用冰牛乳的方式來達到目的，但是人有其各別的差異，這些方法並不是每一個人都能夠通用的。

在飲食生活中下功夫是有其必要的，像前面提到過的用洋菜或果凍來調理是個不錯的方法，這些食物對阻止水分在大腸被分離而言，很有效果。此外，就促進腸道蠕動而言，蔬菜以及其他纖維質含量豐富的食物都很不錯，這是在之前也提到過的。

除此之外，適量的奶油也有其效果。用母乳哺育的嬰兒所排出的糞便，會十分濕潤、理想，而用脫脂乳哺育的嬰兒，其排泄出來的糞便則缺乏粘性、乾巴巴的。因此，食用人工營養的嬰兒發生便秘情形也是很常見的。在這種情況下，如果也同時餵食他優質的少量奶油（一開始以小指指頭左右的量較爲適當），便秘的情形即可改善。因爲如此，嬰兒所排泄出的糞便就會較含水分、較爲濕潤了。

這不只限於嬰兒，容易便秘的人最好能在日常生活中多攝取脂肪。不過，如果是老年人的話，應該也必須要注意不讓血液中的膽固醇增加，所以這時食用植物性油脂（胡麻油、大豆油、米油、葵花油等等）會比食用動物性油脂要來得恰當。

另一方面，有些人在旅行期間一旦換了床就睡不著覺、就會有便秘的情形產生。這就是生活步調混亂的神經性便秘。像這一類的人就是環境適應能力不佳的典型。不過，因爲這種環境適應能力不佳，是可以靠訓練及努力來予以改善的，所以只要讓身體處於身心皆茁壯旺盛的狀態下就沒問題了（方法後述）。

[6]排便時不要使力不當

有相當多的人由於便秘的情形十分嚴重而形成了痔瘡。因爲水分被過度地分離出來而變硬的糞便，即使肛門的括約肌呈開放狀態它也是依然一會兒前進、一會而後退，在其徘徊躊躇。

在排便時猛地一使力，在一瞬間決出勝負的人並無妨，然而糞便堅硬的人使力的時間就要長了許多。這種施力的動作若從醫學的角度來看，就是在產生腹壓時（腹部用力）止住呼吸，同時胸腔也會用力的狀態。因爲這會讓胸腔處於強大的壓力狀態下，所以它有擾亂血液流回心臟的虞慮。使力過猛，而且長時間持續的話，對生命體而言是很危險的。

爲什麼呢？因爲流回至心臟之運作受到阻礙的腹腔靜脈血液會停滯下來，而產生淤血的狀況。而且，這還會使靜脈擴張，成爲靜脈瘤形成的原因，而朝痔瘡的路徑發展。

更進一步，如果施力不當的力道強猛而且一直持續的話，腦循環也會受到干擾，腦壓也會急速地上升。因此，**因為老人家大多有腦溢血的危險，所以如廁時力道使用過度、時間過長是絕對要禁止的**。這一點，我們從腦溢血有時會在排便時發生的這些病例中來考量的話，就能夠有所了解。

雖然是施力過猛，但是如果這只是一瞬間的事，那就不會讓腦壓上升，也不會造成危害，然而，長時間持續地使力不當是一定要嚴格禁止的。

在排便時，或多或少要產生些腹壓才能夠將糞便排出。然而在腹壓產生的這時，要做到胸腔不要用力。這其中，不要讓呼吸中止住的這個功夫是必須要做的。在這個時候，一旦呼吸中止，聲帶也就會呈封閉狀態。因此，保持聲帶開放、讓呼吸的運作能夠自由地進行，是對預防便秘及腦出血的一道安全關卡。我曾經會晤了一位長壽的老者，他說：「我在如廁的時候都是一邊頌佛、一邊排便的」，的確，因爲這是**在聲帶放開的情況下產生出的腹壓**，所以即使從醫學的角度來看，也是十分理想的排便狀態，**這也是可以預防痔瘡以及腦溢血的好方法**。

換句話說，如果在排便之際，腹壓能夠伴隨著呼氣的動作一同形成的話，就再好不過了。也就是說，**在腹部施力的同時呼出氣體的這項動作是很重要的**，藉由這項動作的再三、重覆練習，就可以讓橫隔膜以及腹肌組織得以協調地收縮。對治療、改善便秘這方面來說，後面會提到的大呼吸也很有效果。

[7]吃得快、動得快、排便排得快、腦筋轉得快，睡得快

一旦輕鬆快樂地進食，而排便也順暢無礙的話，頭腦就會經常清新、澄淨，精神的活動也就能夠快樂舒適。因爲一整天愉快地工作下來，所以到了晚上就會很快感覺疲勞，也就因此很快地就進入了熟睡的階段。然後，因爲一夜熟睡、睡眠充足，所以隔天早上又能夠精神爽朗地起床、迎接新的一天。這就是身心健康的範例，是任何人都可以擁有的生活。

像這樣一天二十四小時的周期，一旦在其中某處發生了故障，全體的周期循環就會有偏差。就將此周期調整至正軌的方法，我們的老師——道祖藤田靈齋先生有流傳下一個眞的很好的方法。

[8]節奏丹田呼吸法讓便秘不再

靈齋先生的調和呼吸之中有一種名爲大呼吸（後述）的節奏丹田呼吸法。這對解除便秘情形而言是一個很棒的特殊呼吸法，除此之外，它也是一個老人或幼兒皆適宜的呼吸法。

有關它的重要我就扼要地敘述一下吧！節奏呼吸法顧名思義就是有規律地、節奏地進行丹田呼吸法。這其中所謂的大呼吸法，就是下腹部用力，一邊左右交互地活動下腹部，一邊呼出空氣的呼吸法。下腹部的左右移動要在有節奏的情形下進行，而這節奏大約是以一分鐘四十下左右爲佳。

上半身不施任何力氣地放輕鬆，只有下半身一邊左右交互地動作並一邊用力，將氣體呼出。

這種呼吸的益處多多，就能夠察覺到的優點略略例舉一番，它可以矯正背部、強化背骨以及其周圍組織，而且可以調整脊髓神經。再者，加上節奏律動的腹壓會使腸的蠕動正常化，會讓腸內的物體正確無誤地往下一個目的地送去，所以便秘可以不藥而癒。

同時，因爲在下半身的靜脈血液會有節奏地、而且強而有力地向心臟流回，所以冠狀動脈中的血液就會變得旺盛，因此，它也是一個全無副作用的強心法。

此外，因爲胸腔清淨、爽朗，因而腦循環也會變好。而且實行的時間愈久，身體、心理兩方面也會隨之更加地強壯、堅韌。**這種呼吸法正是針對吃得快、排便排得快、強化心臟、動腦快、入睡得快這些目標而言，一個絕對值得推薦的方法。**

第四章、精神病症與丹田呼吸

(一)精神病症要靠丹田呼吸來治療

[1]不安與其同伴

我們為了在這個世上生活下去，會有種種的不安纏繞於身，在小孩子的時期有小孩子的恐懼，在學生的時期有升學的不安。或者不論是誰，在內心深處的一角都會有不知在何時會生一場大病的這種對疾病的恐懼。而且，即使是在日常生活之中，人際關係中的種種糾紛、困擾也很容易發生。

再者，一旦到了某個年紀之後，在公司服務的人就會對退休感到不安，對年老後的生活感到不安，隨著對人生的考量而產生不安。不過，大部分的人都能在各自的立場、崗位上找到屬於自己的適應技術以及伸縮彈性，來處理這些不安並且繼續生活下去。然而，一旦有些時候無法適應自己所置身的立場、崗位之時，就會有神經衰弱（精神疾病）的情況產生。

被稱之爲現代人疾病的精神衰弱症，並不是現今才開始有的疾病，它是從以前就存在的，但是，隨著人類文明的發達、進步，這種疾病也益發地有日益增加的傾向。二十世紀的醫學一直不斷持續著卓越、驚人的發展，但精神疾病卻也走上增加一途。難道在現階段的醫學中，無法創建一個可以解決精神衰弱疾病的完全對策嗎？說到這點，要解決精神衰弱疾病的對策並不是絕對沒有，只是要將之剖析出來須費番工夫而已。

那麼，我們在日常生活之中常常在說的精神疾病到底是怎樣的疾病呢？它就是在身體上找不出任何屬於實體器官的毛病（在之後也會有症狀出現），但是在心理方面卻找到這些症狀發生的蛛絲馬跡，而且這些原因眞的是變化多端、多彩多姿。

在現代這種社會架構中生活的我們，不論是誰，或多或少都會受這種精神衰弱的狀態所侵襲。換言之，目擊到出現在眼前的悲慘交通事故，或是種種災害事故或是現代疾病等等透過大衆傳媒的波濤從我們的眼邊、耳邊飛過，像這些在近身處就有種種事故問題存在的情況下，我們也會受到「說不定這些事件也會有發生在自己身上的一天」的這種不安的侵襲。

[2]環境和性格

精神衰弱的形成原因和蕁麻疹有相似之處。下面有一個說不定引用得不太適切的例子：比如說有一個家庭在晚餐時大家都吃了鯖魚或是秋刀魚。而家人之中，有少數幾個身體開始發癢長出蕁麻疹，但也有人並沒有出現這些症狀。即使吃的食物相同，也會因爲攝食之身體內部的環境不同而有差異，這是我們由此可以了解到的。有些時候，也有全體家人都出疹的情形發生。

精神疾病也和此情況類似，在環境容易造成精神疾病，而又具有容易產生精神疾病之性格的情況下，精神疾病就會發作。

在完全相同的環境之下，A會患得精神疾病，但B卻絲毫不以爲意的這種情況，是性格上有差異，此外，甲環境不容易造成精神疾病，但是一旦惡化變成了較爲不良的B環境的話，A或是B兩者有時也都會產生精神疾病，再者，雖然在甲環境或是乙環境下都絲毫不以爲意，但是一旦環境再惡化成爲丙環境，結果還是會產生精神疾病。也就是說，精神疾病的形成，必要要從環境面以及性格面這二方面來做檢討。

因此，改善這個環境是任何人都期望的，爲創造這個理想環境所做的努力是必須的。然而，一旦這成爲了實際要付諸實行的問題時，就會有很多難以創造出期望環境、就會有很多事與願違的時候。這時，就要試著把目光的焦點轉向性格這一方。換言之，把容易形成精神疾病的性格，變換成對精神疾病抵抗力強的性格的話，就應該沒有問題了。

也許要將性格變換成對精神疾病抵抗力強的性格並不是件容易的事，但是只要拼命努力的話，絕對不是不可能的。改造性格的可能性，爲今後針對精神疾病的對策，投射了一線光明。

[3]容易患得精神疾病的性格

那麼，所謂容易患得精神衰弱等疾病的性格是怎樣的性格呢？有關於這個問題的答案，我們來從各個角度一一檢討一番吧！

其中一種就是很神經質地在意自己咳嗽、頭痛、失眠等情況，而且無時無刻不動腦筋、運用頭腦的人，或者是稍稍不清潔就十分在意的這種神經質類型。

或者是心理、身體都不夠緊張、性格方面有氣無力的人。這種類型的人不只是會患得胃下垂，他這種有氣無力的性格，也會很容易引起其他內臟的下垂。和此性格相對稱的，就是固執、執著於某一想法，心情的緊張一直無法解除，缺乏柔軟彈性的妄想性格。或者是虛榮心很強烈，想要讓自己看起來比眞實情況更了不起，滿腦子空想、脫離了現實的歇斯底里性格。

或者，還有那種對任何事都沒有自信，經常懷有自卑感的強迫性格之類，以及常常心情沈重、苦悶，悲觀厭世的抑鬱性格。此外，還有偏執性格，或是總是心裡不安、不踏實，心情惡劣、急躁焦慮的苦悶性格。其他像前面提到過的交通工具恐懼症、不潔恐懼症（潔癖）、對人恐懼症等等，這些數也數不清的症狀，都是可以拿來當做舉例的。

[4]改造性格

改造像以上這些容易踏上精神衰弱一途的性格，就對付精神衰弱的策略而言是十分重要的。

雖然以預防疾病爲前題所付予的適度掛慮是必須要有的，但是如果因爲咳個一兩下就擔心不已，就奪去了當事人全部的注意力，連晚上也睡不著覺的話，那就太過份了。如果從咳嗽是爲了要排除氣道粘膜上生成的分泌物而產生的生理現象的這一角度來看的話，這種咳嗽還不需要當做是仇人般地非制止不可。

此外，說到睡不著的這種情形，並不需要無時無刻地一直放在心上。如果能夠健康地活動、使用身心的話，人就會產生愉快的疲勞感覺，而這就是誘導當事人很快入睡的因子。睡不著的時候不要勉強自己一定要睡著，應該要活用這段時間，試著就心理及身體的活用這方面多下點新的工夫。

對污穢及不清潔抱持著異常恐懼心理的人，是因爲害怕疾病會因此而產生的原故。雖然說清潔是必要的，但是對污穢抱持著異常地恐懼，只是一味地增加心理的負擔罷了。我們的口中，經常都有無數的細菌存在著，但它們大部分都是對生命體不會造成危害的細菌，而且，即使是在被病原菌入侵的情況下，病原菌也會因爲勢力範圍的界定而無法生存下去。

不僅如此，在腸內的細菌之中，甚至也有對我們生命體的運作而言十分必須的，由維生素組合而成的有效細菌。因此之故，我們不應該對細菌一概否定、懼怕，我們必須要有正確的認知及知識。縱使病原菌眞的入侵身體，身體中也會有處理這種情況的防衛機構——了解這個事實，不再無謂地恐懼，努力地強化這些防衛機構，這才是明智之舉。

再來談到的是身心無力、提不起勁的性格，這性格是身心的緊張性不足而產生的，大多出現在生活過度安逸的人身上。一旦不需要自己親身去努力也可以過活，身體及心理的緊張性就會容易喪失。

爲了要讓生命體保持在健康的狀態之下，身心的放鬆及緊張都是必要的。生活一味地處於緊張狀態，也會導致身心的疲累。

要讓身心健全的原則所在，就是配合著我們居住之地球的節奏生活，換句話說，**就是在白天盡情地勤勞工作、利用身心，而到了晚上就放鬆身體心理地好好休息**。這對那些在白天身心緊張度不夠的人而言，也是一個很好的辦法。

胃下垂或者是其他內臟器官下垂，是由於鮮少產生腹壓的原故，因此，一旦稍稍地持續實行丹田呼吸，就可以調整這些下垂的情況，輕易地將它們治癒。

丹田呼吸是動員到橫隔膜以及腹部肌肉組織的特殊呼吸法，**不單僅僅能夠治療臟器下垂的情況，它同時也能夠讓體質方面，或是性格方面有氣無力的人注入活力，並且有引發出驚人之潛在能力的可能**。

接著我們要談到那些具有想要讓自己看起比實際還要偉大之虛榮心的人。像這一類的人如果好好地實行丹田呼吸法的話，他們會培養出可以看清自己的觀察力，並可以藉由觀察原本的自己來治療這種歇斯底里的性格。重心壓低、紮紮實實地放低腰身去進行的丹田呼吸法，大概就會讓人容易看清楚現實狀況，並且讓那些虛浮的空想消失無蹤吧！

此外，像是那種對任何事都沒有自信，常常爲自己的劣等感苦惱不已的性格，也可以**藉由持續性地實行丹田呼吸法而漸漸變得愈來愈有自信**。因爲丹田呼吸不是從別人那兒得來的，**而是要靠自己親身的努力去進行的**，所以當事人會**因實行後產生的驚人成果而產生自信**。因此，對其他事物所抱持著的劣等感等等，也就會因此而漸漸地煙消雲散。

下面要談的是拘泥於某事物的偏執性格，這種人會一直執著於一件事或一項物體上，沒有一點通融的餘地。他人的好言勸說他也聽不進去。有這種性格的人，其心口窩可以說幾乎都是呈僵硬狀態的。就調和呼吸法來說，因爲丹田呼吸的進行，可以讓此心窩和深處的內部緊緊地收在一起，所以一旦徹底地實行，心窩的強硬狀態也會漸漸地消除。

這種心窩的緊緊收束，會不可思議地讓固執的心予以解放，並讓它換成一顆有彈性的柔軟心。如此一來，當事人就不再會去指責他人，而且會自發性地反省自我，自己和他人的相處氣氛也就會變得明朗清新，如此也就能擁有和他人共存共榮的愉快生活。

在街上滿是汽車噪音、人聲擾嚷的環境中生活的人們，在這環境下耗弱神經，過分使用精神。而這些人們之中有愈來愈多的人自律神經遭受干擾，呈現身體和心理分離的狀態下。他們在這種無法平心靜氣的都會生活中心力交瘁，一旦無法適應這種環境，就陷入了精神不安症、甚至自律神經失調症、更或者是心緒不穩的泥沼之中。

[5]自律神經失調症與心理性疾病

在我們體內所有被稱之為內臟器官的臟器，都是經由自律神經而受支配的。

這個名為自律神經，又名為植物神經的東西，是由二個各別擁有不同作用的二種神經組合而成。它們就是交感神經和副交感神經。被稱為情動中樞的間腦接收種種的情報，將適切恰當的神經刺激向各個臟器送去。只要神經刺激是適切恰當的，我們的身體運作就會保持在健康的狀態之下。

但是，自律神經與此相反地出現錯亂現象，也不是什麼罕見的事。消化不良就是副交感神經的機能低下，而相反地胃酸過多就是副交感神經的機能亢進，不論是哪一項，大概多是由於姿勢不正、自律神經出現混亂狀態所引起的。

像這一類的自律神經失調症，只要藉由適當的治療即可痊癒。

此外，也有消化不良與胃酸過多發生在同一個人身上的例子。換句話說，這就是胃液在應該分泌的時候沒有分泌，在不需要的時候卻分泌出來的這種情形。這情形就好像是騎馬時掌控的時間點錯誤一般，因爲手拉韁繩的動作錯誤，以致馬兒不會朝自己想要去的方向前進。

再來談的是心理性疾病，比方說像是胃潰瘍的患者，大多出現在神經質的人，或者是精神不安症的人身上。所謂的心理性疾病，就是像這種可以從心理學的層面找到其發病原因的疾病，它可以藉由心理狀態以及性格方面的改造來予以預防，而且還可以用此來予以治療。

[6]丹田呼吸的偉大力量

就**上述的精神疾病、自律神經失調（以及錯亂）、甚至是心理性疾病而言，丹田呼吸都可以發揮其偉大的效力**。因爲種種因素而引發的所有精神疾病，也可以藉由丹田呼吸的實行，來讓自己之前被埋沒隱藏了的潛能得以發掘，讓自己產生自信，並且找尋到眞正的自我，然後，藉由客觀心境的培養，也可以讓自己以自我爲中心的偏見得以改進，讓自己擁有成熟的情感以及堅強的意志。

藉由丹田呼吸的調心、調息，可以防止身心分離，可以調整自律神經，可以讓拉韁動作正確恰當，而日日過著輕鬆愉快的生活。

不過，縱使您讀了千百萬篇丹田呼吸如何出色的文章，如果只是光看，就好像畫餅充飢一樣，怎麼看都不會飽。即使一開始實行的時候笨手笨腳也沒有關係，首先要緊的，就是要著手去做。如果能認眞地實行丹田呼吸法的話，自己身體內部就會湧現出將種種精神病症吹得煙消雲散的力量。

[7]精神病症的日益增加以及它的多樣化症狀

隨著時代的轉變，疾病的樣貌也跟著有所改變。過去攻勢威猛的衆多傳染疾病如今大多已經消聲匿跡，反倒是被稱之爲現代三大成人病的腦中風、癌症以及冠狀動脈型心臟疾病正日益增加——這是如今衆所皆知的事實，此外，精神疾病也和這三大成人病，一同併列爲侵蝕現代多數人的疾病，這是我們不能忽視的。

精神疾病不是會直接嚴重威脅到人體生命的疾病，但是如果有比目前存在之療法還要更有效的治療辦法的話，應該還是有很多人會因此而受惠吧！因此，在此我想就精神疾病與丹田呼吸這一方面略作一番論述。

雖然精神疾病這個名詞已經成爲一種生活用語，常常在日常生活之中被隨意地使用，但是這方面的專家，是將它劃分成爲種種類別的。比方說，在很多自尋苦惱、杞人憂天的人之中，因身心過度疲憊而引起的神經衰弱類型，或者是在面對危機，時超出了該有的不安或恐懼，或是對將來還不知道是否會發生的危機產生超出正常程度之不安、恐懼的這種被迫害症狀，而形成的精神疾病類型等等。

或是像在前面有提到過的，看待凡事萬物都以自我爲中心，想讓自己看起來比實際情況更爲優秀、以致當事與願違之時，身心會遭受到挫敗，出現破綻的這種歇斯底里類型。

歇斯底里的人有時候發作起來就像癲癇症患者一般，會呈現出型式有所改變的欲求不滿樣態，但它和癲癇症患者不同，它是在意識清醒的狀態下發作的。因爲在第三者看來不太雅觀，所以當事人會努力想要讓它不要發作出來。

因爲想讓自己看起來比實際更爲優秀，所以會很擔心自己的行爲或是想法是否有錯誤、疏失。比如說明明已經關了窗戶上了鎖，卻還是會不安地一再去查看多次的這種疑惑症型。或者是一旦出現在他人面前臉就會馬上變紅的臉紅恐懼症，還有不知原由地害怕和人見面的對人恐懼症，這些類型在有口吃的人之中尤其多。

或者是對不乾淨的東西極端在意的不潔恐懼症，或是十分擔心自己所搭乘的交通工具不知何時會發生衝撞，以致自己因而死亡、受傷的交通工具恐懼症等等種種的恐懼症。縱使正常的人也會一時地產生恐懼，但一般而言，他們會在心中巧妙地處理這些恐懼，像上述那些已經脫離了正常反應的種種恐懼，也屬於精神疾病的一種類型。

此外還有一種就是強迫自己去做不願意做的工作，或是強迫自己讀自己不願意讀的書，以致心情變得鬱悶沈重的抑鬱型。

還有一直固執己見，即使自己的想法錯誤，仍然無法下客觀判斷的這種自信過剩類型。因爲這樣而對旁人的言語十分敏感，就是過度敏感類型。

接下來還有一旦被自己信賴的人背叛，或是自己依賴的人死去，就變得悲觀、極度厭世。於是因爲憂鬱不已，以致變得不愛和人打交道的悲哀抑鬱型。或是對待事物事事講良心、一絲不苟，容易拘泥執著、死腦筋，缺乏變通、柔軟性的執著抑鬱型。

或是有人對那些發熱、頭部沈重、容易疲勞、睡不著覺等等在日常生活中任誰都曾經歷過的身體症狀掛心不已，腦袋裡想著自己不知是否會因爲這種發熱的狀況變得嚴重而就此死亡，自己這種頭痛是否是腦內有腫瘤的前兆，自己幾天睡不著覺，是否是因爲體內潛伏著某個重大疾病等等，而這些莫須有的不安日漸加深，就更讓自己頭痛、睡不著覺。

一旦像這類的不安持續不斷，就會引發胸口鬱悶、心悸、頭暈目眩、手腳冰冷，而不安就會變成恐懼，甚至會一直更加地嚴重下去。這一種精神衰弱症也完全是屬於精神疾病的一種。

此外還有一種情況：有些人對工作極度熱衷，三、四天不眠不休地持續工作，在這種情況之下，會陷於身心極度疲勞的狀態下，身體會有好像浮在半空中的感覺。當處這種狀況下時，會變得連報紙、電視也不想看，食慾減退、晚上睡不著覺，白天腦袋昏昏沈沈、模糊不清，會覺得好像自己和這個世界都變得不一樣了。這種脫離人群狀態也是一種精神疾病。

[8]潛伏在精神疾病深處的東西

精神疾病有著上述種種不同的類型，這些類型中，不論是哪一種都有一個共通的潛在因子，那就是心裡感覺不安或者是焦躁、緊張。

內向封閉、一絲不苟，自尋煩惱的衆多人們，就是不斷地感覺焦躁不安、持續處於緊張狀態下。或者像那些任何事都以自我爲中心來考量事物、虛榮型的歇斯底里類型，其內心深處，其實也有著想讓自己看起來更強的欲望無法得到滿足的不安、焦躁感。還有像是固執己見，所謂耀武揚威、自信過剩的類型，即使自己的錯誤被指正出來也無法做客觀的判斷，也不會想要改進自己的頑固，還會莫名地對他人的言語敏感不已。

這一類型的人其內心深處也有蟄伏著一種不安，他的上半身經常緊繃著，而心窩的部分則是僵硬、脹痛抽筋。

還有像是執著抑鬱類型，看待事物執著不已、死腦筋、缺乏彈性及融通性的這種情形，也都大多發生在內心緊繃、上半身緊張、心窩部位僵硬的人身上。

此外像是臉紅恐懼症、對人恐懼症、懼高症、密閉空間恐懼症、尖銳恐懼症等等，全部都是在內心有著不安感覺，這些類型的人，全部都只是以淺度呼吸的方式進行呼吸運動。

種種不同的疑心症也是如此。像這樣，精神疾病的患者都有不安焦躁潛伏在內心深處，而且都是進行淺度呼吸、上半身都是處於緊繃狀態。它們的症狀雖然有食欲不振、頭部昏沈、頭痛、便秘或是下痢，肩膀痠痛、失眠，甚至心悸、胸口鬱悶、頭暈目眩等等各式各樣，種類繁多，但是內心深處潛伏著不安及焦躁的這一點，是它們共通的特色。

而且，一旦在如此的狀態下進行呼吸運動，大多進行的呼吸都非常地淺度、微弱。

而且，甚至還會是那種所謂用肩膀來呼吸的極爲淺度、微弱的胸部呼吸。

精神病症隨著種種的精神方面因素，而呈現出各色各樣變化多端的精神方面症狀，以及身體方面症狀，我們對這些呈現出來的症狀抱持著異常的關注，但是，我們卻對那些造成種種症狀之直接因素的精神方面原因不以爲意，或者不予探究。

[9]精神疾病及用藥

在患得精神疾病的情況下，一般大多都有針對那些屬於結果的顯現症狀加以治療的強烈傾向。像是如果失眠就用鎮靜安眠劑治療，不安焦躁緊張就用安定劑治療，食欲不振就用消化劑治療，便秘就用瀉藥治療，頭重、頭痛就用頭痛藥治療等等，通常都是進行這種對症下藥的藥物治療方法。

雖然有些時候也有必須要使用藥物的場合，但是不須要用到藥物的場合又更加的多。就一般而言，喜歡服用藥物的人是存在的，但是藥物潛藏著不爲人知之副作用的這項事實，是我們一定要知道的。

比方說，像鎮靜劑、安眠藥等等大都具有習慣性，一旦沒有逐次地增加使用量，就會變得沒有藥效。

鎮靜劑（tranquilizer）一旦服用過量，也會產生身體宛如浮在半空中那種輕飄飄的感覺，會想睡，或是四肢無力、倦怠、脈搏加速、便秘、發抖、發疹、肝臟機能障害等等的副作用，這些也會變成是引發精神不安的原因。

此外，像紅茶、綠茶、咖啡、酒精性飲料等等，都經常被當作是提神劑來使用，由於這些飲品也有習慣性，所以要留心不要使用過量。

再者，像藥性強烈的安眠劑也被使用在持續睡眠療法這方面，而衝擊療法也變成爲精神分裂症這個領域的療法之一。

因爲衝擊療法中像是胰島素療法也好，電擊療法也好，都是令人感到不適的方法，所以如果用其他療法治療，沒有什麼比丹田呼吸法更好的了。

[10]精神療法與丹田呼吸

我曾經訪問過一個經驗豐富至極的精神疾病專家。這讓我大概了解到眞正出色的精神科醫生會讓患者對自己有自信，會讓患者知道自己的體內潛在著可以靠自己治癒精神疾病的能力。

我們也可以藉由對丹田呼吸法的注重、留意來幫助我們，透過這個丹田呼吸法，我們可以讓我們自身內部的潛在治療能力充分地發揮出來。

就針對精神疾病的眞正治療方法而言，首先要緊的就是要消除心中的不安、焦躁。在這一方面來說，就是要讓胸口的情感發洩出來，醫生也會採用和當事人談心，或是對他加以暗示、勸導、以及催眠等等的治療方法，他們會善加地活用這些對治療精神疾病有助益的方法。一旦同時地實行這種丹田呼吸，就更能再進一步地促使精神疾病的痊癒。

就如同前面所提到過的，處在精神疾病的不安、焦躁感覺之下，大多都可以感覺到呼吸的紊亂。在不安的狀態下，採用的大多都是淺弱的胸呼吸，感覺焦躁時胸腔會用力，呼吸會常常中止。這就是胸腔產生出過度之壓力的狀態。

淺弱的胸部呼吸，不僅僅會使肺部的氣體交換機能降低，血液的循環也會因此而變得不良。呼吸中止、胸腔用力的這種焦躁情緒會使腦壓上升，腦循環就因爲如此而被擾亂。如果內臟器官中的血流運行狀態低下的話，生命體的運作就會鈍化。

就精神疾病經常會出現的身體症狀而言，有食欲不振、頭痛、頭部昏沈、頭暈目眩、肩膀痠痛、失眠、便秘、下痢、心悸、胸口鬱悶難受、四肢無力、疲勞、冒汗、耳鳴等等，在精神方面的症狀有精神方面的疲勞，思考及注意力散漫、記憶力減退、精神活動與意志消沈、決斷力減退、情緒不穩定等等，這些都是腦循環受干擾以及生命體運作低下的原因。

在這種情況之下，只要讓生命機能的運用活潑起來就可以。打個比方來說，就是只要發電機開始運轉，就會有電力產生。如果實行丹田呼吸的話，生命機能的運作自然而然地就會活潑起來。

在患有精神疾病的場合下呼吸淺弱，這就好像是發電機產生故障、運轉變得遲緩的狀態。轉動發電機的力量，不管是水力、火力、原子力都無所謂。促使發電機轉動的力量是半分節省不得的。讓生命機能運作活潑起來的丹田呼吸也是如此，實行這個丹田呼吸所應花費的工夫是不能有所保留的。

如果無論如何都想把精神疾病治癒的話，首先的第一要務，就是應該要不論付出多少努力都在所不惜地認眞實行丹田呼吸。如果付出多少努力都在所不惜，不斷地持續丹田呼吸法的實行的話，前面所說的種種身體症狀以及精神症狀，都會順應著這些努力而煙消雲散、無影無蹤。

丹田呼吸沒有任何的副作用，愈是實行，其顯現的效果就愈是卓越，其個中的美好滋味，只有實行的人自己才能眞正體驗。

一連二、三天徹夜不眠工作之脫離人群類型的精神疾病患者，是認眞、一絲不苟的努力狂，這大概可以說是老天爺對他們漠視人類生活規律所給的懲罰吧！對像心臟這類一刻也不容許有所休息的臟器而言，橫臥是一件很重要的事。如同在一天之中有晝夜的分別一般，在二十四小時的時間內，我們必須要有勞動也有休息，這個規律是混亂不得的。

此外，即使自己言行舉止有所錯誤也還是固執己見，死也不想改正的這一類型的人，他的心窩部位就如前說的一般僵硬擴張。如果當事人能夠軟化這個部位，一邊讓它凹陷一邊靜靜地呼出氣體的話，之前的頑固性格就會突然間完全改變，變成會去尊重他人意見的穩重類型。這就是治療過敏性精神病症的妙方。

[11]觀念呼吸的效果

藤田先生傳授下來的上虛下實姿態，也就是上半身放鬆不使力，把重心放在下半身的這個要領是我們要切記在心的。而且，一旦呼出的氣是吸入氣體的四倍，呼吸時保持平靜，身體和心理都會出現安定的狀態。此外，如果在這時採用一種觀念呼吸法的話效果更佳。

這個觀念呼吸法就是在吸氣的時候，一邊想像著充滿在整個宇宙的靈妙力量，正進入身體被身體吸收，一邊深深地吸入空氣，然後在呼氣的時候，一邊想著自己廣大無邊宇宙中的一份子，一邊長時間靜靜地呼出空氣。

一旦經常使用這種觀念呼吸法來進行呼吸運動，之前只會以自我爲中心來看待事物的人，心胸也會變寬闊，想要讓自己看起來比實際情況更爲優秀的這種狹隘想法，也會消失無蹤，想要和每個人融洽相處，互相幫助地生活的這種心情，就會自然地湧現出來。

伴隨著這種觀念呼吸法一起進行的丹田呼吸，可以同時地消除在精神方面出現以及在身體方面出現的兩方面症狀，而且它完全沒有像藥物的那種副作用。不僅僅如此，因爲愈實行它就愈能看得到良善的一面，所以實行的人會過得十分快樂。

縱使有想要治療精神疾病的念頭，也不想去實行丹田呼吸法的人，是和丹田呼吸法無緣的人，是註定要和精神疾病長期來往下去的人。如果眞的想要從精神疾病的沼澤中脫身，爲脫身所付出的努力絕對是必要的。而這首要的要務，就是藉助力量讓自己跨出一大步。一旦一天邁了一萬步以上，引擎就發動起來了。要有這些成果就是實行丹田呼吸。

一旦湧起這個意念一次而實行丹田呼吸，健康的齒輪就會從那一刻開始往好的一方轉動。**一旦認真地實行丹田呼吸，所謂精神疾病造成的種種症狀，都會以驚人的超速度一瞬間消失無蹤**。而且，甚至身體以及心理都會萌生出健康堅強的生命力，而接下來的人生每一天都可以是美好的一天。

㈡經理病的克服

[1]所謂的經理病

最近經理病一詞經常地被使用，當然，並不是眞的有這種疾病的存在，這個名稱的由來，是因爲此病是多數經理階層的人所共通的一種疾病。

因爲這種疾病多出現在經理人，也就是大量有效地使用人力、物力、金錢，以致企業得以有所擴展的這種經理階層人物，換言之就是經營陣營中的人們身上，所以經理病的名字就因而產生。這種疾病若是在經營順利、正常時就還好，一旦企業的營運步調發生錯誤、混亂的話，這種疾病就很容易會產生。

事物有很多都是表裡不一的。換句話說，有些時候雖然從表面上看來很好，但其內容並不一定是這麼一回事。好比說所謂的「出任要職」，就是早上很晚才進公司、四平八穩地坐在沙發或是椅子上，一到傍晚就提前離開公司的這種工作型態——這大概是每個人聽到這個詞彙時，都會浮現在腦海中的印象吧！

然而事實上，因爲經營者所耗用的精神要比一般人還要多出一倍，所以它不並是眞如表面看來那樣輕鬆的職務。而且，如果從種種潛在的經理病這一個角度來看的話，就健康的觀點而言，它並不是一個值得羨慕的職務。

而且，董事長、擔任重要職務的人之中，也常有一早就到公司，一整天都待在辦公室內直到很晚才回家，積極地推動企業發展的這種超級努力的人存在，像這一類型的人，也難逃經理病的侵害。不過，最近幾年來由於高爾夫球的盛行，確實是有相當程度地消除了這些經理病的潛伏因子。

經理病發生機率高的生活環境，並不是勞動肉體的生活型態，而是一味過度耗用精神的生活型態。一旦想要有效地善用人力、金錢、物力的時候，就非得要用一番超乎尋常的苦心不可，因此如果因爲種種失誤而招致了營運發生阻礙、陷入困境時，經理病就會大肆地侵襲經營團隊中的人們。

比方說即使只是製成品上出了一點小小的差錯，如果這出錯之產品的數量很大的話，企業就會因此而遭受莫大的損失，或者，即使只是每一個產品上的些微失誤，一旦歸總在一起，就變成了嚴重損失的例子也是有的，這些對經營團隊而言，都是十分頭痛的事。

[2]經理病的成因與症狀

一旦不太活動，身體而一味過度耗用精神的生活型態一直持續，身體狀態呈現混亂是理所當然的事，而那些由此而生的擔心、不安，或者是焦躁、忿怒、著急種種情緒，想不到就成了侵蝕身體的原因。

經理病引發的症狀很少是單一性的，一般它引發的症狀都同時有數個。它經常會產生的症狀就是像狹心症發作時的症狀，或是胃不舒服，或是頭痛肩膀僵硬疼痛，而且還會有精神衰弱，自律神經失調症等等。若這些情況再進一步地惡化下去的話，最後幾乎都是走向狹心症、心肌梗塞、或是腦中風、癌症的路子。此外，像胃腸病、十二指腸潰瘍、肝炎、糖尿病之類的併發症也不罕見。

這樣說來，任何疾病都不是只有經理階層的人會患得的疾病。雖說不是經營團隊中人，只要身爲一個團體的負責人的話，這些疾病也會毫不客氣地予以入侵。因此，說自己和經理病絕緣的這類話語，亢自吹噓的人是不該掉以輕心的。

現在，我們就來檢討一下這些連成一氣的疾病，是在怎樣的生活環境下產生的。

當不安及擔心的情緒一直持續不斷時，首先會出現的、要加以留意的就是呼吸是否變淺、變微弱了。絕對不可以輕忽了呼吸這檔事。因爲呼吸變淺、變弱會使生命機能運作的大齒輪組產生嚴重的混亂。一旦呼吸淺弱的情形一直持續，生命機能的運作齒輪，就會朝向反方向運轉。而且還有可能會使得當事人在焦躁、著急、忿怒等時候，胸腔用力而擾亂呼吸。

這些就是上面提到過之疾病的原始成因。

爲什麼不可以有呼吸淺弱或是胸腔使力的狀態存在呢？理由是因爲：第一，這會致使肺部交換氣體的運作不完全，而且，這同時也會讓血液循環變得不良。一旦肺部氣體交換的運作（吸取氧氣、排出二氧化碳）呈現不完全的狀態，血液就無法得到充分地淨化，因爲這些沒有被淨化的血液慢吞吞地在體內循環，所以內臟器官的運作會惡化是理所當然的事。

一旦不安、擔心、或是焦慮、著急等情緒反覆再三出現，心臟就會陷入困境之中。這是因爲供給營養給心臟的冠狀動脈血管中，血流不順的原故，所以心臟也就因而無法輕鬆順適地運作。如果這種情形嚴重的時候，從左胸到肩膀這部分還會出現疼痛的感覺。

在這種情況下，因爲胃部也會和心臟一樣出現缺血的現象，所以會變得沒有食欲，而且，縱使勉強地把食物吃進肚子裡，它也無法被充分地消化吸收。胃部當被硬塞入這些沒有被消化的食物時，會無法承受這些沈重的負荷，因此像胃下垂或是消化不良的情形也會出現。結果，一旦人無法吸取營養，體力就會被消耗，甚至還會因爲如此而招致了各式各樣不同種類的疾病。

一旦不安、擔心或者是焦躁、著急在心中重重堆積，胃腸粘膜中的上皮細胞活動力就會降低，這也會是潰瘍的造成原因之一。嚴重的不安及擔心，還會擾亂自律神經的步調；即使吃了東西胃也不會分泌出胃液，相反地，胃裡已經沒有食物了卻還繼續地分泌胃液出來。或是明明身體不熱卻一直冒汗，在半夜裡突然心悸、胸口難受不已等等。這些情況全部都是由於自律神經失調的原故。

因爲肝臟及腎臟是專門處理時時刻刻由體內產生出來的廢棄物質及毒素，所以一旦肝、腎的血液循環不佳，血液的淨化運化作用也會受到妨礙，血液的成分會呈現令人擔憂的狀態。

因爲肝臟、腎臟和肺部一樣都是活躍於淨化血液工程中之第一線上的臟器，所以它們負責的工作是非常重要的，日文的漢字中，用「肝腎」二字來表示要緊、關鍵的事，大概就是源於此吧！而最近幾年，不知從何時開始日語中變成使用「肝心」這二個漢字來代表重要的意思，「腎」一字被「心」一字所取代。因爲心臟原本就是活躍於生命機能運作之最前線的一個最爲重要的臟器，所以用「肝心」二字來表示重要也是正確的，不是嗎？

一旦像肝、腎這種被視爲血液淨化系統的臟器無法順利運作，血液就會呈污濁狀態，因此，生命體就會不斷地頭痛、頭部昏沈。

在這個時候，即使一味地服用頭痛藥，頭痛也不是眞的就能治好。去除造成頭痛的最根本原因，才是最爲要緊的事。

還有，經理階級的人總是應酬不斷，這對身體也會造成損害。宴會、應酬中的食物，多屬於動物性脂肪及蛋白質含量較多的食物。雖然說縱使攝取了這些食物，只要身體充分地使用達到收支平衡也就無妨，但是在汽車送往迎來、顯少有機會步行的情形下，血液中的膽固醇就會直線地上升。

雖然膽固醇身爲副腎皮質荷爾蒙等激素的原料，是一個很重要的物質，但是一旦它的含量過剩，就會堆積在血管壁上使血管變得狹窄，這其中更糟糕的是，動物性的脂肪蛋白會使血液的粘稠度增加。爲了要推進濃稠的血液，在原本就變窄小了的血管中流動，心臟的負擔就會過重。因此，心臟會呈現肥大的現象，血管的老化速度會因而加速，而成爲動脈硬化的原因。

要預防這些情況的發生，在空氣清新的高爾夫球場上大步來回走動，也是一個很不錯的辦法，不僅僅是打高爾夫球，只要是能一邊心情愉快，一邊盡情地活動手腳肌肉的運動，都是很好的選擇。

[3]酒精與經理病

很多的人都會想用酒精來逃避種種的憂慮、不安、焦躁以及著急，可是，在胃腸因擔心、不安而活動力低下的時候，將酒灌入胃腸中的這種舉動，事實上對胃腸而言是不合宜的。胃腸的狀況甚至會因此而變得更差。因爲處理流入胃腸中之酒精的工作，是肝臟負責的，所以這對處於較弱情況下的肝臟來說，更成爲了一個十分沈重的負擔。

心中擔心不安，這種情況下一旦再加上著急，事態就會變得更爲嚴重。著急焦慮會促使副腎髓質的荷爾蒙——腺上腺素分泌過剩。它還會使血管收縮、使心臟的負擔更加重一層，結果，身體就益發地承受著折磨。

一旦從早到晚鮮少活動身體、一味地耗用精神，這種精神疲勞的情形就不會停止，很多重要的內臟器官就會出現障害，**由於血液中的含氧量不足、二氧化碳無法被充份地排出體外，就會讓癌細胞有機可趁**，最後癌細胞就會永無止境地增殖、繁衍，一旦嚴重到這種地步，誰也無法保證這個人的名字不會出現在早報、晚報上公佈死亡名單欄上的一角。

[4]藥物與經理病

因此之故，要預防經理病就只有小心留意一途，不以為意地一味依賴藥物，絕對不是根本的解決之道。

換言之，因為胃腸不適而服用胃腸藥，然後為了要消除因此而對肝臟造成的負擔而服用強肝劑，或者用頭痛藥來治療頭疼，然後又因為無法入睡而服用安眠藥或是鎮靜劑，因自律神經失調又服用調整自律神經的藥物，因血壓高又服用降血壓的藥劑，有些人服用的藥物量真的是可以與他的食量相匹敵，然而，這種做法絕對不是一個根本解決之道。

[5]經理病要靠丹田呼吸來治療

現在讓我們靜下來想一想造成經理病的根本原因吧！就如同在前面提到過的一般，這其中一定有呼吸紊亂的情形存在。因爲心中感覺不安、有心事以致呼吸變得淺弱，因爲焦慮著急以致胸腔的壓力增加。只要我們能夠將這種呼吸紊亂的情形調整回來，然後更進一步**認真地實行丹田呼吸法的話，經理病就會好似撕下一層薄紙一般輕而易舉地被治癒**。

忿怒、驚嚇、不安、擔心、焦躁、妒嫉等情緒，全部都會擾亂呼吸的步調。如果在這些不理想的環境下進行呼吸運動的話，生命就會如同航行在滿是暗礁之海域裡的船隻一樣。雖然說要在瞬間消除種種不愉快的情緒是不可能的事，但是將這時伴隨而生的不當呼吸型式，轉換成爲在愉悅狀態下會採用之呼吸型式的這個做法，卻是有可能靠著大腦的睿智辦得到的。可以將不當的呼吸型式轉換成爲最佳呼吸法的這一點，是造化之神對人類所做的一個親切和藹的小小消遣。

呼吸型式可以轉換與否，全憑當事人的努力。對親身體驗到了丹田呼吸法之偉大力量的人們而言，經理病之類的疾病，就如同是早晨的露珠一般，在不知不覺就已然消失了蹤影。

一旦只依賴各種藥物來治療經理病，最後終究會因爲這些藥物的副作用，而很有可能再招致其他的疾病。和這些藥比較起來，丹田呼吸法不但沒有副作用，而且愈是實行其功效就愈大，因此，它對治療經理病而言是一個非常好用的妙方。

丹田呼吸可以把淺弱的呼吸樣態變換成爲充滿生命力的呼吸。而且，它還能夠消除因焦躁心急而造成的胸壓。一旦胸口常保清新舒暢，而且腹部經常會產生腹壓，心情就會無時無刻不感覺清爽自在，全身的血液循環也會變好，如此一來，不僅僅是胃腸，就連心臟、肝臟、腎臟，全部都會順暢地進行運作，生活也就會好像隨時隨地都沐浴於春風中一般。

因爲經常實行丹田呼吸的經理級人物，其腦循環也會更爲順暢，所以種種的靈感、點子也就會一個接著一個地泉湧而出。因此之故，企業、公司也就會呈直線般地日益發展。

一旦經理階層的人實行丹田呼吸，經常活力充沛，精神奕奕，公司上下全體也會被包圍在這種積極樂觀的氣氛之下。所以公司的氣氛、文化這種東西，只要一從外面進入就會馬上得知。

一旦在日常生活中實行丹田呼吸，工作這件事就會變得愉快無比。因此，丹田呼吸法不是只有管理階級人士的專利，一旦公司全體員工都實行它，對公司整體而言會有相當大的助益。

丹田呼吸是生命體調和的根源，生命體可以利用它經常地做調適。如果丹田呼吸得以推廣、普及的話，家庭也好、職場也好、公司企業也好，全部都會沈浸在和煦舒適的狀態之下。當丹田呼吸變成是一種根本的時候，四處周身都會彌漫著調和的狀態。

道祖靈齋先生詠頌過下面這段話。

「身心皆調和的人們調和在一起，連國家、世界也會達到調和狀態」

先以丹田呼吸來調和身心是第一要緊的，我尤其希望經理人能做到這一點。

㈢自律神經失衡的治療方法

[1]身體與心理分離的狀態

自律神經失調症到底是怎樣的一種病症呢？說到這個病症，它大多發生在一味過度耗用精神的人身上。如同自古以來就有「身心合一」的這句言詞一般，身體及心理應該是必須要成一體的，然而，現代人中卻有很多都在過著身體和心靈各散一處、沒有統一的生活。

當硬逼迫自己去做討厭的工作時，就是如此。一旦在這種身心分離的狀態下過度耗用精神之時，很容易就會陷入自律神經失去平衡的狀態。這種自律神經失調症在剛開始的時候，當事人會沒來由地陷入情緒低潮的狀態，然後接下來漸漸地會發展成爲清楚明白的狀態。

比方說，明明沒有做任何運動，心臟卻突然間心跳加速，吃了東西後，食物會一直滯留在胃中，胃部感到痛苦沈重，相反地明明是空著肚子卻胃口難受，沒有做什麼事卻肩膀痠痛、頭痛不已，這些狀態都是自律神經失衡的情況下經常會出現的。

[2]所謂的自律神經

那麼所謂的自律神經到底是負責何種運作的神經呢？我們現在來略略敘述一下吧！

身體的所有神經都可以用「神經」一詞帶過，但這其中的種類卻是多樣的。首先我們來談一談不屬於自律神經的神經吧！當身體四肢要彎曲伸展，時會運作到的神經就是運動神經，它們也可以稱爲從中樞往末稍運作的遠心性神經。

此外，像是疼痛、熱、冷、涼、癢等等這種由末稍往中樞運作的，就如同大家都知道的，我們稱之爲知覺神經。這兩者合在一起，我們給了它一個名稱，就是動物神經。與之相對，分佈在所有臟器及血管上的又是另外一種神經。這些是控制種種臟器運作強弱的神經，因爲它們的運作和我們的意志沒有關連，所以就被稱爲自律神經，與前面提到的動物神經相應對，也被稱爲植物神經，這也是衆所皆知的。

這種自律神經，是由被稱爲交感神經與副交感神經的二種作用互異的神經所組成的，不論哪一種內臟器官，都是全部受這二種神經的支配。它們就恰似馬左右的轡繩一樣，當想往右邊前進時就拉一下右邊的轡繩，當要往左邊轉的時候就收緊左邊的轡繩。

然而當明明想向右方前進卻反而拉緊了左邊的轡繩時，會有怎樣的情形發生呢？自律神經的失調也是如此，事實上，它就和拉馬轡繩的力道發生錯誤時一樣，它是由於交感神經和副交感神經，此二種神經之運作的時點不恰當所引起的。

[3]自律神經的中樞

這些自律神經的中樞，被認爲是存在於間腦的視丘下部。之所以稱之爲間腦，是因爲它就位於大腦及小腦的中間，因此就有了這個名稱。此外，另一個被稱爲間腦之視丘的部分，是傳達我們視覺、聽覺、嗅覺，以及其他身體各部位之知覺的神經轉播站，它也是對這些刺激在無意識的情況下進行反射運動的中樞。

說到這些反射運動，在平日的正規運作，那是沒有話說的，不過有些時候反射運動也常常會有偏差的情形發生。我們來打個比方好了。譬如說有一個人從鰻魚店前走過。當他一聞到蒲燒鰻魚的香味，他的間腦就會立刻命令胃液開始分泌，這麼做是因爲胃部在爲蒲燒鰻魚進入腹中的情形做準備。

如果蒲燒鰻魚能幸運地如願進入胃中的話那就萬事ＯＫ，然而，如果很不幸的，這個人就單單僅是從店門前路過的話，那就不會安穩無事了。

已經分泌了的胃液，是無法再收回去的。一旦像這一類的欺騙再三發生的話，下次大腦在運作的時候，就會判定「這個嗅覺刺激是假的」，而發生警告，就可以做到防止胃液惡作劇分泌的這種修養。

在這種情形發生時，大人會和自己的荷包商量一番，他們可以讓大腦的睿智進行運作，但是，如果是小孩子的話，他們就會如腳上生了釘子一般地站在店門前不走，而胃液就會一直永無止境地分泌。在這種狀況之下，因爲一直沒有吃進食物而胃液卻一直地分泌著，所以生命體的內部就會受到擾亂。

[4]情緒與自律神經

喜怒哀樂的情緒經常會擾亂自律神經。當悲傷、情緒陷入低潮的時候，即使進了食，身體也無法分泌出充足的消化液。當氣到頭髮都要豎起來的那種激烈程度時，縱使沒有做運動，心臟跳動的速度也會加快。突然間受到驚嚇的時候，也會帶給心臟額外的負擔。相反地，在談笑的過程中進食，消化吸收的運作會特別地好。

就像這樣，情緒的變換與自律神經有著密不可分的關連。一旦接收情緒的一方出了差錯，自律神經的運作也會受到干擾。爲了要正確地接收情緒的訊息，讓自律神經能正確的運作，大腦的訓練是絕對必要的。然而，當人在悲傷、驚惶、恐懼、忿怒等等情緒激動的時候，會出現一些大腦無法巧妙處理的情形。

在現代這種方向盤稍稍控制有失誤，就會連人帶車一併滾落谷底的生活型態，或者是一旦按錯一個鍵就會威脅到數十萬人生命的這種現代文明中生活的我們，有很多都像是單僅路過鰻魚店門口的小孩子一樣，自律神經在不得已的情形下失去平衡。數以億計的自律神經失去平衡是一件相當嚴重的大事。自律神經的失衡及錯亂還會製造出許多精神衰弱的患者。

[5]自律神經失調與其用藥

近來有多種調節自律神經的用藥在市上販售，但因爲這些藥物有不爲人知的副作用，所以最好在不過量的範圍內遵照醫生的指示來服用，才不致會有使用錯誤的情形發生。

此外，在外科手術之中，也有一種切斷交感神經的手術。當腿部的血管，尤其是動脈由於過度緊張，以致血液循環變得不良、產生疼痛的這種雷諾氏症，或者是壞疽等等的情況下，爲了要消除該動脈的過度緊張，有時也會施行此一手術，但是，除非是不得已的情況之下，否則此手術是不可以亂用的。

舉例來說，如果因爲右邊的手拉韁繩的力道過度用力，而把這條韁繩切斷的話，會有什麼樣的情形產生呢？其實，只要把拉得過緊的韁繩放鬆就可以了。或者，只要把另一邊的韁繩勒緊的話就好了。當情緒無法靠著大腦的智慧處理得當的時候，自律神經發生錯誤並不是什麼稀奇的事。像是明明必須要拉右邊的韁繩，卻拉了左邊的韁繩，或是左右兩邊韁繩都拉的這種錯誤，對生活在現代文明中的我們的自律神經來說，就好像家常便飯般常常會發生。在這種時候，身體和心理都會有不適的感覺。不過很幸運的是，人類還擁有一個可以預防這種自律神經失衡或混亂的聰明智慧。

[6]太陽神經叢的運作

這個聰明智慧，就是對太陽神經叢的磨鍊。藉由這個太陽神經叢的磨鍊，自律神經就有可能得以時時刻刻都持續著正常的運作。就好像是一個在迂迴曲折、路況奇差的道路上可以順暢行駛，不會碰撞到別人或是物體的有名駕駛一般，人爲了要在複雜的人生道路上靈活圓滑地行走，這種太陽神經叢的磨鍊是有極大助益的。靈齋先生把這個太陽神經叢稱爲第二個頭腦，或者是腹腦。

在腹腔內之心口窩正後方的太陽神經叢，被命名爲第二個頭腦、腹腦的這個事實，充分地表現出了這個神經叢的作用。

因爲所謂的人生，會因爲這個太陽神經叢的磨鍊與否而產生出極爲不同的差異，所以我們不得不承認它眞的是一個很重要的神經叢。

(四)第二個腦——太陽神經叢

[1]所謂的太陽神經叢為何?

第二個頭腦也就是太陽神經叢，在近來所受到的關注已有增高的現象，就此我就大略地敘述一下我的認知吧！被命名爲第二個頭腦的太陽神經叢存在於腹腔之中，它對人類的生活而言，是一個具有相當重大之意義的重要神經叢（神經叢之中的「叢」一字有「草叢」之義，因此所謂的神經叢就是指神經細胞的集合體而言）。

就如同我在後文會加以談論的，這個太陽神經叢集合自律神經中某處之交感神經，製成了一個神經節（所謂神經節就是神經細胞集合成塊狀之物）。

這個太陽神經叢的運作方向如何，會大大地左右著我們生命機能的狀況。不過很可惜地，隨著人類文明的更進步、更發達，這個太陽神經叢的運作反而有愈漸遲緩的傾向。這種自律神經的失調症，是隨同文明的進展而一起日益增加的現代文明病之一，不過它可以藉由促使這個太陽神經叢運作活躍的方法來予以治療。

人類之所以會自負地自喻爲萬物之靈，是因爲我們創造了在其他動物之生活中無法看得到的文明。即使只是稍稍地環顧一下我們的周遭，也可以看到收音機、電視機，靠電力運作的洗衣機、電冰箱、吸塵器、冷暖氣機，而至種種不同的便利交通工具，以及其他多樣效率卓越的機械或是器具。

生活在清一色這類結構下之文明環境的我們，到底在身體上會變得如何呢？就生活的便利、以及人類的舒適這點來看，文明也許是有其貢獻的，但是從健康的層面來考量的話，它是背道而弛的，是不值得贊許的。

人類均衡地同時運用頭腦及身體，才是健康生活的眞正經營之道。今後我們的生活型態也許會隨著科技更進一步地發展而完全改觀，也許不須動到身體，只一味要求精神集中、處於緊繃狀態下的工作會愈來愈多。身體與心理缺乏平衡，像這種精神緊張狀態一直長期持續下去的情形，對自律神經而言也是很不利的。

[2]太陽神經叢與腹壓的關係

太陽神經叢的運作與腹壓有很大的關係。**產生的腹壓愈強，太陽神經叢的機能也就愈活躍。雖然太陽神經叢可以調整自律神經**，讓內臟器官得以正確地運作，但是一旦腹壓微弱之時，它的這種調節能力就會變得遲緩，有很多都會有形成自律神經失調症的傾向。

自律神經的中樞就如同在前文中有提到過的，它被認爲是位在所謂間腦之視丘下部的地方。而這個被稱爲間腦之視丘部分的地方，是將外界種種刺激送往大腦皮質部位的一個轉播站。而且它也是針對外界之刺激做出即時反應（換言之，這反應不經由大腦皮質），並向遠心性（動物性）神經下達命令的所在。這種反射性的指令，通常不僅限於正確的命令。

因爲烤鰻魚的香味以致命令唾液、胃液開始分泌，然而如果沒有眞正地把烤鰻魚吃進肚子裡的話，這就變成是揮了一記空棒。如果經濟情況不佳的話，不管如何地聞到烤鰻魚的香味，大腦也可以停止唾液及胃液的分泌，這就是大腦擁有的智慧。

但是，當情緒極度悲傷的時候，胃液的分泌會不佳，雖然處於空腹狀態卻提不起半分食欲。像這種時候，間腦的自律神經中樞也無法正常地運作，大腦的聰明智慧，也會被悲傷的情緒所蒙蔽。

其他令人不悅的情緒狀況，比方說像是激烈地忿怒、恐懼、驚惶等時候，也常常會有間腦及大腦皮質都無法下達正確指令的情況發生。

即使是這樣的情況，只要太陽神經叢的運作正常，縱然從大腦或間腦傳達出來的命令是錯誤的，它也可以予以調整。

[3]讓太陽神經叢正常地運作

爲了要讓太陽神經叢能運作活躍，養成正確地腹壓形成習慣是必要的。胸壓也會一起產生的腹壓是不正確的，正確的腹壓必須要在呼吸的同時一起產生。

近年來，人類判斷出大腦皮質有新舊兩種皮質。舊的皮質不單僅是人類，所有的脊椎動物都有，而新的皮質是人類獨特具有的一種進化產物，分辨人類與其他動物之差異的特徵，就是這個新皮質。

有句話說磨鍊智慧、鍛鍊心靈。這裡所謂的磨鍊智慧，就是指大腦之新皮質的訓練，而鍛鍊心靈是超乎於形式上的問題，有人會說在生命運作的角度來看，這是無法掌握住要點的問題，但事實絕非如此。我認爲太陽神經叢的鍛鍊，正是鍛鍊心靈的要訣。

第二頭腦的這種詞句表現並不稀奇。在一八七〇年於美國懷俄明州（Wyoming）被發現的恐龍頭部及腰部二個地方都有腦的存在，這是在報告中指出的。而且，這種情況下的第二頭腦，就是脊髓在腰椎部分的膨大部位，難怪人會指著它說是第二個頭腦。

不過，人類的第二個頭腦，就如同我們也稱之爲腹腦一般，是指存在於腹腔內的太陽神經叢。太陽神經叢位在不斷上下運動的橫隔膜正下方，而且纏繞在腹部大動脈以及其支脈（腹腔動脈與上腸間動脈）的上面。

太陽神經叢就如同前面所提過的一般，是自律神經的集合體。換句話說，因爲交感神經（大小內臟神經與腰部神經節）呈左右對稱的合體，其整體的形狀看來就好像是太陽發出的光線一般，所以它被如此命名。

像這樣呈左右對稱的自律神經在正中央合成一體的情形，在胸腔內是看不到的，這是只有在腹腔內才會存在的現象。雖然在腹腔內部除了太陽神經叢之外（又名腹腔神經叢），還有下腸間膜動脈神經節以及下腹神經叢的集合體，但是太陽神經叢是看起來最漂亮的神經細胞塊。

從這些神經叢全部都攀附在腹部大動脈以及其支脈的基部這一點來看，我們就可以感覺到它們是多麼好動的神經。特別是太陽神經叢，位在不斷上下運動之橫隔膜的正下方這個情景，更加深了這種感覺。太陽神經叢的位置大約在第十一至第十二胸椎的部分，它就如姆指般大小。此外，雖然它存在於胸椎的下部，但它畢竟還是在腹腔內。因爲它在橫隔膜向上時會膨脹，所以就好像是腹腔假裝成胸腔一樣。

太陽神經叢的位置一旦從正前方來看，它就抵著心口窩部的正後方。而且，當把這個心口窩向內縮時，就是太陽神經叢與前面距離最短的時候。

隨著腹壓加壓、減壓（也就是腹部施力、腹部放鬆）的交互動作（藉由因橫隔膜運動而促進的血液循環所賜），內臟的營養得以維續，各個部位的機能也就得以發揮，因此，愈是努力的實行腹壓的加減，生命機能的運作就會變得愈活躍。腹腔壓力的強力增減，對太陽神經叢的營養也很有助益，因此其機能也就能夠充分地發揮。

當我們身體狀況不佳的時候，就是最好能夠不斷運動的橫隔膜呈現運動力遲緩之狀態的時候。譬如說，當悲傷至深不可自拔的時候，人的氣色會不好、有氣無力、沒有食欲、心臟也會覺得難受。這種時候，氣色不佳有氣無力是血液循環低下的表現，食欲不振是消化液分泌低下，而心臟難受是由於冠狀動脈營養不足的原故。這些都是血液循環與自律神經機能低下的現象。

強烈的忿怒、恐懼、驚惶以及其他種種令人不適的情緒，也會擾亂生命機能的運作。視情況的不同，也會有大腦的智慧處理不了的時候。這個時候，正是第二個頭腦，也就是被稱爲腹腦的太陽神經叢發揮作用的時候，生命機能必須要藉由對它的靈活運用，來朝著正確的方向運作。

要鍛鍊第二個頭腦——太陽神經叢，正確的腹壓產生方法是必要的。如果正確的腹壓習以爲常地在日常生活中就會產生的話，太陽神經叢就能活躍地運作，生命體也就能經常性地運用正常了。

在我們的日常生活之中，雖然也有會令人愉快的情緒，但是相形之下，令人不悅的種種情緒絕對不會就此消聲匿跡。在這些令人不悅的情緒產生了的時候，就是應該要充分地活用第二個頭腦的時候。此外，生活在往高度發達之文明邁進的生活環境之中，往

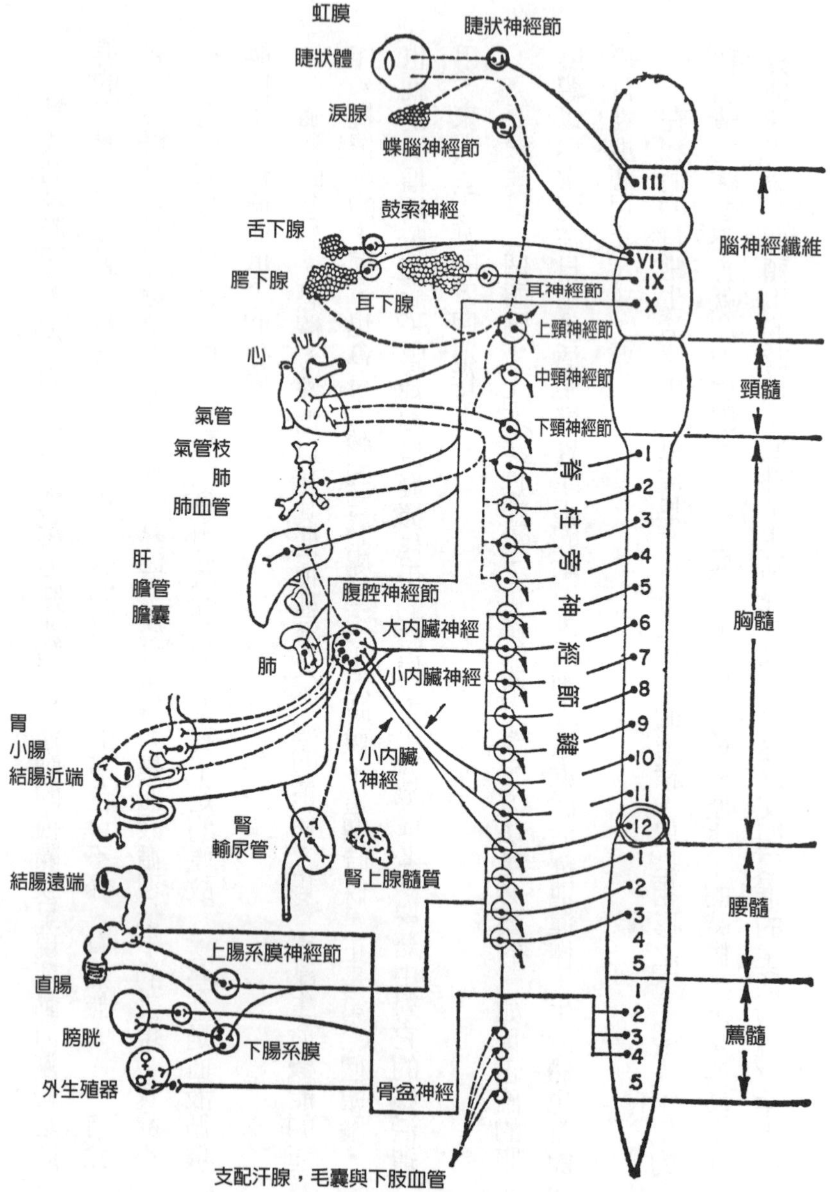
虹膜
睫狀神經節
睫狀體
淚腺
蝶腦神經節
鼓索神經
舌下腺
III
腦神經纖維
VII
IX
X
腭下腺
耳下腺
耳神經節
上頸神經節
心
中頸神經節
頸髓
氣管
下頸神經節
氣管枝
肺
肺血管
脊
柱
旁
神
經
節
鏈
肝
膽管
膽囊
腹腔神經節
胸髓
大內臟神經
肺
小內臟神經
胃
小腸
結腸近端
小內臟
神經
腎
輸尿管
腎上腺髓質
腰髓
結腸遠端
上腸系膜神經節
直腸
薦髓
膀胱
下腸系膜
外生殖器
骨盆神經
支配汗腺，毛囊與下肢血管

各作用器的自律神經分佈圖

往會容易像前面說的那樣，第二頭腦的運作會變得遲緩，因此，不斷地磨鍊太陽神經叢的這件事要一直放在心上。

如果對第二頭腦加以磨鍊的話，就可以預防被認定今後一定會日益遽增的自律失調症，以及精神衰弱症於未然了。

而且，相信已經成爲現代醫學之一大課題的現代成人病，也就是腦中風、癌症以及冠狀動脈性心臟疾病，也會因爲這個第二頭腦的靈活應用，而在未來的人生路上找到一大片光明。

橫隔膜與內臟的關係

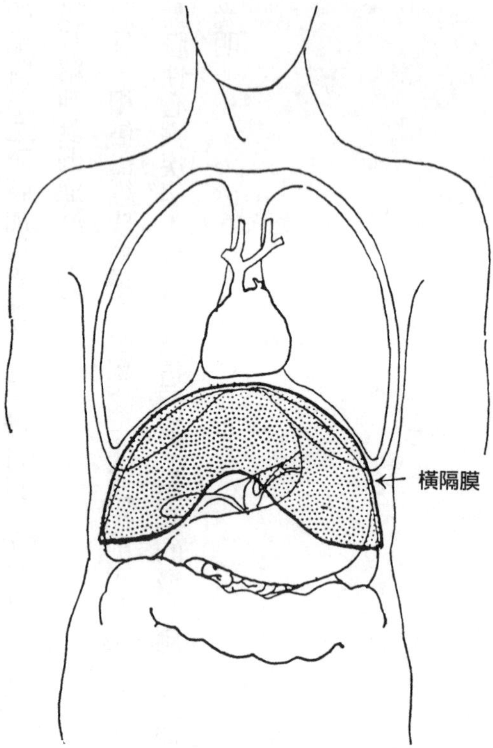

橫隔膜如覆碗般覆在腹部內臟上方，當呼氣時，橫隔膜往下收縮，內臟受擠壓，血液流出向上半身，能徹底排除內臟中的老舊廢物，而吸氣時，全身血液中的氧與營養也能充份送達各組織器官，因此，不但全身免疫力提高。也可保持器官組織年輕化。

第五章　治癌對策與丹田呼吸

㈠創造一個沒有癌症的世界吧！

[1]日益增加的癌症

對進步的現代醫學放眼望去，雖然有年年增加之趨勢的疾病有很多，但是這其中，還是以癌症與腦中風爲首。和之前比較起來，近來日本一年內因癌症而死亡的人數超過了十七萬人（昭和五十七年度），因腦中風而死亡的有十四萬七千餘人，終究登上了第一的首座。

人常說癌細胞無所不在，雖然癌這個東西眞的是很麻煩的疾病（後述），但是並不是就完全沒有一個可以預防癌症的方法。調和醫學有一個對付癌症的明確對策。我們來略微探討一下。

雖然大家都知道癌症中也有各式各樣種類不同的癌症，但是這其中，胃癌和其他的癌症比較起來，卻占了全日本癌症病例中壓倒性的多數，它占了男性癌症病患的半數以上，而日本也得到了胃癌王國這個不值得贊佩的封號。

而女性之中的癌症患者，有子宮癌、乳癌等等，近來肺癌也被付予較多的關注。此外，還有肝癌、胰臟癌、喉咽癌、血癌（白血病）等等，在消化器官的癌症中除了胃癌之外，還有食道癌及腸癌（特別是直腸癌）。

癌症之中也有復原良好以及不易治癒的分別，像是子宮癌、乳癌這些，都還可以算是可以復原的一方，而肝癌或是腦腫瘤等等，即使要動手術都很難。胃癌大概是居於兩者之間，早期發現早期治療的話就沒事，一旦晚了一步就全盤皆輸。

如果從日本的死亡數中來看的話，因腦中風而死亡的人數比癌症要多，是死因的第一位，但是這個疾病如果順利的話，發作一次就決定了生死，本人不會有痛苦，也不會成為眾人的負累。

胃癌等等癌症的末期患者，會拖泥帶水地沒有絲毫男性尊嚴，壞心眼的老婆甚至會苛刻以待，想要他早些死亡。它是一種一直到最後一秒，頭腦都還很清醒地痛苦到底的討厭疾病。雖然食物堆得如山高，但就是無法下嚥，患者會漸漸地消瘦下去，癌症就是這種冤孽的病症。

[2]癌症的特徵

癌症這種疾病有三大特徵。第一就是它和傳染疾病不同，**它是因為身體內部之正常細胞由於某種原因而產生變質、異常，而且永無止境地分裂增殖而造成的**。

構成我們身體的多達數十兆個正常細胞，全部都保持著一個固定的方向。這就好像磁鐵都會指向北方一般，全部的正常細胞都會朝向讓生命體經常性維持在健康狀態下的方向。然而所謂的癌細胞，它不管一切，也不管生命體會變得如何，只是專心一致地一直繁殖著。結果，它會連正常細胞的領域也侵入，也不放過。

癌症的第二個特徵，就是**癌細胞很容易從癌組織剝落下來，混入血液及淋巴液中，在身體的四處到處流竄**，這也是癌細胞增殖（轉移）的一種助力。

癌症的第三個特徵，就是**它會讓身體變成惡液質狀態，加速死亡的腳步**。

這種悲慘的疾病，現代醫學有些什麼樣的武器與之對抗呢？

[3]現代的醫學和癌症

現代醫學有三個對付癌症的大標的。

第一就是**藉由外科手術將癌細胞組織予以切除**。

第二就是**使用放射線**。從使用鐳元素（radium）開始，一直到最近鈷元素（cobalt）的使用，以及其他放射性同位元素，或者是高壓、超高壓之X光線等等，我們可以看見這之間的進步。但是，不論是哪一種放射線，都很難只會對癌細胞發生效用，緊鄰著癌細胞的正常細胞，也會有受到波及的危險。如果放射線的量不足的話，癌細胞會再次壯大起來，又會再次持續地增殖，在這種左右爲難的狀態下，要決定放射線的適當使用量是很困難的。

第三就是**使用制癌劑**，不過因爲癌細胞是自己體內細胞突變而產生的極具威力的細胞，所以要解決這些癌細胞的用藥毒性也會很強，這也會傷害到正常的細胞。在此，**可以改變局勢讓病情好轉的就是免疫療法**。

雖然由於癌細胞也是屬於自己體內的細胞，所以無法產生出免疫的抗體，但是它常常會致使免疫能力低下的情況發生。因此，人類活用了人體對抗細菌、病毒的抗體防禦反應來間接地抑制癌細胞，而開發了以BCG爲始的各種免疫賦治劑。

一旦在癌細胞形成的部位植入BCG這類的結核菌，白血球中的微細絨毛以及淋巴腺的T淋巴球等會包圍結核菌，將其呑噬，這個作用十分猛烈，因此其附近的癌細胞也會被呑噬、破壞。這就是所謂「波及效果」的發揮。

因爲這是把在感染了二種病毒之情況下所產生的最佳抑制病毒增殖的干涉因子應用在治療方面，所以它的副作用也就比較少，也因此被寄以重望。利用免疫療法的癌症治療，的確是向光明踏出了一步，但是，癌症還是無法因此而得以治癒。

[4]癌症的早期發現

癌症就如同是火災一般，只要越早發現越早處理，治癒的機率也就越高。容易在早期就發現得到的癌症有皮膚癌、子宮癌、以及乳癌等等，因此這些癌症的治癒機率當然也就相對地高，不過其他種類的癌症，就有很多都是在早期難以發現的。

胃癌大概是介於這兩種的中間吧，因慢性胃炎、胃潰瘍等疾病而發生貧血、胃部不適、甚至疼痛、打嗝、嘔吐、體重減輕等自覺症狀的時候，最好能姑且接受一下專家的門診。

在日本子宮癌及乳癌之所以會年年下降，就是由於有很多病例都是早期發現、早期治療的原故。如果在日本境內占壓倒性多數的胃癌也能推廣、普及早期發現、早期治療的這個對策的話，因胃癌而死亡的人數，一定會比現今更少。

[5]對付癌症的三階段

現行的抗癌對策，全部都直接與從身體內形成的癌細胞面對面對決的方法。它在現代醫學之中，占了極大的份量。撥開消滅高過頭頂的火星是理所當然的事。這就是抗癌對策的第一階段。第二階段就是趁著火勢還未坐大、還是小火的時候早些發現、早些撲滅的早期發現、早期治療階段。第一階段所造成的經濟負擔較大，在第二階段中的處理和前一階段相比較，個人的經濟負擔較小。

之前對對抗結核病而言十分有效的集體檢診制度，今後即將被廣泛地應用在對抗癌症這方面。這也會成為早期發現癌症、早期治療的一個有力的著手點。依著檢查種類的不同，其支出的經費也會相當的可觀，而且，如果是全國性地施行的話，一筆莫大的費用是無可避免的。團體檢診對多數人而言，不但不會提高他們對癌症的關注，相反地，反而會使對癌症的異常恐懼深植在每一個人的內心，也有人認為這就是為什麼有癌症神經質的人會變多的原因之一。

因此，我認為抗癌對策不可以就此做為結束。甚至，我們更必須要提出比這些更好的抗癌對策不可。

我們必須要有對抗已經在體內形成之癌細胞的對策，不單僅是如此，就像前面提到過的，我們非得要將旺盛燃燒著的火焰消滅不可（第一階段），而且，因爲在何時何處會有小火災發生都不一定，所以我們要不斷地提高警覺，防止火災的發生（第二階段）。

[6]癌症的根本解決之道

要解決癌症的根本之道爲何呢？這正是我現在開始要加以探討的抗癌對策的第三階段，我希望每一位國民都能好好地實行。

就好像我在前面有提到過的，我們要努力下一番工夫，不讓構成身體的數十兆細胞中有癌症這個叛逆份子的出現。

即使我們受了傷、生了病，我們體內的所有細胞，最後都還是會朝維持在健康狀態的一大方向一起同心協力地奮鬥著。這是正常細胞一貫的存在方式。相形之下，不管生命體會變得如何，只是一直不斷地繁衍自己的同伴，不僅成立了本店（原發性癌細胞），還擴展分店（轉移性癌細胞），更妄想要喧賓奪主的癌細胞，說它是叛逆份子真的是一點兒也不過份。

像這種不爲生命體的正常運作協力奮鬥的細胞，是怎麼會出現在我們身體裡的呢？在怎麼樣的生命體內部環境之下，會出現這種叛逆細胞呢？這個問題的答案，正可以說是解決癌症的根本之道。恐怕今後在分子生物學的領域裡，充滿著鬥志的研究者會被寄與深切的期時吧！

正常細胞在變化成爲癌細胞之前，大概有一些中間狀態的存在吧！所謂的前癌狀態指的就是這個。在這種狀態下，因爲某種原故被不斷折磨的正常細胞性格就會全然改變，變成不再和其他細胞同心協力地幫助生命體的正常運作，這時，就是癌細胞出現的時候。這大概是細胞在分裂增殖的時候，正常細胞之細胞核內的染色體產生突變的原故吧！

解釋出正常細胞變化成爲這種反叛細胞的情況，大概是解開癌症謎題的重大關鍵吧！不過，癌症的問題必須要兼顧這種研究以及從免疫學層面的研究，在美國等地，探究肺癌成因所採用的就是這種方法。換言之，他們對怎樣的生活環境下會發生癌細胞這一方面進行探究。

很幸運的是，我們確定了我們的身體內有阻止正常細胞癌化的能力，那麼是什麼原因讓體內的這種阻止細胞癌化的能力（防癌因子）下降，而讓癌細胞現身呢？在怎樣的生活環境以及生活態度下，會使身體阻止細胞癌化的能力提高或下降的這個題目，大概必須要從免疫學與分子生物學兩面來著手探究吧！

我們知道重度吸煙者發生肺癌的機率較高，而且，和住在鄉下的人比較起來，居住在大都會這種空氣受到人爲污染地方的人患得肺癌的機率也比較大，此外，一天喝三至四瓶牛奶的人，或者是常吃玄米以及裸麥的人中，較少人會罹患癌症。換句話說，要讓阻止正常細胞癌化之能力下降的要素，也就是容易形成癌細胞的要素，必須要從免疫學的角度加以檢討，必須要將之一一地例舉出來。

而且，同時也要積極地調查不會形成癌細胞（阻止正常細胞癌化的能力升高）的要素，並製造成一張列表，把它應用在我們的日常生活之中，然後依照著這二張表，在日常生活中做取捨、選擇。這正是抗癌對策的第三階段，也可以說是根本對策。

在我們的日常生活之中，當然也有些在不知覺的情況下，過著容易患得癌症之生活的人，以及過著不會患得癌症之生活的人，我們的列表，要儘可能地符合這些，並由此得到驗證。

[7]用完全呼吸擺脫癌症

我想，在不患得癌症的列表之中，居於首位的該是丹田呼吸。

因爲**丹田呼吸會促使在我們身體之中全部細胞的新陳代謝作用**（吸取細胞必須要有的物質，排除掉細胞內的不必要物質）更加活絡，**所以所有細胞的生命力會提高，因此它是防癌一個極為有用的方法**。

正常細胞變異成爲癌細胞的過程之中，細胞中的物質代謝產生突變可以說是最大的原因。偶氮染劑以及多環碳化氫、3–7 benzvalene 等等，在發癌性物質這方面，全都被付以關注，同時，正常細胞所必須要有的酵素、營養素也必須要納入考量。此外，在細胞內部進行之氣體交換（取得氧氣、排出二氧化碳）的源源不斷，也是很重要的一個考慮重點。

就好像在瓦爾普魯格的實驗中也得到證實的，我們知道癌細胞在氧氣不足的生命體環境內，很容易產生。從細胞新陳代謝不完全，其中尤其以**氧氣不足的情形最容易產生癌細胞的這一點來看，讀者們應該也可以了解到丹田呼吸擁有強大的阻止癌化力量**。

丹田呼吸藉由肺部氣體的交換完全而使血液的含氧量豐富，而且單憑如此就可以使豐富的氧氣強力地供應給全部的細胞。這是因爲藉由丹田呼吸、體腔內的壓力得以巧妙變動的原故。

全國人民或者是全球的人類藉由實行這種完全呼吸，將能夠讓這世界從此擺脫癌症的糾纏，在地球上創建一個沒有癌症的烏托邦。丹田呼吸是一個任何人都做得到，而且更不需要半點費用的一個抗癌根本對策，希望今後它能夠被廣泛地推行、普及。

(二)如何預防癌症

[1]不會形成癌症的生活

癌症是現代人的三大成人病之一，是每年都在持續增加、令人困惱不已的疾病。如同前面所述，在一九八二年，日本死於癌症的人數達十七萬餘人，占全部死亡人數的百分之二十三點九。因腦中風而死亡的人數約爲十四萬七千餘人，占全體的百分之二十點七，由此可知，癌症的死亡率是相當的高。

近來我們身邊的家人、親戚與朋友中，死於癌症的人是愈來愈多了。因爲從電視、廣播以及報章雜誌中，我們到處都可以看得到像這類癌症人數每年不斷增加的新聞、消息，所以最近有了疑似患得癌症的這種精神衰弱症患者的人數，上升程度比癌症患者增加得還要更快的結果。

因此吸取有關於癌症的正確知識，不要對癌症徒具恐慌，努力過著擺脫癌症糾纏的光明生活才是應該要做的。癌症絕對不是不可抵抗的疾病，只要擁有正確知識地過著生活，就可以渡過一輩子與癌症絕緣的生活。

癌症的預防比癌症的治療更為重要。而要做到預防癌症，就只有吸取各種關於癌症的知識才有效用。我在後文也會討論到，正是要實行不會形成癌症的生活方式，才能預防癌症。

[2]突變細胞是從何而來？

我們的身體是由數十兆個多得出奇的細胞所構成的。而且，就所謂的這個「我」，如此一個生命體的生命活動運作而言，是由這些細胞一齊同心協力的。在健康的情況下，這些正常的細胞創造出組織，並從事各式各樣不同的組織活動。

比方說，像是胃部粘膜的上皮細胞分泌胃酸，以及分泌蛋白質分解酵素、粘液等活動。即使這些活動各有不同，但它們都是以消化處理食物、維護生命體的這個目的而同心協力著。而且，胰臟也製造著澱粉質、脂肪、蛋白質以及其他各類的消化酵素，將這些送往十二指腸。肝臟也分泌對消化脂肪而言十分必要的膽汁。像這樣雖然各組織的運作都不相同，但大家都站在消化進入口中之種種食物的這一點上共同合作。小腸組織就負責吸收這些被消化處理的物質，並將之送往血液中。

雖然食物的種類眞的是琳瑯滿目，但它們全部都會藉由消化酵素的作用而產生轉換——澱粉質轉換成爲葡萄糖，脂肪轉換成爲脂肪酸及甘油，蛋白質轉換成爲胺基酸——像這樣，全部都會被調理統一，就如同前面所述的一般。

爲了要讓這些食物被吸收入血液之中，變成身體的營養素，口部、食道、胃、腸、肝臟、胰臟以及其他所有的一切都站在同一陣線上共同努力。而且，它們都堅貞地守護著自己的崗位。如果把它們當做是全體來看的話，就可以知道它們每一個組織都在進行著有機活動。

然而，一旦變化成了癌細胞，這些細胞對生命體就不再有一絲的貢獻，一心一意不分青紅皀白地一個勁繁殖著自己的同伴。因此它們一點都不會在意生命體會變得如何。一旦這種細胞無止無境地不斷繁殖下去，最後不論是胃啦、或是腸啦，種種器官的機能都會無法運作，甚至會對生命造成重大的危機。

因此，我們必須要想一想，爲什麼這種突變的細胞會出現。有句俗話說「家賊難防」，事實上這個癌細胞不是從外面來的，而是由體內正常細胞癌化變成的。那麼，爲什麼正常細胞會發生突變、成爲癌細胞呢？這中間應該是有其原因的。

就好比健全的青少年不會毫無原由地在一夕間突然變壞。一旦對他變壞的原因加以探究，就會發現是因爲其他不良分子的誘惑（外在原因）啦、或是在父母過度保護啦；或者是雙親對孩子完全不加關心啦這類的家庭（內部因素）中長大，其中有很多都是因爲家庭因素。也就是說在家庭缺乏和樂和關愛的情況下，孩子最容易變成不良少年。相反地，一旦家人緊密地結合在一起，孩子就不容易變壞。一旦家庭的氣氛零零散散地，孩子變壞的危險性就會增加（癌細胞也容易在身體狀態散漫的情況下形成，還會侵入血管之中）。

一旦試著窺視一下我們的健全身體，就會發現全身都經常性地處於調和狀態下，而且細胞的合作性強，就像前面所說的，不論是哪一個細胞都在爲生命體的運作而同心協力。換言之，所謂的細胞這東西，每一個都抱持著有機的連繫。現在，我們就來探究一下是什麼擾亂了這種融和、結合、協調統一的特性吧！

多數癌症的成因，都是由於細胞再三受到不適的刺激所造成。在日本有一個由市川和山極兩位先生利用兔子所做的致癌實驗十分有名，它也成爲是癌症研究中一個重大的突破。這個實驗就如同衆所皆知的，是在兔子的耳朵上很有耐心地塗上瀝青連續六百天。兔子的耳朵細胞無法承受如此每天反覆被塗抹瀝青的這種不適刺激。這就是癌細胞成因之刺激說以及加法說的根據。

從後來的研究中，我們得知了在瀝青中被稱爲3-4 benzvalene的物質具有致癌性，並且以此爲契機，在這之後更陸續地發現了其他的致癌物質。

在市川與山極先生的實驗過程中，每天都極具耐心反覆塗抹著瀝青在兔子的耳朵上，如果，這個實驗在中途停止下來了的話，恐怕癌細胞就無法形成了吧！相形之下，在致癌物質之中，也有一部分是只要給與一點點刺激就會使動物致癌的強力物質。

[3] 肺癌

近來有多數的人對人類的肺癌抱以深切的關注。最近幾年在美國也有進行煙草與肺癌之關連的調查，由調查結果中我們得知，一天吸煙三十至六十根的重度吸煙者，罹患肺癌的機率較高。此外，大都市的空氣污染也是形成肺癌的問題之一。但是，反過來看，在重度吸煙者之中也有一些沒有罹患肺癌的人，相形之下，在那些顯少抽煙、甚至從來不吸煙的人之中，卻也有罹患肺癌的人。到目前爲止，也還沒聽說過因爲新興的空氣污染問題，而導致全體市民都患得肺癌的事。

由以上的事實，我們可以**把癌症的發生分成外在因素及內在因素兩大項來考慮**。就這一點來說，它和各式各樣之炎症眞的有十分相似之處。就發炎而言，它的外在因素是細菌毒性的強弱，而內在因素則是身體抵抗力的強弱。發炎會依據這四個因素的組合不同而呈現各式各樣情況。肺癌也是如此，就外在因素而言空氣污染也是其中之一。

沒有任何人是故意要污染空氣的笨蛋。至今爲止在不知覺的情況下污染著空氣的工廠，是因爲運作而不得不排出有毒氣體的。然而就這方面看來，擁有一副不會因爲些許的空氣污染就形成肺癌的強健體魄是必要的。即使抽煙抽得很厲害，也沒有患得肺癌的人雖然是置身於惡劣的外在環境之下，但他們一定有防禦能力增加的內部環境。

因此，就對抗癌症的對策而言，在外在因素方面必須要做各種努力來極力地減少空氣污染。而且減少吸煙量也是一個好方法。近年來，在日本境內死於結核病的人數正急遽地減少當中（昭和五十七年爲五千多人），相形之下，更顯示出死於肺癌之人數（據昭和五十七年之統計爲二萬四千餘人）的異常增加。因此，**用丹田呼吸來鍛鍊出一個強健的肺部就益發必要了**。

[4]日本罹患胃癌的人數是世界第一

在日本因罹患胃癌而死亡的比率，居世界第一，是美國的六倍。我想不論什麼都想拿世界第一的美國人也一定為此訝異不已。然而，這一種世界第一實在不是值得誇耀的事。

為何會有這種現象產生呢？這似乎是日本人獨特的飲食生活所造成的。廣泛地觀察一下日本人的飲食生活，就會發現他們的飲食屬於多鹽飲食，一般來說對鹽分的攝取都屬過量。

有些時候，一天攝取的鹽量大約超出三十克以上。因為日本人的飲食從副食品一直到漬物，幾乎可以說是沒有一項不含鹽分的，所以這種過度的鹽分攝量是當然的事。在胃腸長年浸泡在高濃度之鹽含量的環境下，不管怎樣強健的胃壁也不可能不被侵害。因此，我們必須要認真地去探究鹽份含量高之飲食習慣和發生癌症之間的關連。

而且，幾十年下來長期地浸陷在高鹽度的環境之下的這種情形，和市川與山極先生有耐性的實驗比較起來，其經歷的時間更要長很多。力量微弱的小水滴在經過一段長久的年月之後，也可以貫穿堅硬的岩石。更何況鹽分的浸透力是特別地強，胃部粘膜的上皮細胞當然會被浸透過去，細胞的內容當然會有變化。

細胞內水分被脫離的情況，對細胞本身而言也不是好事。而且再加上胃和心臟一樣是對情緒反應十分敏感的臟器，所以一旦擔心、忿怒、悲傷等等情緒發生時，胃部的血液循環都會被擾亂。

一旦胃部粘膜長時間地貧血或是血流不順暢，胃部的抵抗力就會變弱。在這種情況之下，高濃度的鹽分所帶來的爲害作用會更明顯地呈現出來。在這種情形再三重覆發生的過程中，胃部粘膜就會慢慢地變質、形成潰瘍，或者連細胞核也會被侵入，DNA及RNA也會受影響，遺傳情報因而發生變異，到最後終究會走上癌化一途。

不過從另一方面來看，不論是否攝取了相當多量的鹽分，大部分的人並沒有罹患胃癌。這是因爲他們擁有粘液分泌情形良好、可以耐得住高濃度之鹽分的胃。換句話說，爲了要整頓內在的因素，讓粘液得以充分分泌，讓胃擁有強大的忍耐力是必然的。不過，我們也必須要知道這絕對不是表示胃喜歡鹽分濃度高的環境。

不管是什麼食物，只要沒有鹽味就覺得怪怪的——這是日本人向來的飲食習慣，現在，是應該要好好地加以反省的時候了。一般而言，因爲在經常使用肌肉的情況下，鹽分的流失會因爲流汗而增加，所以在這時補充較多的鹽分是有必要的，但是就一個普通的成人而言，一天攝取六至七公克的鹽大概就已經算是充足了。此外，只以漬物配飯的這種飲食生活，會更加地突顯出鹽分造成的危害。這個時候，一旦同時攝取適量的蛋白質及脂肪，就可以緩和鹽分帶來的傷害。換句話說，食物成分的調和是絕對必要的。

此外，直接飲用像威士忌或日本燒酎這種酒精濃度超過百分之四十以上的酒，對身體而言是有害處的。它和高濃度的鹽分一樣，濃度高的酒精會浸入消化器粘膜的細胞內部，奪取細胞內的水分，細胞會因爲酒精而變質。喜愛喝酒精高之烈酒的人之中，發生食道癌及胃上部癌的情形較多。

消化器的粘膜長年處在高鹽度、高酒精的環境之下，不變質是不可能的事。在這種環境下胃腸還能忍受得住，安然渡過數十年，實在不得不令人讚佩。在這種情況下，消化器粘膜中會旺盛地分泌粘液，進行防戰措施。因爲這個粘膜的原料也是蛋白質，所以必須要攝取適量蛋白質是不用說的。

一年到頭都腸胃不適、稍稍多喝一點、多吃了一點就會疼痛的人，改善飲食習慣及實行丹田呼吸是必要的課題。縱使還沒有進展到消化粘膜變質，而形成潰瘍或癌症的地步，也往往會變成萎縮性胃炎的情形。即使由於不快的情緒而導致了胃部粘膜的貧血或血流不順，只要實行丹田呼吸就可以在一瞬間讓血液循環變得順暢，回到正常的運作軌道上。大口大口猛灌悶酒等舉動對胃腸只有害處，沒有絲毫的正面影響。

不單僅是肺和腸胃，我們所有的臟器都持續地在忍受著長年的弊害而生活著。但是，並不能說因爲忍受得住就可以放著不去管它。我們應該要愛護我們的臟器，如果能這樣做到，它們當然就能夠永遠健康、耐久。在內外環境方面，如果藉由丹田呼吸的實行而使得所有內臟器官的血液循環良好的話，胃部、肺部都會長保年輕，「百歲壯年」一詞也不再是夢想。

[5]癌症這個病是極為惡劣的

癌症這個疾病是十分惡劣的疾病，它的死亡率很高，在日本境內就如同前面提到過的一般，在死亡順位上排名第一。癌症和傳染病不同，它的病原菌很少是因外界入侵而產生的，此外，它也不是如果父母親是死於癌症，孩子就必定會患得癌症的這種遺傳性疾病。

相反地，縱使父母沒有患得癌症，子女罹患癌症的這種例子絕對不會少見。換句話說，癌症不是感染性的疾病，也不是所謂的遺傳性疾病（但是視情況的不同，也許容易患得癌症的因素是受其雙親或多或少的影響也未可知）。

那麼癌症發生的原因到底爲何？要預防癌症的發生到底要怎麼做比較好呢？我認爲我們必須要對這一點好好地檢討一番，並且一起同心協力地去發現不會罹得癌症的生活方式。

癌症這個疾病如果完全地依賴專家，而自己過的生活中卻沒有一丁點的防護對策的話，癌症罹患人數只會一直增加，絕對不會減少。彼此在日常生活中發現怎麼樣的生活方式可以與癌症絕緣，並且恆常性地實行它，這才是預防癌症的最佳方法。這不是絕對不可能的事，而且也不需要花費到任何費用，所以，在此我稍加敘述一下我對這一點的看法。

如果知道癌症是如何產生的話，自然也就會知道要預防它的方法。就如同前面提到過的一樣，家賊難防，癌的形成不是由於外在因素，而是**因為我們體內的細胞突變才會變成癌細胞**（正常細胞癌化），這是第一個癌症形成的原因，接著，這個**癌細胞無止無境地不斷增殖**（癌細胞的異常增殖）是造成癌症的第二個原因，然後在**身體的各個部位成立了癌細胞的分店（癌細胞轉移）**，這是第三個癌症形成的原因。我們現在來就這三個癌症的形成原因予以深入地探討一番吧！

第一個原因也就是正常細胞是如何會變異成爲癌細胞的這一個項目。現在，我們就來檢討一下哪種細胞容易癌化吧！

[6]癌在何處容易形成?

要例舉容易形成癌的部位，在日本就以胃癌爲其第一，然後依次是子宮癌、乳癌、食道癌、大腸、直腸癌、肝癌、膽道癌、胰臟癌、肺癌、咽喉癌、舌癌、皮膚癌、腎臟癌、膀胱癌、前列腺癌、白血病（血癌）、甲狀腺癌以及其他。

以系統之分別來看這些癌症的話，在消化器系統（或者是與之有關連性的部位）之粘膜上形成的有舌癌、食道癌、胃癌、大腸、直腸癌、肝臟、膽道、胰臟癌，而在呼吸器系統之粘膜上形成的有咽喉癌、氣管與支氣管癌與肺癌，在泌尿生殖系統之粘膜上的有腎臟癌、膀胱癌、前列腺癌、陰莖癌、睪丸癌、以及子宮癌，白血病則是屬於血液的癌症。

由此看來，除了皮膚癌與血癌之外，大多數的癌症都是在粘膜上形成的。相形之下，神經細胞之類的細胞不太會形成癌細胞（神經芽細胞癌是很稀少的），而且，也不太聽說過心臟中有癌細胞形成的這類病例。因此，我們知道當消化器系統、呼吸器系統與泌尿生殖器系統之粘膜的上皮細胞，不斷地承受某些刺激的時候，就會容易癌化。

這些粘膜的上皮細胞是長期承受刺激，已然老化之細胞被不斷形成之新生細胞取而代之的場所。根據統計資料證實，這些場所正是癌症形成的所在。

〔7〕刺激與細胞突變

容易會受到種種刺激的粘膜上皮細胞，在一面承受種種刺激的同時，也一面完成自己各別的任務，因此，老化了的細胞會一一地脫落下來，而新生的細胞就接捧後續的任務。然而，一旦這些新生的細胞也不斷地承受著異常刺激的話，這些新生細胞的新陳代謝就會發生變異，結果，接著連細胞質與細胞核也都會發生異常。濾過性病毒也是造成細胞核內之遺傳情報發生變異的一個有力因子。

正常的細胞全體都在爲維護生命體的健康而同心協力著，然而一旦這些正常的細胞發生突變成爲了狂亂的細胞，它們爲生命體設想的種種考量就會全然消失無蹤，只會呈現它們持續不斷繁殖其同伴的特性。

在這些成爲異常刺激的環境之中，有像在消化器系統裡的高濃度鹽分含量、酒精成分含量高的烈酒，或者是過熱的食物，以及食物成分不均衡等等，在呼吸器系統中有工廠或汽車排放的廢氣以及煙草等等，在泌尿生殖器系統中有尿液中老舊廢棄之濾過物質或荷爾蒙的失衡，或者是給與粘膜上皮異常刺激之物質，像是髒垢等等。

此外，像X光或其他種類的放射線也會使新生細胞發生障害。雖然我們都知道種種的放射線被利用在癌症的治療方面，但令人困擾的是，這種治療癌症的放射線，也會使

正常之新生細胞中那些正在運作的細胞發生變異，反而更促使了這些新生細胞的癌化。

使用在治療癌症方面的放射線同時也會促使正常細胞癌化的這種現象，眞的可以說是一把有雙面刀刃的劍。

在利用各種種類之小動物，比如說像白老鼠、大黑家鼠或者兔子的種種致癌實驗之中，都使用到各類的化學物質，縱使它們和人類的癌症沒有直接的關連，我們也可以確定它們對細胞是有毒害的，它們是造成細胞癌化的幫手之一。

雖然病毒與癌或許有些關係，但如果從可以利用病毒做實驗，讓實驗動物的白血病發生的這個結果來看的話，我們會發現人類的癌症與病毒的關係，也隨著分子生物學與電子顯微鏡的進步而更明朗、清楚地呈現出新的事實。

像這樣，被歸於癌症發生之第一原因，也就是正常細胞變異成爲癌細胞的原因，眞的是千變萬化的。要盡可能對它們敬而遠之才好。

不過，像大都市中之空氣污染這類的因素有一定的程度，是怎麼也避免不了的。雖然說只能夠在可以迴避的情況下儘量迴避，但是在無法避免的時候，也不需要一味地恐慌、害怕。

〔8〕生命體的防衛機構

我們的身體本來就十分地強健，它對那一些無時無刻不出現的障害物，有讓它們變成無害物質的能力，或者是躲開它們的能力。

比如說，如果病原菌入侵的話，身體具有種種的能力，來將這些病原菌排除在體外，讓它們不致對身體造成危害。

擁有強效殺菌力的胃酸，還有具吞噬細菌作用的白血球及網狀內皮細胞，或者是血液中的免疫體等等，它們全部都是生命體防衛機構鏈中的一環。除此之外，生命體對於那些會使細胞變異之物質的入侵，也發揮出種種地防衛手段。

粘液的分泌具有莫大的防衛效力。或者，當身體攝取了高鹽量的食物，或是酒精濃度高的烈酒之後會變得想要喝水。換言之，這就是身體藉由用水稀釋濃度高之鹽分及酒精的方法，來防止正常細胞發生障害的睿智。或者，當空氣中摻雜著多量的灰塵、細菌、或者是二手煙時，身體會在從鼻腔連到肺胞的呼吸道中將這些物質捕捉，並連同痰一起排出體外。

只要讓這些生命體的防衛機構處於完備的狀態，生命體就可以恆常地在健康狀態下快樂舒適地生活著。然而，這種生命體的防衛能力，一旦由於種種原因而變弱的話，粘液的分泌機能也會變得遲緩，而容易受到刺激的粘膜上皮細胞，也會變得無法抵禦這些刺激，於是細胞就會死亡，沒有死亡的細胞就會產生變異。

[9]癌細胞的誕生

雖然沒有死亡，但也沒有辦法再維續正常運作的細胞，大概其內容會有所變異吧！一旦細胞質的蛋白質或細胞核因為受到刺激而變異、受傷，細胞核內的遺傳形質終究也會受到影響。生命體雖然在這種不斷承受有害物質之刺激的情況下一面勉強地生活著，但大概也會有身枯力竭、山窮水盡的一天吧！

在這種半死亡狀態下的細胞一旦獲得了生命力，就會變成和之前之正常細胞性質相異的細胞。換句話說，它們會變得和之前那種同心協力為生命體之健康而奮鬥的正常細胞完全不一樣，而成為是不與其他細胞一齊努力的變質細胞，它們不單僅僅是不為生命體的存活共同努力，還會一味地繁殖自己的同類，為生命體帶來困擾。

細菌一旦變質，大多數都會死亡，並且被排出體外，但是靠著殘存的生命力復活，而且更進一步異常地拼命增殖的癌細胞，就會是令人難以處理的麻煩。

在一九五三年，瓦爾普魯格做了一項真的是十分珍貴的實驗。由該實驗我們得知癌細胞不需要有氧氣的供給，而且它擁有分解糖類的能力。換句話說，它會利用從血液送來的營養等，在沒有氧氣的狀態下不斷地持續繁殖它的同類。因爲這種繁殖是採用直接分裂的方式，所以它大約是以十個小時一次的比率呈倍數分裂。依此推算的話，大約僅一個月時間內就會衍生成爲二的七十二次方如此巨大的數，這個數值，就在二的後面再多加二十一個零的浩大之數。

這種令人措手無策的癌細胞增殖，對生命體而言只有百害而無一利。生命體到最後將會因爲這些癌細胞而無法生存下去。

[10]為什麼癌症是可怕的呢？

如果癌細胞在第一形成原因（細胞的變異）以及第二形成原因（癌細胞的異常增殖）的階段就就此打住的話，就不會是那麼可怕的疾病。因爲不管怎樣都可以藉由進步的現代化醫學來治療。

然而，在癌的第三個成因（癌細胞的復發與轉移，甚至傳播）來說，它的結局就是致命。縱然動過了如何技術高明的手術，如果後來癌細胞又再度復發、轉移、癌細胞在體內蔓延橫行的話，大概不論如何有名的醫生，也會不知該從何下手吧！

良性腫瘤比如說像是內瘤或是肌肉瘤等等，只要將它們割除也就能夠治癒，但是癌症卻不是如此，這就是它可怕的地方。

癌症之所以令人害怕，就是在它的轉移、及再度復發。

癌細胞就有這種令人討厭的特徵。換言之，它和其他健康細胞彼此之間沒有協調性，它不管生命體會變得如何，不顧一切地不斷繁殖自己的同類，而且癌細胞在短時間內以倍數進行分裂，大多在短時間內就會增殖到足以致命的數量，此外還加上一個特徵，那就是癌細胞是單離性的細胞。

血球也屬單離性，但它是以生命體運作這個大目的爲本而有此單離性。換句話說，紅血球爲了要將氧氣運送至全身的各個細胞，它必須藉由它的單離性潺潺不絕地在血管內流動，而白血球爲了要吞噬消滅侵入身體的病原菌，它必須要具備著這個可以單獨自由地任意來去、四處活動的單離性。然而癌細胞的單離性，也就是這種容易零落散佈至各處的特性，不再是對延續生命運作的一個貢獻，甚至它反而爲這個目的帶來了困擾。

換句話說，零散散落分離的癌細胞，會順著血流以及淋巴液往生命體的各部位移動，並在到達的地方落地生根，然後再開始異常地增殖。即使藉由外科手術將癌的原發部位切除，它還是會如同雨後春筍般地轉移至其他所到之處，著地生根，像這種情形，就算有好幾個身體也不夠用。

此外，因爲癌有著只要能從生命中奪取營養素，就能夠在不需要氧氣的情況下分裂增殖的這種繁衍同類的特性，所以生命體的體液會變質惡化，生命最終會走向崩潰的結局。癌細胞在不需要氧氣的狀態下分解糖類，以及其單離性與異常增殖等等的特性，對生命體的運作而言，沒有一絲一毫正面的影響。而它復發、轉移、惡化體液質的特性更是對身體有害。

對抗這個可怕之癌症的對策就是要早期發現——這是在知識份子之間傳播著的理念。然而「早期發現」眞的是對抗癌症的根本之道嗎？

[11] 癌症要早期發現是件難事

在癌症之中雖然也有如果多加注意就有可能早期發現的類型，但癌症大多在初期沒有自覺性症狀，必須要進行各種的醫學檢查才能夠有所發現，所以說要在早期發現癌症其實是很困難的。我們認爲的癌症早期，常常是在之前就已經進行了相當程度的地步了。

如果要說癌症的初期，應該是指只有上皮細胞癌化的那段時期，如果在這個時候動手術將之去除掉了的話，癌症當然是可以完全治癒的，然而在這種沒有自覺症狀的時期，眞正有勇氣去醫院動手術的能有幾人呢？大多數的人都是在爲時已晚的時候才接受手術，或是放射線的治療，因此，他們大多最後都因爲癌細胞的復發或轉移而成了不歸客。

「早期發現」這事的確是很重要，但是就現實情況而言，這是很難做到的。不要太拘泥執著於想要早期發現這個令人難以掌握的癌細胞，再更往前的階段之中，建立一個有效的抗癌對策，我想這才眞的是最最明智的應對之道。

雖然說發生癌細胞之機率較多的是消化器系統、呼吸器系統以及泌尿生殖器系統之粘膜的上皮細胞，但如果自己本身十分強壯，而且新舊細胞的交替作用旺盛的話，即使承受了種種的刺激，大概也不會有癌化的現象。不過只要有一次細胞的生命力低下而又再三地受到不好的刺激，這時縱然是如何健壯的上皮細胞，也會經歷一定的階段而變化成爲癌細胞。因此就癌症的預防而言，我們必須要特別地注意不要讓這些細胞，反覆一再地持續承受這些不好的刺激。

在消化器系統中沒有具備可以抗拒高鹽分食物、高酒精含量飲料、以及過熱食物、或者是不均衡食物的能力，因爲這些是可以靠人類的智慧來予以取捨選擇、斟酌分量的，所以只要改進飲食生活就沒問題。

[12]提高正常細胞的生命力

那麼，該如何做才能對抗這些不可抗拒的刺激呢？答案就是「要強化正常細胞本身的生命力」。

比方說，像胃以及心臟都是很容易受情緒所影響的臟器，而且我們知道，特別是令人不悅的情緒，會讓胃部的血液流動受到擾亂。如果胃的血液循環惡化的話，上皮細胞的生命力就會低下。因此，就克服種種刺激的方式而言，將良好的血液、含氧量充沛的血液送至細胞，提高細胞的生命力是最爲重要的。

[13]用丹田呼吸來預防癌症

可以控制容易被擾亂之血流的方法，正是可以強化細胞本身的利器，因此就**防止正常細胞癌化而言，這個呼吸法有著極大的助益**。

就如同在瓦爾普魯特的實驗中也可以知道的，因爲癌細胞有著可以在不需要氧氣的情況下分解糖類的特性，所以癌細胞多發生在呼吸淺弱的人身上。一旦呼吸淺弱，血中的氧氣就會減少，而且同時身體將二氧化碳排出體外的運作也會不佳。不單僅如此，因為這會造成血液循環不良，所以就此方面而言，它也是一個負面的條件。

現代的人類文明有致使人們的呼吸愈漸淺弱的傾向。因此，如果能藉由丹田呼吸讓血中的含氧量變豐，讓二氧化碳得以順暢地排出體外的話，經過調節了的血液，就會充滿活力地循環不息、供給各細胞營養，相應之下，體內的所有細胞也就都能夠活力充沛、旺盛。如果細胞的生命力強健的話，即使是會令正常細胞癌化的種種刺激，也不會讓細胞癌化得如此之快。產生腹壓、平靜呼氣的丹田呼吸，對預防細胞的癌化而言，真的是扮演著一個十分重要的角色。

因為癌症是任誰都會害怕的惡質疾病，所以只要在癌症形成的第一個階段，也就是對正常細胞癌化的這一個成因加以預防的話，屬第二、第三成因的癌細胞異常增殖以及復發、移轉的這些問題，也就不會發生。

因此，我們可以說**丹田呼吸是預防癌症的捷徑**。不過，不管口頭上說得如何頭頭是道，如果沒有誠心地接納它、將它付諸於實行的話，也是沒有任何效用的。我要說的就是，實踐丹田呼吸才是最要緊的。

只要有實行丹田呼吸的意念及努力，不論何時、何地、何人都可以做得到，這就是丹田呼吸法的特徵。古人說「知難而行易」，這眞的是一句意味深遠的話。我想讓各位了解的是，預防癌症的生活方式，並不是遙不可及的事，它眞的是在生活周遭就可以做得到的。

在此我還想要附加一點的就是對於多鹽、高鹽的飲食要有所節制。此外，在蛋白質或脂肪不足的飲食生活之中，鹽的危害會更爲明顯。它不僅僅有造成胃癌的虞慮，它同時也是促使血管提早老化、以及導致高血壓的原因。而且，它也和通往腦中風的途徑有著密切的關連。

如果我們能夠減少鹽分的攝取量，留意飲食生活的調和均衡，並且恆常地實踐丹田呼吸法的話，胃癌以及腦中風的罹患人數應該就會急遽地減少才對。

在釋迦牟尼佛的大安般守意經中有說到：「佛有六潔意，能完全地控制一切無形」。如果實行了完全呼吸法的話，當然也就能夠預防多種的災難於未然（請參照拙著「釋尊的呼吸法」）。

丹田呼吸治病效果遍及全身

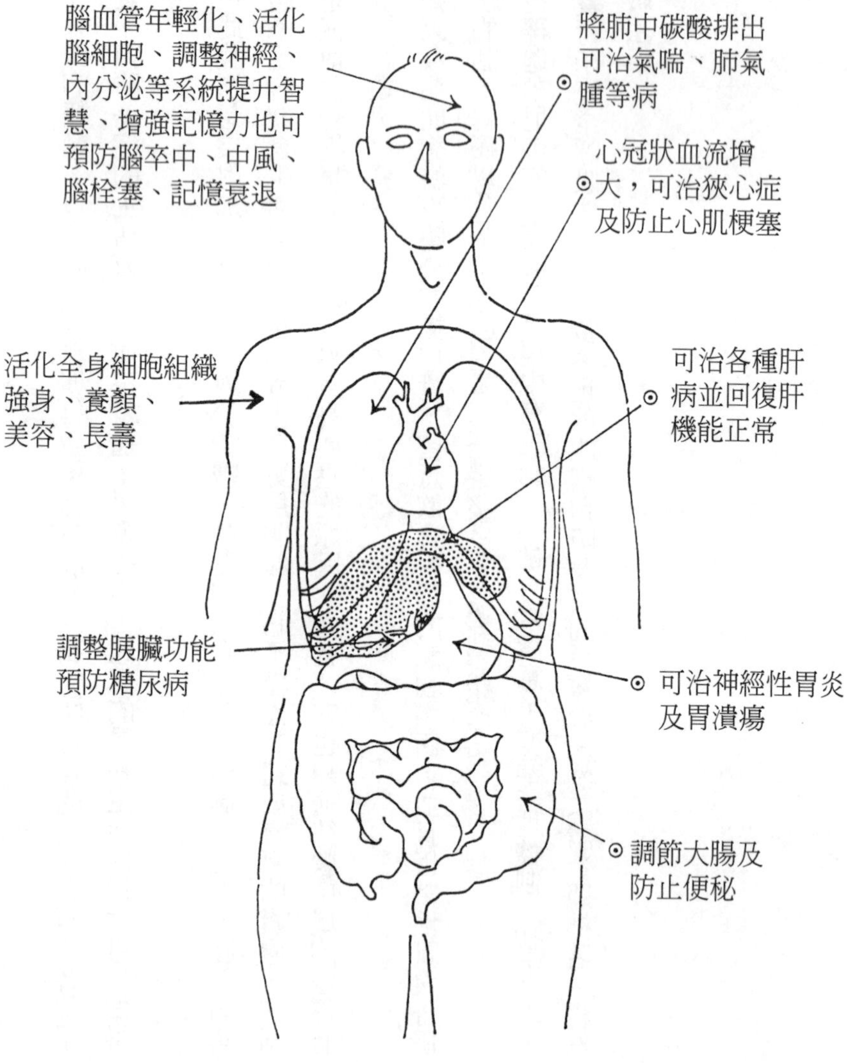
腦血管年輕化、活化腦細胞、調整神經、內分泌等系統提升智慧、增強記憶力也可預防腦卒中、中風、腦栓塞、記憶衰退
將肺中碳酸排出可治氣喘、肺氣腫等病
心冠狀血流增大，可治狹心症及防止心肌梗塞
活化全身細胞組織強身、養顏、美容、長壽
可治各種肝病並回復肝機能正常
調整胰臟功能預防糖尿病
可治神經性胃炎及胃潰瘍
調節大腸及防止便秘

第六章　代謝系統與丹田呼吸

㈠關於糖尿病

[1]糖尿病的特徵

一旦患得了糖尿病，會經常地感覺口渴、想喝水。而且，小便的次數也會增加。此外，明明沒有做什麼了不得了的事，卻會容易感覺疲倦。因此，糖尿病大多都是發生在體型肥胖之人的身上，不過，這也不是絕對的，有些時候也有例外存在。不管怎麼說，當察覺到自己有口渴、多尿、易疲倦的情形時，應該要趁早去看一下自己的家庭醫生，這才是明智之舉。

對所有的疾病而言，趁早發現並予以適切的治療是很重要的，糖尿病的場合也是如此，一旦到了爲時已晚的時候，各種其他的併發症都會出現，到最後會產生昏睡而失去性命。因此，在還無法判明糖尿病之發生原因以及治療方法的昔日，糖尿病被視為是一種極為嚴重的疾病，人們多對它心存恐懼。

不過，自從在一九二一年，胰島素被加拿大人——班亭醫生（Banting）發現了之後，糖尿病的治療邁進了一大步，而且內服藥也有各種種類問世。

[2]糖尿病是怎樣的疾病呢？

所謂的糖尿病就如同字面上的含意一般，就是尿液中含糖的一種疾病。這尿液中的糖是由何而來的呢？答案是，它們是來自於血液的糖。在血液中都會含有一定程度的葡萄糖。一旦這些糖的含量超出一定範圍時，身體會將它們巧妙地加以處理，並把它們貯存在肝臟及肌肉之中。但是，一旦身體無法進行這項運作的時候，這些糖就只好連同小便一齊被排出體外了。

血液之中的含糖量，在正常的情況下是一百毫升的血液中約含一百毫克左右的糖。

〔注〕比方說，如果用體重五十二公斤的人來計算其正常的血糖量的話，因為一般而言血液大約是占體重的十三分之一，所以這個人大約的血液量是四公升，因而這些血液中所含有的糖就大約是四公克左右。

這些血液中的葡萄糖到底有何作用呢?它們的作用就是爲所有肌肉的活動、運作提供其所需的能量。如果用汽車來做比喻的話，這些葡萄糖就等於是汽油。如果沒有汽油的話車子就動彈不得了。肌肉也是如此，如果缺少葡萄糖的話，肌肉就無法進行收縮。只是，這並不表示著汽油愈多就愈好。甚至在一些情況之下它還會造成危險。因此，汽車有著將汽油放入安全的貯備油箱，只用油管運送需要的量以供使用的構造。

一旦血液中的葡萄糖含量，一百毫升的血液中超出了三百毫克以上之時，我們的身體就會出現各種不適的狀態。比方說細菌會變得容易繁殖，或者是動脈會硬化等等。這些看起來似乎沒什麼大不了的症狀，其實是十分危險的，它們會衍生出各種的嚴重病症。

一旦血糖值超出三百毫克以上，雖然對人類而言是不好的，但對細菌來說卻是最佳狀態，因此當形成爛瘡、潰瘍之時會很難治癒。

此外，一旦血糖值過高而引起動脈硬化，連眼睛、心臟以及腎臟也會受到波及。提供營養給心臟的血管如果發生硬化的話，心臟的營養會變得不足，心臟就會變得無法順暢輕鬆地運作，因此呼吸困難以及浮腫的情形也就會就此產生。而且最後還會形成心肌梗塞或狹心病。

在腎臟方面，腎臟會因爲腎動脈的硬化，以致造成過濾尿液的運作變得遲緩，而且甚至會因爲如此而產生引起浮腫或者是尿毒症的傾向。此外，由於細菌的感染，甚至會引起腎盂炎而發高燒。

再者，由於動脈硬化以致血壓變高，而促使腦出血或腦梗塞的這類病例也很常見。還有，眼睛會因爲眼球的動脈呈現硬化，而引起網膜炎或虹彩炎、白內障等疾病，最嚴重的情況還會有失明的危險。

此外，它還會有害於牙周病的治療，還會使人精力減退，有些時候還會出現陽萎。

如上所述，一旦血糖經常性地超出三百毫克以上，就會引發各種種類的障害，進而會讓壽命縮短。

[3]生命體的智慧

我們是藉由攝取食物、進行呼吸運動才得以讓生命之火延續燃燒下去的，在食物之中像是米飯、麵包、麵條等等都是以澱粉爲其主要成份，當它們被消化吸收之後，全部都會轉變成爲葡萄糖進入血液之中。因此如果進食了的話，血液內的血糖值升高是理所當然的事。然而，一旦血糖值經常性地處在偏高狀態的話，就會像前面提到的一樣，對生命體而言會造成極爲不良的影響。

現在，我們就來探究一下我們的身體對於這類因進食而升高的血糖含量，是如何處理的。

這就好比把大量生產出的農作物或是大量捕獲了的漁產，製作成爲可以貯存的狀態予以貯存起來一樣。因爲魚類等物如果就這麼放著的話會腐敗掉，所以我們會用乾燥、冷凍，或是鹽漬等方式來加以處理以便貯存。人類體內的糖也和此點相似。因爲進食而被大量吸收進入血液中的糖，如果就這樣放著不去管它的話，就會像前面提到的一樣，會爲細菌的繁殖製造出一個絕佳的環境，而且也會變成致使動脈硬化的原因。

因此，生命體就有爲了不讓此危險狀態出現，而把這些過剩的糖貯存起來的智慧。那就是由胰臟製造分泌屬荷爾蒙之一種的胰島素，將血液中的葡萄糖取回至組織之中，藉由酵素的作用將它們轉換成爲肝糖，存放在貯藏庫內。就如同在前面也有提到過的，在身體之中，肝臟與其肌肉所扮演的角色，就是這些肝糖的貯藏庫。

如果連這個貯藏庫都存放不下的時候，糖就會轉變成爲脂肪的形式貯藏在皮下組織中。然後，當下次肌肉活動，需要補充能量的時候，這些肝糖就會再轉變回葡萄糖，供給給血液。擔任此項職務的就是由副腎髓質所分泌的腎上腺素。

葡萄糖→肝糖（貯存）→肝糖轉換回葡萄糖

胰島素→（葡萄糖→肝糖）

腎上腺素→（肝糖轉換回葡萄糖）

我們可以理解到就貯存因爲進食而增加的血糖而言，胰島素是一個十分必要的成分，一旦致使貯存作用運作的胰島素分泌不夠充足的話，肝糖就無法被完全地貯存起來。這樣的話血液中的含糖量就會一直不變地處於過高的狀態下，這是十分危險的。因爲怎麼也無法將這些糖貯存起來，因而就只好讓它們連同著尿液，一齊被排出體外了。

這就是所謂的糖尿病。

〔4〕糖尿病的治療方針

在此就治療糖尿病的方針而言，有下面二個考量的大方向：

（一）針對胰島素的不足

（A）從外部來予以補足

（B）在促進內部的分泌下工夫

（二）在飲食方面下工夫

解決（一）胰島素不足的這一個方向，就是從外部來予以補足。

在前面也有提到過的這個由加拿大人班亭（Banting）所發現的胰島素，只能用注射的方式，如果採內服的方式是完全沒有效用的。於是，因爲要補充不足的量，所以非得長時間持續地注射不可，而且在決定注射的量這一點而言，必須要具備專業的知識才行。

在正常的情況之下，胰臟只會分泌、供應必要的量，來防止血糖值的過高。這個運作是以全自動化系統的方式進行的，不會過多，也不會太少，分泌量一直是恰到好處。這眞的應該說是生命體的智慧。然而，一旦是用注射的方式來產生胰島素，如果太多的話，身體中血液的含糖量就會偏低，因而手就會顫抖、冷汗直冒、頭昏目眩而引起不適的症狀。再者，如果胰島素注射的份量不足的話，又會使肝糖無法被貯存。

因此，**糖尿病的根本對策應該是要增進胰臟的運作才是。那就是讓胰臟的血液循環常保流暢，並增進分泌胰島素之細胞的活力**。

[5]丹田呼吸的威力

一旦恆久認真地實行丹田呼吸，胰臟的血流就會變得旺盛，分泌胰島素的細胞就會運作活躍，結果，胰島素就會順應身體的需求，只分泌出需要的份量。

輕度的糖尿病只要用這個方法即可治癒，而縱使是重度的糖尿病，也可以藉由這個方法改善胰島素的分泌，讓胰島素的注射量減少。近來在調和道的會員之中，也陸續出現藉由認眞地實行丹田呼吸而克服了糖尿病的人。

這就是胰臟功能明顯改善的證據。一旦胰臟的功能藉由丹田呼吸的實行而獲得改善，不單僅是胰島素的分泌，連消化液的分泌都會增進，促使食物消化的機能變好，甚至還會因爲這個丹田呼吸，而讓小腸的吸收功能百分之百的運作，而提高食物的效益。

在現代的治療醫學之中，有給與消化酵素劑、注射胰島素、或者是種種提高胰島素分泌的內服藥劑等等，這些全部都是採用從外部來補充體內之不足的方法。

雖然就有些場合而言，這些方法也是有其必要性的，但是讓我們身體本身原本就有的機能得以充分地運作還要比這些更爲重要。如果有兩種選擇，一種是給子女一筆豐厚的財產，而另一種則是給與子女可以創造出這些財產的力量，請問哪一種對子女比較好呢？請仔細好好地想一想吧！

從外部給與的物質、用劑之中，常常是有副作用存在的。即使是如何有效的藥也多有副作用，這是很令人困擾的。比方說，像克制癌症的Nitrogen，在除掉了癌細胞的同時，也會令人沒有食慾，也會讓白血球的量減少，這是不被預期的結果。

就這一點來說，丹田呼吸可以在完全沒有副作用的情況下達到目的，不僅如此，丹田呼吸法實行得愈久，精神氣力會愈佳，生命體機能的運作也會變得愈活躍。

在糖尿病的場合，不用說，當然也是以此方法為預防的最佳選擇，在治療醫學之中，應該也要積極地採用這個丹田呼吸法才對。

[6]糖尿病是文明病

隨著文明的進步，因為便利的交通工具及機械代勞，人類使用到肌肉的機會漸漸地減少了，而內臟的血液循環也漸漸低下。然而儘管如此，人類在食物方面的攝取卻沒有減少，對砂糖的攝取量反而增加，體內也因此有血糖值上升的情況，但是體內胰島素的分泌卻沒有與之相對應，於是就漸漸地朝著糖尿病的途徑發展。對此，我們非得慎重地警戒不可。

在不太使用肌肉，單僅一味過度地耗用精神，常處於不安、焦躁、忿怒之狀態下的生活環境中，腎上腺素的分泌會增多，這會加速血糖値的上升，使血壓升高、動脈硬化，促使血管提早老化。

爲了居住在地球之所有人類的幸福，每個人在白天應該要在其岡位上克盡職守，而在夜晚就應該要好好地充分休息，在這種乍見之下十分平凡的生活之中，才能獲得人生的意義，才能利己利人。

雖然人類文明的進展看樣子會一直持續下去沒有止境，但是不管物質文化是如何地進步，人類還是要充分地活動肌肉、運作頭腦才好，只有在這種情形之下才會有健康的生活。

隨著文明進展而日益增加的糖尿病與成人病，其成因到底爲何呢？我們必要思索這些因素，並了解到因應這些成因的對策就近在咫尺。

集東方三千年來之睿智的丹田呼吸，不單僅是針對糖尿病，它對腦中風、癌症、心臟病等等之現代成人病的預防都極具功效，這是我在前面也已經提到過的。我們要更深入地去認識恆久實行丹田呼吸，將會爲我們帶來光明人生的這項事實。

㈡強化肝臟的丹田呼吸

醫學一到了這個世紀就有了突飛猛進的驚人發展，不知道何時會停止下來。如果醫學發達的話，疾病及患者應該理所當然地會減少才對，如果眞是如此，那眞是再好不過了，但事實上，反而還有些不減反增的疾病。由病原菌所造成的傳染病雖然已有相當程度地減少，但其他的成人病卻取而代之，不斷地持續增加中。

[1]醫學的進步與血清肝炎

肝臟的疾病也不例外。比方說像血清肝炎，應該就可以說是因爲醫學進步而引起的疾病。在還沒有輸血等技術的時代裡，因輸血而罹患血清肝炎的這種病例，是想都沒想過的事。

在因爲要治療某種疾病而動手術，以致進行輸血的情形下，卻因輸血而引發了想不到的疾病，結果發生了還要再治療這個意外疾病的麻煩。因此，就有了是否不要進行輸血的這個爭議。照道理說，如果有那種不用輸血就可以解決的疾病，沒有人會喜歡輸血的。

但是，在遭遇交通事故或是要動大手術的情況等等，都會使病人流失大量的血液。輸血在這些時候，扮演著將已然不足的血液補足的重大任務，手術的成功率也因爲輸血而有極大的提升。爲了挽救生命這一項至上的使命，輸血也是具有重大之意義的。

因爲這個血清肝炎（B型肝炎）多發生在輸血的過程中，因此最近在輸血前，都會做一下這個血清肝炎的檢核，如此就可以防止因輸血而產生的不幸。但是要全面地檢測是很困難的，而且也不能說沒有問題存在。因此，最近人類就朝著開發人工輸血的這個方面努力。然而不論手術成功與否都必須要進行輸血，輸血與手術的關係，眞的是密不可分。

其他的肝臟疾病還有流行性肝炎（A型肝炎）。A型與B型肝炎都是由濾過性病毒所造成的肝臟疾病，前者的血清肝炎會有黃疸現象伴隨而來。這種由濾過性病毒所引起的肝炎，在以前被稱之爲卡塔爾性黃疸（Qatar）（亞洲性黃疸），隨著電子顯微鏡的發達，人類才判斷出這種疾病是由濾過性病毒所引起的。

除此之外，也有不會出現黃疸的肝炎，它們透過種種的醫學檢查被發現。

比方說將所謂B、S、P的色素注射入血液中，就可以調查肝臟的機能，或者是調查在肝臟形成的酵素，當肝臟發生故障的情況下，有多少會進入血液中的GOT或GPT檢查，還有其他多種種類。

[2]肝臟的功能多彩多姿

構成我們身體的所有組織及臟器，全部都在爲維續生命體之健康而同心協力著。像心臟，它一生都在爲運送出血液至肺部與動脈而不斷努力著，而肺部則是爲了豐富血液中的氧氣、排除血液中的二氧化碳，在日以繼夜、不眠不休地工作。腎臟爲了過濾血液中之老舊廢物、淨化血液而努力，胃腸爲了消化食物、吸收食物營養而奮鬥。總觀一下這些運作，大多都是一個臟器負責一項功用，然而肝臟卻和這些臟器不同，它擔負著多種極爲多姿多彩的功能運作。

大概很少有臟器像肝臟這樣一手包辦著多項工作，並能克盡職守地完成自己的任務吧！我們現在來列舉一下它所負責的職務。

首先第一個職務就是負責營養的貯藏。特別是貯存從小腸部位吸收而來的葡萄糖。因爲葡萄就依著本來的形式原封不動地貯存起來是不適當的，所以它必須要以肝糖的形式被貯存。因此，就如同前面所述的，從胰臟分泌的胰島素是必要的物質。一旦這個胰島素的分泌量不夠充足，好不容易被吸收了的葡萄糖也會無法被貯存，因此很多的葡萄糖就會和小便一起被排出體外。這就是所謂的糖尿病。

像這樣，肝臟貯存葡萄糖的運作，必須要有胰臟的幫助，假使一旦血液中的糖含量

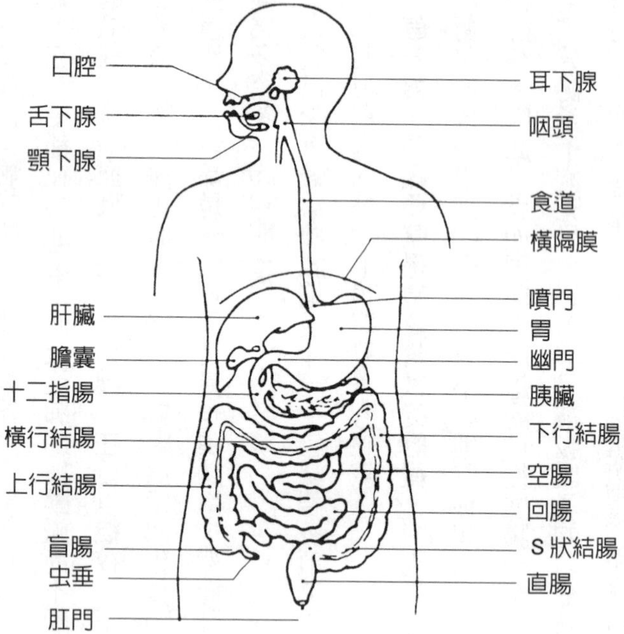
口腔
舌下腺
顎下腺
耳下腺
咽頭
食道
橫隔膜
肝臟
膽囊
十二指腸
橫行結腸
上行結腸
盲腸
虫垂
肛門
噴門
胃
幽門
胰臟
下行結腸
空腸
回腸
S狀結腸
直腸

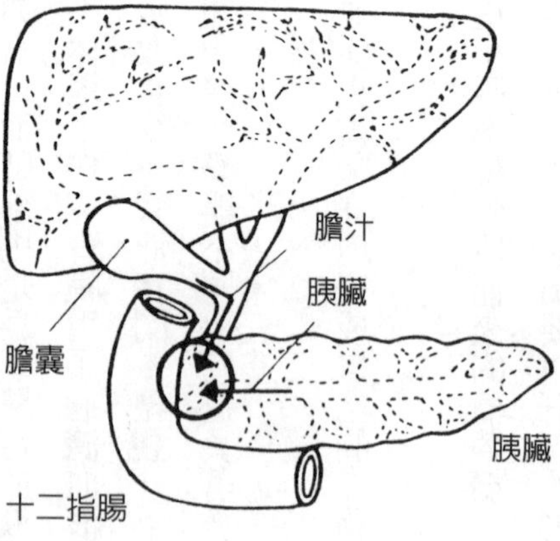
膽汁
胰臟
膽囊
胰臟
十二指腸

異常地多，細菌也就會變得容易繁殖。因此就像前面提到的，生命體當然不能讓這種危險狀態產生，換言之，肝臟當然要將這些過剩的葡萄糖轉換成肝糖貯存起來。

第二個職務就是蛋白質的合成。我們所攝取的肉類、魚類及蛋類並無法就這樣變成爲我們體內的蛋白質，它們會在胃及十二指腸中一次被分解成爲胺基酸，然後這些胺基酸再由小腸吸收進入血液之中。將這些胺基酸再重新合成，就可以製造出組合我們身體的蛋白質。

在肝臟製造的蛋白質中，有百分之五十是酵素蛋白質，而這些酵素蛋白質更擔任著各式各樣的酵素作用。

身爲血液中重要成份的血清蛋白質，大部份也是在肝臟製造的。

肝臟就肝糖而言，扮演著一個貯藏庫的角色，而在肝臟中被合成的蛋白質，則依序地被送至血液中。肝臟就這樣，對應該貯存的物質就予以貯存，對該送出的物質，就源源不斷地送出。

肝臟的第三個功能就是製造膽汁，這些膽汁的原料爲何呢？它就是已呈疲憊狀態的老舊紅血球。

雖然紅血球也是有生命的細胞，但它沒有細胞核。雖然它和普通的細胞不同，但它還是有它的職務。它的職務就是在運送氧氣的系統中，扮演著截獲氧氣的角色。這些被截獲了的氧氣會毫不吝嗇地全部被分給各個細胞。

然而，不分日夜工作不停的紅血球，也無法永久地持續著這個工作。紅血球也會有生命的極限，它也會有截獲氧氣之力量變得衰竭的時候。它從自骨髓生成、活躍在血管之中開始算起，一連持續工作了三、四個月的時間，一旦精疲力竭變成老兵，最後就會在脾臟中被破壞，其內部的血紅素會在肝臟中成爲膽汁的原料，或者是幫助新的血紅素再生產。紅血球就是這樣一直到生命的最後一秒還在爲生命體奉獻自己。

肝臟當然就是這些老舊紅血球最後爲生命體奉獻出自己的場所。

接下來，**肝臟的第四個重要功能，就是它負責解毒的工作**。

蛋白質分解而成的胺基酸中，有些對生命體而言是有毒害的，肝臟就是負責取下這種有毒的胺基酸，把游離的阿摩尼亞變成無毒的尿素。

像這樣，肝臟努力地在進行著淨化血液的工作。一旦肝臟這個淨化血液的機能低下，體內的血液就會一下子變得污濁。

肝臟對於分解從細菌生出的毒素或有毒物質而言，也有很大的效用。

第五個職務就是肝臟可以貯存大約占全部百分之二十的血液量，它可以調節流回至心臟的血液量。於是，當肌肉活動的時候，肝臟內的血液也會順應這個情況地被擠擰出去。

再者，當肝臟之血管破裂、造成出血的時候，肝臟也會製造幫助止血的血凝劑及纖維蛋白原（Fibrinogen）。

第六個職務就是肝臟還可以將炭水化合物用脂肪的形式貯存起來。肝臟中脂肪量過多，對肝臟本身而言不是個好現象。

肝臟的**第七個職務就是它也是維生素的貯藏庫**。特別是維生素A與維生素B，或者是維生素B_{12}等等的貯存它都可以做到。

像這樣，雖然肝臟只是一個臟器，但它還一併負責著其他數種的工作。肝臟眞的是一個忙碌又功能多樣的臟器。此外，從胃以及腸部流回至心臟的血液，也必須要經過肝臟。從胃腸被送出來的血液，會在肝臟被做一番適當的處理後才送回心臟。

正因爲肝癌是很難在早期就被發現的癌症，所以我們非得守護著肝臟，讓它遠離癌細胞的侵害不可。

[3] 強化肝臟的方法

幫助肝臟進行多種機能運作的是橫隔膜。橫隔膜位在肝臟的正上方，進行著按摩肝臟的運作。橫隔膜的收縮能力愈強，肝臟內的血液流動就愈旺盛。如果橫隔膜弛緩上升的話，就會有大量的血液再度被導入肝臟，然後這些血液也會被充分地擠壓出來，**肝臟的運作受橫隔膜上下運動的影響極大**。

由這點看來我們就可以知道丹田呼吸可以促進肝臟機能的活躍，而且可以強化肝臟機能。因此，橫隔膜運動不活躍的人，其肝臟的運作也會變得遲緩。而且，肝臟與胃腸還有著密不可分的關係，**一旦肝臟的運作良好**，來自於胃腸的靜脈血也就能夠很順暢地被送往肝臟，**因此食物的消化吸收也就會變好**。然而，一旦肝臟的運作變得不良，從胃腸被送往肝臟的血液輸送路徑（門脈），就會有滯血的情形產生，因爲如此，生命體吸收營養素的機能也會變得不佳。

肝臟及胃腸機能不佳的人，一旦持續地實行丹田呼吸法，不但氣色會變好，而且也會顯得精神奕奕。實踐丹田呼吸法的大師——白隱禪師也說過：「腸胃感覺不調不順，肌膚沒有光澤」，橫隔膜運動低下的人，其肝臟的機能也會變得不佳，血液循環也會不良，因此之故，氣色也就不好。一旦藉由丹田呼吸的實行，而讓肝臟機能的運作活躍起來，血液循環就會變好，其他的臟器同時也就得以快適的運作，因此，整個身體的步調也都會得到調整。

如上所述，橫隔膜是肝臟的按摩師，如果能一直不間斷地予以按摩，肝臟機能的運作，就能夠恆常地保持在順暢舒適的狀態之下。因此，說橫隔膜左右了肝臟機能的運作一點也不過份。

在呼吸進行中，不論是「呼」或者是「吸」都無所謂，只要在呼吸的同時一起產生強力的腹壓，這就是橫隔膜強力收縮的證據。這正可以說是一種沒有任何副作用的強化肝臟法。

㈢丹田呼吸讓腎臟恆常地保持在強健狀態

[1]腎臟是污血處理機

我們身體內的血液會一直持續不斷地變髒。這是因爲數十兆左右之細胞的代謝物，不斷地被釋放在血液之中的原故。**腎臟就負責處理這些血液中的污質**。雖然肺臟也負責淨化血液，但是無法從肺部趕走的代謝產物——氮，就由腎臟來處理。這個氮素是蛋白質在細胞內進行分解時所產生的，腎臟的線球體會將之過濾排除。在這種情況下，主要會以尿素，有時候會以尿酸的形式出現（這兩者都是在肝臟中被製造出來的）。

在這些老舊廢物被線球體過濾的時候，血液中大量的水分及電解質等等也會一起被過濾掉，這就是所謂的原始尿液，就成人而言，它的量一天大約有一百八十公升左右。由心臟被送至全體各處的血液中約有四分之一被送往腎臟，這個量如果以一天約一千六百公升的數來推算的話，應該就有一百八十公升的原始尿液被過濾，而原始尿液更進一步地有大半的水及電解質在尿細管中被再度吸收入血液之中。

[2]腎炎、腎硬變（Nephrose）、腎萎縮（腎硬化症）

腎部的障害種類繁多，因此也有多種疾病名稱存在，在此，我們就略微探討一下腎炎、腎硬變，以及腎萎縮這三種類型吧！

急性腎炎經常是由扁桃腺持續發炎所引起的。造成此疾病的病菌，多爲溶血性鏈球菌。在這種情況下人會頭痛、排不出尿來。甚至在早上起床的時候眼瞼會腫脹、手指甲也會浮腫、想嘔吐、沒有食欲。

因爲急性腎炎並不會有腎臟疼痛的症狀出現，所以在一開始的時候不會查覺。不過，當出現了上述症狀的時候，馬上接受醫生的診察是很重要的。在這種情況下，一旦檢測尿液，就可以看見蛋白、紅血球、或者是上皮細胞、圓柱型、以及鹽類的結晶等等。在這個時候測出的血壓值也會偏高。這就是急性線球體腎炎。

以上的這種症狀一旦置之不理，就會轉變成爲慢性的腎炎。第二個要說的是腎硬變。這個疾病就是尿蛋白變多，一天中產生三十至四十克的量（在健康的狀態下，一天不會超出五公克以上）。由於蛋白被釋出於尿液之中，因於血液中的蛋白含量就會減少。相形之下，血清脂質會增加，因而身體就會呈現很明顯的浮腫現象。或者，血液中的鈣質會減少。

這些是因爲腎臟的線球體發生故障所引起的。在此情況下，前面提及的尿素或尿酸這些血液中的廢棄物質，會變得很難被排除出來，反之，不應該出現的血清蛋白反而會出現。

一旦演變成腎萎縮，原尿在尿細管中被再度吸收的功能就會變差。一旦線球體發生故障，排泄鈉素的功能就會低下，血液中鈉的含量就會增加，因此，就非得要限制食鹽的攝取量不可。如果這樣做的話，甚至連血清蛋白也會減少。在這種情況下，聽從醫生的指示來進行治療休養是十分重要的。

[3]腎臟的血液淨化作業（過濾及濃縮）

正常的腎臟終其一生，都在爲血液的淨化作業奉獻著自己。

腎臟分左右兩個，重量大約只有二百四十公克。它的重量只占體重的兩百至三百分之一，在如此小的所在裡，大約有四分之一從心臟流出的血液會經過它，它不斷地進行著把污濁的血液淨化的工作。然而，一旦線球體故障而使得過濾尿素或尿酸之機能發生困難的話，全身都會受此弊害的波及。

換言之，這是因爲污染了的血液，依然原封不動地就這樣在全身上下循環的原故。受此弊害最爲明顯的就是腦部，會有劇烈的頭痛襲來。這就是所謂的尿毒症，是一種有致命之虞的疾病。

我們知道腎臟的血液淨化作業和肺部的淨化作業，同屬生命體中極爲重要的機能。就肺部來說，一旦呼吸也一直以淺度、微弱的方法進行的話，溶解在血液之中的二氧化碳，就無法完全被排出體外，因此，所有細胞的生命力也就會減弱降低。像這種應該從肺部、腎臟被排出體外的物質，沒有被完全地充分排出的情況，對生命體而言是十分危險的。

接下來我們來探討一下尿細管故障的情況。縱使線球體一切正常，一旦尿細管發生

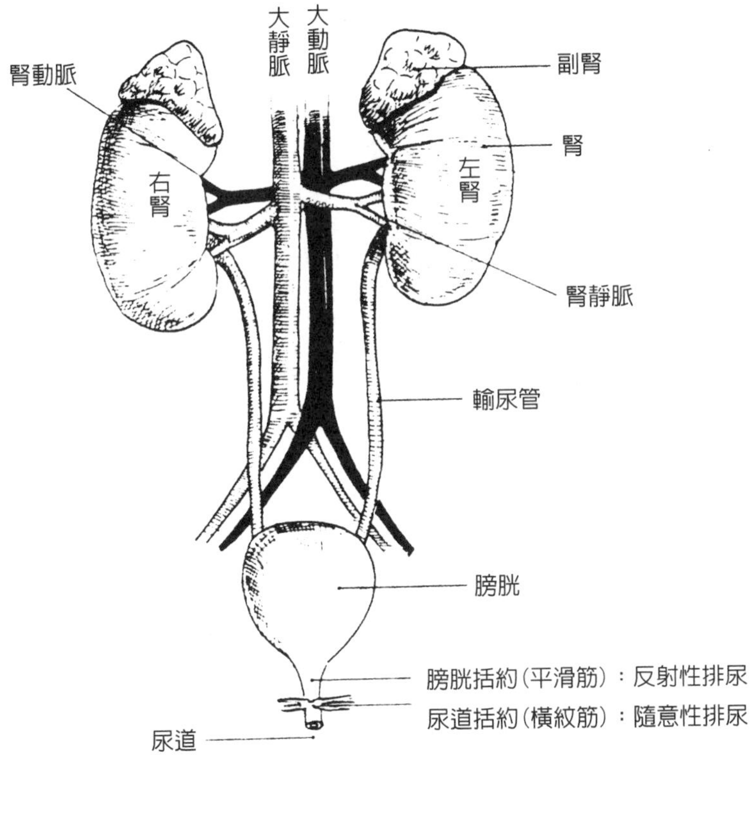
大靜脈
大動脈
腎動脈
副腎
腎
右腎
左腎
腎靜脈
輸尿管
膀胱
膀胱括約（平滑筋）：反射性排尿
尿道括約（橫紋筋）：隨意性排尿
尿道

了故障，也會造成很麻煩的情況。

從線球體被過濾出來的原始尿液含量，如前面所述一天大約有一百八十公升的量，因此，假設如果在尿細管中的再吸收機能全部停擺，那麼一天就變得必須要排出一百八十公升的尿液。如果一次的排尿量以零點三公升來計算的話，一天就必須要跑廁所六十次以上，如果這樣的話，可能連好好吃頓飯的空閒都沒有。

然而，因爲尿細管在正常運作的情況下，一天的排尿量大約只有一點五公升左右，因以人一天的排量次數就大約僅有五次而已。也就是說，原始尿液中有百分之九十二的量從尿細管再次地被吸收入血液之中，而尿的成份也就這樣地被濃縮。

因此，在人體處於健康的狀態之下，尿的比重會較高。一旦患得了腎萎縮，在夜間的排尿次數就會增加。這只不過是因爲夜間尿細管的再吸收功能低下的原故。這時，尿液的比重也會變低。

就淨化血液之臟器這一特點而言，還有一個不可以忘記，那就是如同我在前面提到過了的肝臟，它就一如前面敘述的一般負責著體內種種毒素的解毒功能，並也將氮素變成尿素、尿酸。

換句話說，**肺臟、肝臟、腎臟這三個臟器負責著淨化血液的工作**，扮演著十分重要的角色。

[4]人工腎臟的問題

據推算，現在在日本境內爲腎臟功能不全而困惱的人大約有十萬人以上。這其中有一萬多人死亡，而且這死亡人數正逐年上升之中。

在最近幾年爲治療腎臟障害而實行的做法有腎臟移植，或者是開發了用來取代發生故障之腎臟的血液淨化裝置，也就是被稱爲人工腎臟的血液透析裝置，而它也被廣泛地推行、普及至全國的各個醫院。因爲近來更進一步地開發出一種可以在家中裝備使用的小型裝置，所以對爲腎機能有障礙而困惱不已的人來說，眞的是一大福音。由於這個裝置的問世，會因爲腎功能不全而死亡的人當中，大約有百分之三十的人因此而獲救。

然而人工腎臟和助聽器不同，在外出的時候它無法被裝在口袋內隨身攜帶。使用一次需花費三至六個鐘頭的時間，這段時間內就必須釘在這人工腎臟旁動彈不得。而這個治療非得要一星期內實行一至二次不可。之前做一次的血液透析就要花費三萬日圓以上，但因爲現在日本有可能將之歸爲健保醫療，而且也有提撥補助金給患者，所以也比較少有對家庭經濟造成威脅的情形發生了。

今後這種裝置大概會變得更精巧，也會變得用費用低廉就可以予以利用吧！但是儘管如此，這還是一種在腎臟完全失去功能的情況下不得已的處治，這並不是在治療腎臟。就如同不可以想要靠這種人工腎臟來勉強保住性命一樣，我們一定要恆長地採取不會損及腎臟的生活方式。我們必須要持之以恆地愛護我們的腎臟。那麼，有哪些重點是我們必須要加以注意的呢？

[5]用丹田呼吸來長保腎臟的健康

就長保腎臟健康這方面而言，至少有二點是非注意不可的。

第一就是不要讓腎臟出現障害。

如同前文所述，經常會造成線球體發生障礙的原因就是溶血性鏈球菌。因扁桃腺發炎而持續高燒不退的這些時候，必須要立即使用抗生素，做適切的處理。即使是在這種情形之下，只要生命體對感染的防禦能力強，就可以對抗這些細菌。

因此，爲了讓白血球呑噬病原菌的能力增強，以及讓免疫體充分地產生出來，我們非得要好好地整頓我們的身體不可。就這一點來說，均衡的飲食習慣以及丹田呼吸，扮演著很重要的角色。如果能藉由丹田呼吸的實行而讓身體得以整治的話，身體對感染的防禦能力也會有所強化。

除此之外，注意不要讓線球體荒廢也是必須要做到的，不過因爲這是一個太過專業的問題，所以在此我將其割捨不談。

第二就是不要讓腎臟的血液流量低下。

一旦到了動脈開始硬化的年歲，當然腎動脈也會開始硬化。如果腎動脈硬化的話，腎臟的血液流量也會減少，其淨化血液的功能當然也就會因此而低下。

一提到動脈硬化，我們會馬上聯想到的就是與之如影隨行的高血壓問題，尤其是在腦動脈與心臟之冠狀動脈（供養心臟營養的血管）硬化的情況。腦部之細動脈的硬化與腦中風很有關連，而冠狀動脈的硬化與心肌梗塞及狹心症關係密切。

腦動脈與冠狀動脈硬化所帶來的後果是如此嚴重，而腎動脈硬化所造成之後果的嚴重程度，也不亞於它們。腎動脈的硬化會促使血壓增高，而且它還有促使動脈更加硬化之惡性循環的這種傾向，我們必須要把它視爲惡性高血壓的問題來加以警戒。

針對豐富腎臟血流、防止腎臟之動脈硬化的這一點而言，丹田呼吸扮演著極爲重要的角色。如果實行丹田呼吸的話，不單僅是腎臟，腹腔內所有臟器的靜脈血液都會徹底地被驅逐出來送往心臟。如此一來，只要腎臟的血液循環變好的話，腎臟內之動脈血液也就會充分地運行，在線球體、尿細管中進行的過濾與濃縮兩種作用，也就能順暢地運作了。

一旦每天實行丹田呼吸，自然就可以防止腎臟動脈老化，讓腎臟常保年輕狀態。**而且這也可以一併地預防腦中風、心肌梗塞。**

最近降血壓劑似乎有被廣泛使用的現象，但輕易地使用降血壓劑並不是一件好事。除非在情況十分危急的情況下，當做是暫時性緩和血壓的對策而予以使用之外，對降血壓劑的使用必須要相當地加以考量才行。血壓會變高應該有其相對的原因才是，而且，身體內部與之相關的各個臟器也還在運作著。

由於是靠人爲的因素而將血壓降低的原故，腎臟的血流也會因此降低，而且也會使腦循環、冠狀動脈血液循環低下，如此一來，縱使血壓降低了，還是會有附加之嚴重負面影響的問題存在。現今使用的降壓劑就存在有這類的問題。而且最重要的一點是，造成高血壓的成因及動脈硬化的現象，並無法藉由降血壓劑的使用而得到治療。

丹田呼吸就沒有這些副作用。在一天之內施行丹田呼吸的時間愈多，腎臟內的血液循環就會愈豐沛，也可以使血管維持在年輕狀態，而且腦循環、冠狀動脈的血液循環也會一併變好，因此全身各部也就會很快地獲得調整。

〔附註〕有關於鹽分促使血壓上升的因子有各式各樣。儘管血清脂質是源自於膽固醇及中性脂肪，多鹽、重鹽的飲食也會使血管提前老化，造成血壓上升。特別是在無法從腎臟將鈉順利排出的情況下，對鹽分的攝取量就必須要依照著醫生的指示。雖然鹽對人生而言是極爲必要的一項物質，但對它的攝取量還是不要過度才好。

第七章　呼吸系統與丹田呼吸

〔1〕肺是性能卓越的氣體交換裝置

人類的肺部是一個功效極佳的氣體交換裝置。本來單細胞生物是在細胞表面進行氣體交換的。因此，單細胞生物並沒有這種截取氧氣、排出二氧化碳的特殊氣體交換裝置。然而，一旦演化成為多細胞動物，其身體表面已經變得無法提供這項功能了。因此，在大氣中生存的多細胞動物，就進化出特殊的空氣交換裝置。不過爬蟲類，像是烏龜等動物的肺部中，就還是袋狀的構造，結構極為簡單。就這一點來看，當演化成為高等動物之後，其肺袋，也就是肺胞的數量就變多了。

話雖如此，因為肺部的內容量還是有其一定的限度，因此在肺部中肺泡的數量增加，其表面積總數也會增加。就人類而言，肺泡的數量實際上到達五億至七億之多。因此，每一個肺泡的體積都極為微小，都是用肉眼無法看到的。據說，這些數量龐大了的肺泡，其總表面積約爲九十至一百二十平方公尺。如果這個面積以日本的榻榻米計算，它大約可以與五十四至七十二個榻榻米的大房間相比擬。肺臟有著如此龐大的表面積，但它卻能小而端正地容納於胸腔內，這實在令人感到訝異。

〔2〕完全仰仗他人的肺機能

這個設計精巧的氣體交換裝置，自己本身並沒有積極運作的力量。說起來，它一切都依賴著他人。外面空氣的導入以及肺泡內氣體的排除，換言之簡單說來，就是使空氣進出肺部的，都是他人。這些都是靠著胸腔容積的擴張收縮來進行的。此外，就如同衆所皆知的，這種擴張收縮分爲二類型。

第一種是藉由肋骨上舉及回復之運作而產生的胸部擴張及收縮。第二種類型就是所謂的腹部呼吸，是藉由橫隔膜肌肉的操作而產生的，這個名爲胸腔的大洞，就藉由它們的運作而擴張收縮。

這些都是日常生活中，在毫無意識的情況下進行的，在這種情況下，胸腔擴張及收縮的幅度十分有限。因此，在肺中的氣體沒有充分地排出、進入。肺泡的表面沒有完全徹底地被使用到。在此場合中，空氣一次的進出量約爲零點三至零點五公升左右，這只不過僅使用到肺部機能的百分之十至百分之十六而已。我們人類雖然擁有如此難能可貴的精巧氣體交換裝置，但是以這種無意識呼吸的情況來說，有很多的肺泡都沒有被派上交換氣體的用場。

採淺弱的方式呼吸，同時也會使肺泡的血液循環低下，因爲這個雙倍的負面影響，肺泡會因此而失去活力。失去了活力的細胞，也有可能會因而受到各種病原菌的侵入。

呼吸器系統的終點站，不用說就是這個肺泡。從鼻、口一直到這個肺泡爲止的一連串呼吸道中，有著捕捉細菌、防止它們進入更深層之內部的裝置與機能。但是，因爲也有可以突破這些防護而侵入的病原菌，所以這也可以想成是致病的原因。即使是這種情況，只要能強化感染的防禦力，也就能夠預防感染及發病。就這一點而言，提高各個肺泡的活力是有絕對必要的。

雖然任何一個肺泡都具有交換氣體的使命，但是在呼吸淺弱的情況下，存在於比較深處的肺泡會無法完成這項使命。人類應該要好好充分地使用它們，否則，就會變成是一種浪費。爲了要使全部的肺泡都充分地運作，活動，我們必須要有下面的自覺—在一般進行的無意識呼吸，是極爲不全的呼吸。

〔3〕丹田呼吸會強化肺部

在日本，直到這個世紀的上半為止，因結核病而死亡的人數十分地多，一年之間就有十七萬人，居於死亡順位之首，所幸醫學急速地進步，在這個世紀下半葉之後，它的死亡人數就逐年遞減，在一九八二年就減少到五千餘人，在死亡順位中退居十五。

這是因為環境衛生的改善以及集體健診制度的普及所賜，再加上BCG疫苗的接種而有了免疫力，或者是以前病症已經進行到一定程度，以致結核外科也因而得以進步，而在藥物方面也有化學療法的問世等等，不單是結核病，連肺炎也減少了。這些的的確確是現代醫學的功勞。

此外，還有一個流派，雖然它被隱蔽在這些光輝功蹟之後，但它也是不容忽視的。它就是利用特殊呼吸的積極療法。在空氣、安靜、營養被視為治療結核病之三大方針的時代裡，也有藉由積極地特殊呼吸而使結核病快速痊癒的例子。不過，因為這些沒有確實地被證實有醫學根據，所以也就沒有得到世人的注目。所謂的特殊呼吸法就是白隱禪師的內呼吸法，或者是調和呼吸法，也就是產生腹壓的呼吸法。換句話說，有效運用橫隔膜的呼吸法，被當做肺臟強化法來使用。

這種呼吸法能提高所有肺泡的機能，同時也可以因為實行了這腹壓呼吸而使全部肺泡的營養充足，這是很合理的。腹壓呼吸和藥物療法不同，在積極實行它的人身上，都可以看見顯著的效果。這種在醫學上的效果即使在現代也一點都沒變。

在日常生活之中，活用腹壓呼吸的人，幾乎都不會得感冒。像我在門診的時候就會接觸到很多患得感冒的患者，但我一年之中卻難得感冒一次，就算感冒了，也是一下子就好了。

丹田呼吸，也就是產生強力腹壓的呼吸方法，會如同前文敘述般地讓供給肺臟營養的血管循環順暢，讓全部肺泡的氣體交換運作機能活躍旺盛，同時一併地提高了防禦受到感染的能力，因此，我想讀者應該可以了解爲何會說它是效力十分卓越的強肺法了。

一旦化學療法或抗生素使用方法發生錯誤，就會有種種的副作用產生。這些副作用又會爲病人帶來另一個煩惱。丹田呼吸和這些不同，因爲實行了丹田呼吸，身體會漸漸地得到調節，會益發地變得健康，所以不論對誰都是值得推薦的優良療法。只要有實行丹田呼吸的意志及努力，就可以從這一刻起馬上開始。

〔4〕也利用丹田呼吸來克服氣喘及肺氣腫吧！

在這個世上，有氣喘煩惱的人是出人意料的多。氣喘有重度氣喘和輕度氣喘，或者是居於兩者之間，程度有各式各樣，但不論是哪一種類型的氣喘，只要在沒有發作的時候，從平日就日積月累地實行這個丹田呼吸，就可以延後下一次發作的時間，就能夠靠著自己的手來克服氣喘這個毛病。

如果很不幸地，氣喘十分嚴重的話，也許靠著丹田呼吸並不能夠完全治癒也說不定，但是，它還是有減輕發作之可能的。

就我主力推薦的中波浪呼吸，大波浪呼吸（後文會有敘述）來說，各個不斷實行的人都有相當的成效產生。

或者，還有一種可以代替中大波浪呼吸的優秀方法，那就是每日空揮木刀數十次。在揮動木刀的時候，下腹部會施力，並「呀－」地使勁吆喝。因爲這就是呼氣性的強腹壓呼吸法，所以它和中、大波浪呼吸法是完全相同的。如果沒有木刀在手上的話，做出手握木刀的姿勢，反覆實行幾次以上的丹田呼吸也是可以的。

一旦每天在沒有發作的時候，就日積月累地實行這個丹田呼吸，精神氣力就會漸漸地湧現，心情也會提升，身體也就會維續在可以壓倒氣喘的態勢。

藉由呼氣型強力腹壓呼吸的實行，自律神經會被調整回正規的步調上，而氣喘特有的支氣管平滑肌痙攣現象也可以消除，或者減輕，如此當然也就可以防範呼吸困難於未然。不過，這也是在平常就要實行的，如果在發作的時候才急急忙忙地想辦法，這時就無法有如預期般的效果出現了。每天累積努力是很重要的。

也有人在氣喘發作的時候使用吸入的藥劑，但是，這種藥劑的使用還是要有節制，不要過度的好。超出適量的吸入療法會帶來不好的副作用，不過，如果是丹田呼吸法的話，愈是實行，身體就愈見強化。

因此，實行丹田呼吸應該要不遺餘力。我認爲日積月累地實行丹田呼吸，正是拯救氣喘病患者的理想療法。

引發氣喘的過敏源有各式各樣，如果能找出該過敏源的話，就可以避免並減少氣喘發作的機會。此外，只要經常將這個丹田呼吸法的實行放在心上的話，因爲對外部環境變化的順應性提高了，所以自然也就能減少氣喘發作的機會了。而且，對溫度及氣壓的變化，也會變得能夠適應。

有氣喘的人，請你們務必要嚐試一下這個丹田呼吸法。

肺氣腫也和氣喘一樣，會有呼吸困難的情形發生。在這種情況下最好也是要停止之前的呼吸型式，留意自己的呼吸，把氣體完全地呼出。

一旦用這種呼氣方式讓下腹使力，肺泡的力量也會湧現出來。在吸氣的時候要拋開一切的念頭，一旦認眞地持續這種呼氣型的丹田呼吸，很多有肺氣腫的人都會湧現出氣力，這眞的是令人訝異的一項事實。

第一章　預備知識與基礎訓練

〔1〕要靈活運用的預備吸氣與預備呼氣

我們在日常生活中所進行的一般無意識呼吸，一次的呼吸量約為三百ＣＣ至五百ＣＣ左右。如果比一般時候更儘量地吸氣，還可以吸到一千ＣＣ至一千五百ＣＣ的量。這就是我們所謂的預備吸氣。

再者，如果比一般再儘量呼出更多的氣體時，也同樣地可以呼出一千ＣＣ至一千五百ＣＣ的量。這就是所謂的預備呼氣。

在無意識情況下進行的呼吸，其呼吸的量稱之為呼吸氣。

以上三者的合計，就是肺活量。肺活量稀散不集中，就是因為預備吸氣與預備呼氣運動，大概只有占全部呼吸量的百分之十至百分之十六而已。雖然在我們的胸腔內有著肺臟這個性能極為卓越的氣體交換裝置，但它所進行的氣體交換運作眞的是效率不彰。

現代的人一般而言呼吸都十分地淺。爲了要讓呼吸量再多一些，靈活地應用預備呼氣與預備吸氣是絕對有其必要的。

從一般進行的深呼吸來做分析，都從吸氣開始。因此，雖然預備吸氣的這一方面被相當地靈活應用，但是說到這個深深吸氣之後的呼氣，就一般來說都只有做到吸氣而沒有呼出。而且，只要想儘其所能地將氣體呼出，應該都能夠吐出相當的量才對。

換句話說，雖然大家會使用預備吸氣，但預備呼氣這一節卻幾乎沒有被使用到。這是人類一直以來使用之深呼吸的一大弊處。因爲在一開始時是在吸氣這一方面付以意識，所以呼氣這一節就變得很容易被忽略掉。

<table>
<tr><td colspan="3">(A)＋(B)＋(C)肺活量</td><td></td></tr>
<tr><td>(A)</td><td>(B)</td><td>(C)</td><td></td></tr>
<tr><td>預備吸氣(保氣)</td><td>呼吸氣</td><td>預備呼氣(蓄氣)</td><td>殘餘氣體</td></tr>
<tr><td>1,500～1,000C.C.</td><td>500～300C.C.</td><td>1,500～1,000C.C</td><td></td></tr>
<tr><td colspan="2">(1)胸廓擴大肌肉組織</td><td></td><td></td></tr>
<tr><td colspan="3">(2)橫膈膜</td><td></td></tr>
<tr><td></td><td colspan="2">(3)胸廓縮小肌肉組織</td><td></td></tr>
</table>

(A)預備吸氣…儘其所能的吸氣〈胸廓擴大肌肉組織及橫隔膜運作〉
(C)預備呼氣…儘其所能的呼氣〈胸廓收縮肌肉組織及橫隔膜運作〉
所謂的殘留氣體就是即使完全呼出氣體在肺中還是會殘留氣體量

因此，就最具效率的深呼吸而言，從深呼氣開始是最為明智的。這所指的，就是在一開始盡其所能地把氣體完全呼出。換言之，也就是活用預備呼氣。如果能做到如此，漸漸地就可以不用到意識，在下意識的情況下誘導出深吸氣。

換句話說，深深地呼出氣體是很要緊的一件事。從呼吸生理學的角度來看，深深地吸入空氣，是極為舒服的動作。因為就如同前面提到過的一樣，這多會使擴張胸廓的肌肉受到按摩。相形之下，深深呼出氣體的這一節動作需要相當的努力。這是因為收縮胸廓的肌肉被按摩的機會較少的原故。

一旦運用意識實行這個需要付以努力的深呼氣，最好的助益就是在接下來的瞬間，不需要運用意識就會進行深吸氣。

在東方，自古以來就一直施行著以這個深長的呼氣為重點的呼吸法。即使時代已變遷，這個東方呼吸法的優異功效依然如故。現在正是要將這個東方呼吸的真正價值發揮出來的時候。縱使是現代醫學也無法對付的多種現代病，只要恆常認真地實行這個東方的深呼吸法，遠離這些現代病，使之煙消雲散也絕對不是個夢。多數的現代病都會自然而然地遠離我們。

〔2〕長呼氣的訓練

所謂**真正的深呼吸，最重要地就是要貫徹呼出氣體這一部分**，盡己所能地呼出氣體，就是實踐原本眞正的深呼吸。這個深深呼出氣體的動作，正是將呼吸之眞髓發揮至極限的動作。因此，我們要不遺餘力地傾注努力在呼氣這方面。因爲不論如何，人類潛藏的內在奧秘力量都可以顯現出來。

這種深長呼氣的訓練方法，就是在好像壓縮彈簧那般的心情下進行。彈簧的壓縮有其一定的限度，一旦放開了手，它就會出現激烈的跳躍現象。對深長呼氣所做的努力也和此相似。首要地就是傾付全力讓呼氣的界限發揮至極至，這是最重要的。

釋迦牟尼佛在要讓人類生存下所進行的必要呼吸這方面，從心理學以及生理學的層面深深地探究、開發，並實踐

長呼氣法

5級	吸氣5秒	進行12次
4級	吸氣10秒	進行12次
3級	吸氣15秒	進行12次
2級	吸氣20秒	進行12次
1級	吸氣25秒	進行12次
初段	吸氣30秒	進行12次
2段	吸氣35秒	進行12次
3段	吸氣40秒	進行12次
4段	吸氣45秒	進行12次
5段	吸氣50秒	進行12次
6段	吸氣55秒	進行12次
7段	吸氣60秒	進行12次
8段	60秒以上	進行12次

這個被稱之爲入出呼吸法的特殊呼吸法。此外，**釋迦牟尼佛有過「入息短」、「出息長」的這個說法**，這不用多做解釋，當然是指雖然吸入的氣可以較短，但呼出的氣要長的這個意思。在深長呼氣這一方面下番工夫是必須要做的。而且這努力要不遺餘力。

爲了要努力地實行這個深長呼氣，我舉例了幾個階段如上表，只要認眞地練習，任何人都可以做到一次維時三十秒至四十秒左右的呼氣。希望各位能儘早達到初段至三段的程度。

像這種長呼氣的練習，實習調和呼吸法中的屈伸呼吸法也有很大的助益。一天之內做數次這種長呼氣的練習是很重要的，在反覆實行這個長呼氣的過程中，在日常生活中進行之無意識呼吸的呼氣這一段，其時間也會變長。換言之，也就會將無意識呼吸的層次更提高一層。

〔3〕呼氣型腹壓、吸氣型腹壓、持續型腹壓，不完全型腹壓

因爲在進行長呼氣的過程之中，還會自然而然地產生腹壓，所以它對調整身體及心理而言也有很大的助益。因此，東方之深呼吸的重點，大概就是會產生腹壓的長呼氣吧！

白玉蟾有說過一句「凝神則固形」的話。如果用現代的詞語來做解釋的話，應該是說，產生腹壓就會使腹部呈現出堅固狀態的這個意思吧！

如果用村木式腹壓計（後述）來測量腹壓看看的話，會發現很有趣的事。在日常生活中進行無意識呼吸的情況下，產生出的腹壓只有三至五厘米（水銀柱）左右而已，然而一旦日積月累地實行這個長呼吸的練習，腹壓會升到六十至八十厘米，如果更認眞地練習，還有可能會達到一百三十至一百六十厘米。這個腹壓就血液循環而言扮演著一個十分重要的角色，形成這個腹壓的主角是橫隔膜，而且援助這個橫隔膜的是一起運作的腹部肌肉組織，這是我們不能夠忘記的。

由這些呼吸肌而產生的腹壓稱爲第二個心臟，這是在前面已經提到過的，在血液循環的系統之中，如果把胸腔的心臟命名爲動脈血液的幫浦的話，那腹壓更可以說成是靜脈血液的幫浦。在複雜的血液循環系統之中，一旦這二個幫浦無法運作，血液的循環就會無法順暢地進行。

因爲腹壓是可以靠自己的意志，還有靠著練習來加強的，所以，血液循環的這個機能當然也就可以靠著自己的意志來掌控。因此，因爲伴隨著長呼氣而產生的腹壓也很重要，爲了要讓各位努力地練習，我例舉了幾個階段如上表。僅供各位參考。

所謂的腹壓，不論是吸氣或是呼氣，在這二者進行的過程中它都會產生。此外，它也可以在和呼吸毫無關連的情況下產生。在這種情況之下，就是憋住呼吸而產生的腹壓，這被稱之爲不完全腹壓，這時，在胸腔內也會一起有壓力產生。一旦胸腔有壓力，腦壓也就必定會上升。這是非常危險的（這會造成腦出血、痔瘡或者是內臟滯血等情況）。**像這種憋住呼吸而產生腹壓的舉動一定要嚴格地戒止**。（在表中括弧內的數字，就是憋住呼吸時產生之腹壓，僅會在該數字的範圍之內）。

所謂的持續型腹壓，就是不論在呼氣或呼氣進行的過程之中，都會恆常地持續產生腹壓，它值得我們好好地加以練習。自古以來，能達到幽術道或藝能之登峰境地的人

各種腹壓 級數	呼氣型腹壓	吸氣型腹壓	持續型腹壓	不完全腹壓
5級	30	30	10	(60)
4級	40	40	20	(80)
3級	50	50	30	(100)
2級	60	60	40	(120)
1級	70	70	50	(140)
初級	80	80	60	(160)
2段	90	90	70	(180)
3段	100	100	80	(200)
4段	110	110	90	(220)
5段	120	120	100	(240)
6段	130	130	110	(260)
7段	140	140	120	(280)
8段	150以上	150以上	130以上	(300)

們，在進行修業的期間，都能夠領會、掌握到這個持續型腹壓。

這個持續型腹壓，就是在下腹先安裝好腹壓計，比如說一直將測量器上的指針固定在一百厘米的地方，即使過了三分鐘、五分鐘，也可以一如往常地呼吸著。因爲這是橫隔膜及腹部肌肉組織持續協調收縮所造成的，所以這個持續型腹壓呼吸，可以動員到胸廓擴大肌肉組織，連同胸廓收縮肌肉組織。

換句話說，它是一種層次又更高一級的腹壓呼吸法。

〔4〕村木式腹壓計的使用法

就腹壓計來說，有那種將氣球放入胃或直腸之中，藉以測量內壓的專家使用之儀器，不過因爲此儀器太過專業，而且它的測量也很困難，所以我創造了一種任誰都可以自由簡單使用的儀器。

這個儀器就是把血壓計兩端的布加長。長度大約增加至二公尺左右即可。將它牢固地捲在下腹部上。這時，讓下腹部盡可能地凹陷進去，接著用橡皮球送風，當量器上的指針到達二十厘米時，就停止送風。這是我們所稱的基礎腹壓。於是，從這時開始吸氣或吐氣，腹壓器上的指針就會開始變動。

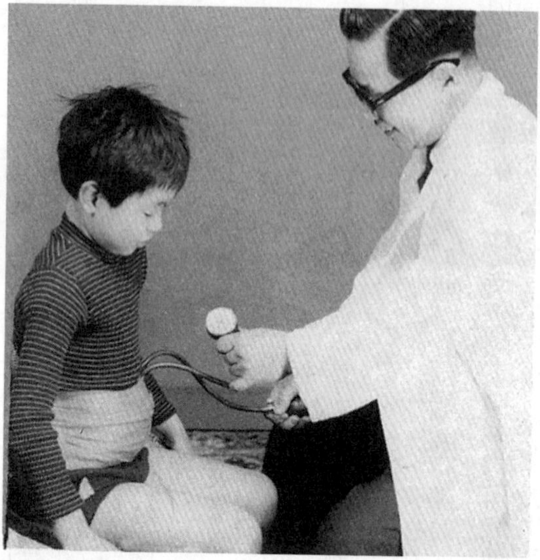

「在普通的呼吸情況下，腹壓產生的數大約只有二至五厘米左右而已，一旦日積月累地練習，即使是小孩也能產生出一百厘米以上的腹壓。

（這個小孩是小學二年級的學生，一直在練習劍道，他的瞬間腹壓突破了一百四十米厘以上）。」

「一旦日積月累地練習，在呼吸的同時，也有可能一直保持一百厘米以上的腹壓長達數十秒的時間。

這個腹壓計是鍛鍊橫隔膜，換言之也就是檢查收縮狀態的最好儀器。

對一直以來都是是以胸部呼吸的方式進行呼吸的人而言，也許在一開始的時候要掌握住產生腹壓的要領是件難事也不一定，但

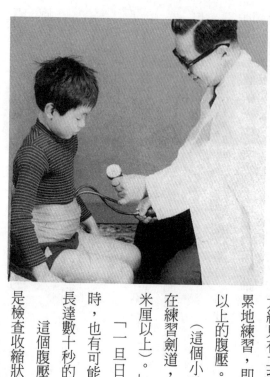

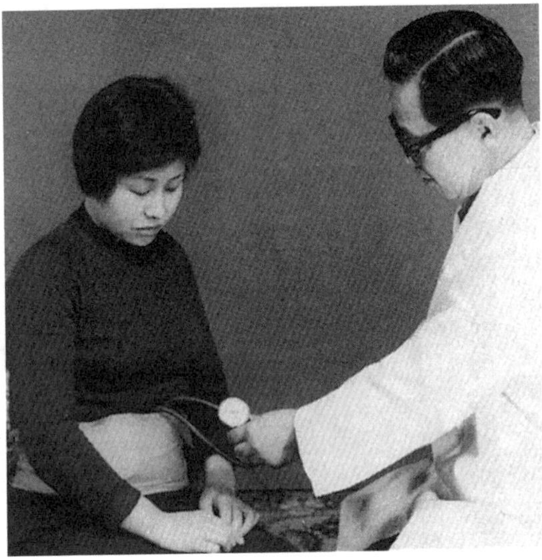

是，只要稍稍地練習一陣子之後，應該就能理解。

腹壓在吸氣的時候也會產生，但是若要在呼氣的時候產生腹壓就有些困難。不過，最好要朝著兩者皆可的方向練習。

在東方的深呼吸來說，呼氣時產生腹壓的方法較受人推崇、使用。在後面的調和呼吸法，也都是在呼氣時形成腹壓的方法。

在測定腹壓，放鬆腹壓的時候，要使用橡皮球，將基礎腹壓恆常地保持調整到二十厘米的地方。

第二章　練習調和呼吸的基本要項

㈠姿勢

〔1〕有關於上虛下實

調和呼吸是一種在呼氣時會產生出強力腹壓的丹田呼吸。練習這種呼吸法的基本姿勢是上虛下實的姿勢。

所謂的上虛下實，是藤田靈齋先生所創造出來的詞彙，指的就是上部放輕、下部沈穩、穩重的意思。大師特別地極度著重這上虛下實，不論是在人心方面或是人體方面皆是如此，他尤其把重點放在腹部這個部位，並予以額外地說明。

換句話說，他把腹部分爲上、下兩個部分，**上腹部要放輕以虛，下腹部要沈重以實**，他主張這對營造身體連同心理的健康生活而言，是一個重要的根本。

調和呼吸法的基本，就是心窩一直持續性維持在凹陷狀態下，連同呼氣一起產生出強烈的腹壓，在這個時候，一旦努力地想像著要讓上腹部虛空，下腹部充實的景象，就會很容易理解。大師像這樣把這「上虛下實」四個字應用在腹部的主要狀態之上，用這種想法來實行調和呼吸法，眞的是再適合不過的了。

不過，這個上虛下實的念頭如果不是指腹部，而是以身體全部做爲考量的時候，就變成是上半身放輕，然後下半身沈重、實穩的狀態、姿勢。或者，這個上虛下實也可以應用在我們人類的軀幹也就是胴體上。軀幹分爲胸部及腹部兩部分。因此，當然也可以擴大解釋成爲將胸部放虛空，讓腹部沈重、實穩，事實上這用生理解剖學的角度來說明也很容易，上虛下實這四個字，隨著解釋範圍的愈漸擴大，它的意義就更爲精彩。

一旦將上虛下實這四個字應用在軀幹方面，就變成是胸虛腹實。也就是胸部虛空，而重心放在腹部，腹部沈穩的意思。

〔2〕橫隔膜的效用

軀幹是由胸腔及腹腔這兩個大洞穴組合而成，這是一般人都知道的事，區隔它們兩個部位的分界，就是大家都知道的橫隔膜。

這個橫隔膜不是僅僅靜止不動地分隔胸部與腹部的一個分界膜，它是一個自身會不停上下運動的肌肉組織。這個橫隔膜一舉一動，都會因此造成胸腹這兩大腔裏大的壓力變動。

一旦這個橫隔膜收縮下降，胸腔的壓力就會減小，相對地腹腔的壓力就會增加。這時，在胸腔內的肺臟就會經由被稱為聲帶的這個關卡和外界連絡。即使說是連絡，這也是要透過呼吸進行，總之是和外界連繫。因此，胸腔壓力減小會因開放聲帶而進行吸氣，外面的氣體就因而導入肺中。

如上所述，所謂的胸腔這個地方，是一個可以製造出比大氣壓力更低之壓力的特殊腔室。這時比大氣壓力還要低的壓力就稱之為陰壓，胸壓正是身體內唯一一個可以形成陰壓的腔室。這和重要的呼吸運動，有著直接的緊密關連。

形成比大氣壓力更低之壓力的胸腔和胸虛，也就是上虛很有關係。另一方面，因為腹腔會隨著橫隔膜的收縮下降而增加壓力，所以也就會呈現腹實，也就是下實的狀態。像這樣，單單一個橫隔膜的收縮下降動作，就會不經意地進行著胸虛腹實，也就是上虛下實。

利用橫隔膜之運動而經常實行腹部呼吸的人，在不知不覺之中就會呈現上虛下實的

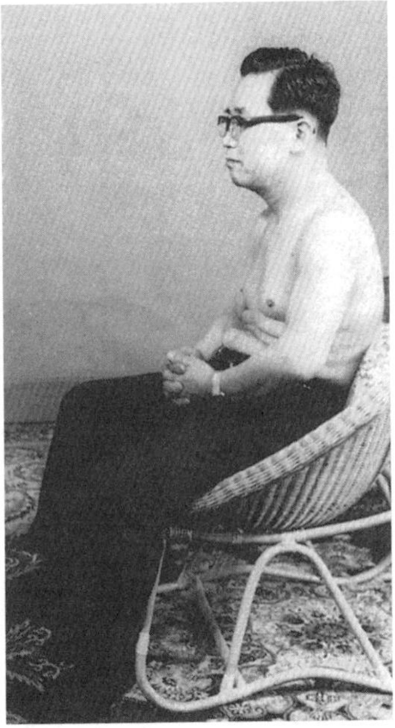

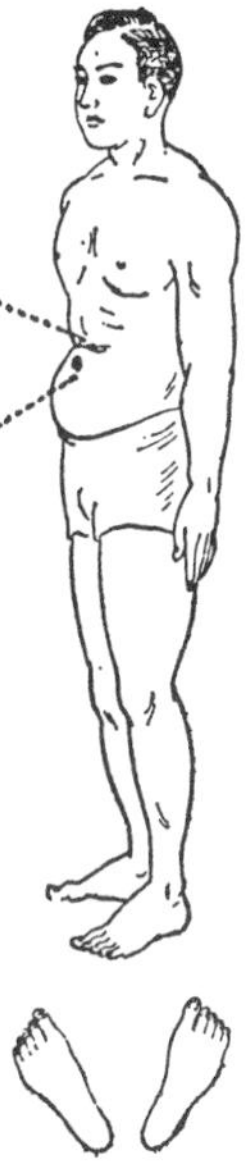

狀態。即使是從醫學的角度來看，它也可以說是一個極為優秀的呼吸法。

綜觀所謂的呼吸運動，可以看做是胸腔負責減壓，而腹腔則努力負責加壓。這就生命體的運作而言，實在是一項極為重要的事，橫隔膜的收縮下降運動，是片刻也不能休息的，它讓我們的身體一步步地朝向健康邁進，事實上，橫隔膜運動活躍的人，身體就愈健康，耐力也會愈持久。

胸部虛空，也就是讓胸腔壓力減少的呼吸肌，除了橫隔膜之外還有擴張胸廓的肌肉組織。這些以擴

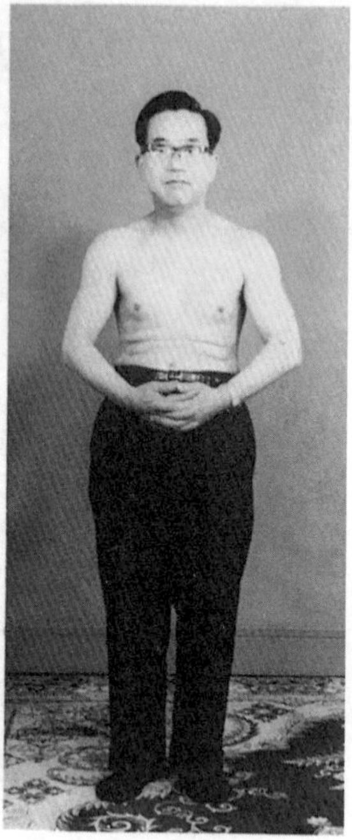

大胸廓爲工作的肌肉組織，因爲有很多成員，所以在進行吸氣這個動作時也會特別舒暢。

丹田呼吸與上虛下實

1 一面平靜地呼出空氣，一面下腹部用力

2 心窩下部深深地往內凹陷

3 然後，用雙手抱住下腹部

4 肚臍向上

5 吸氣的時候下腹部用力，心情愉快地吸氣

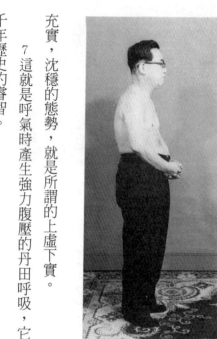

6 呈現上半身放輕，下半身充實，沈穩的態勢，就是所謂的上虛下實。

7 這就是呼氣時產生強力腹壓的丹田呼吸，它和上虛下實的理念一樣，同是東方三千年歷史的睿智。

相形之下，將存在於肺泡內之氣體徹底排出，就必須要有相當的努力。這是因爲收縮胸廓之肌肉組織成員極少的原故。雖然說就徹底將空氣呼出的這一方面而言需要相當的努力，但因爲這還包含著在心理層面上的重要意義，所以關於此，我在下次有機會時再加以論述。

雖然爲了要做到上虛也就是胸虛的狀態，橫隔膜與擴大胸廓的肌肉組織群都會運作到，但在此我有一句話希望各位能加以注意。大概有人會說，若只是要讓胸腔中的壓力比大氣壓力要小，即使不使用橫隔膜，擴大胸廓的肌肉組織也會使胸廓擴大，但請注意，它們無法像橫隔膜一樣，可以同時使腹腔的壓力增加。

〔3〕胸部呼吸與腹部呼吸

因爲人類隨著文明的進展及機械的發達，就愈來愈少去活動身體，所以很多人在不知不覺之中就忘了腹部呼吸法，而變得無時無刻都在以胸部呼吸法的方式呼吸。橫隔膜收縮運作微弱、遲緩的人，換言之就是沒有好好地實行上虛下實的人，今後有日益增多的趨勢，這從生命功能運作的觀點來看絕不是個好現象。只以淺弱之胸部呼吸的方式在進行呼吸運動的人，會缺乏氣力，而且也會容易體弱多病。

如果實行會讓橫隔膜收縮下降之運動旺盛活絡的完全呼吸法，氣力會愈見湧現，生活也會變得更見充實、更有活力。由此我們可以知道在日常生活中保持這種上虛下實的態勢是何等重要了。

接下來，我們來綜觀一下被收納在胸腔，腹腔這兩大腔室中的臟器。它們自然配置的巧妙之處，眞是令人訝異無比。

肺臟和心臟被置放在所謂胸腔的這個大腔室內。心臟與肺臟被安排放置在這個可以形成比大氣壓力要低之壓力的腔室內，這種架構是有種種用意的。因爲人類肺臟所進行的氣體交換運作，不論如何都非得靠著減壓裝置來將空氣導入不可。而心臟方面，爲了要靠心臟將送至全身各處的血液再收納回來，它必須要在比體內任何一處壓力都還要低的場所才行。

胃、腸、肝、腎、脾臟、胰臟等臟器與心臟及肺臟相反，它們是壓力愈大愈有利的臟器。這些臟器隨著加壓、減壓的交互變化，其內部之血液循環、替換的運作會變得活躍。

換個方向說，腹腔壓力的增加會促進血液的回流（流回至心臟），而其壓力的減少會促進動脈血液流入臟器，兩者交替以致各個臟器的機能活躍。

〔4〕白隱禪師的上虛下實

日本實行丹田呼吸的大師——白隱禪師，曾在他的著作「夜船閑話」之中，記錄著下面的這段話。

「肺屬金，為雄性，浮於膈上，肝屬木，為雌性，沈於膈下，心屬火如太陽位於上部，腎屬水如月亮占據下部」。

在以前肝心脾肺腎等五臟以陰陽五行說（木火土金水）來做解釋，肺被比擬成金，心被比擬成火，肝被比擬成木，腎被比擬成水，脾臟被比擬成土。而且肺被視為雄性臟器，浮在橫隔模的上方，而肝臟被視為雌性臟器，沈於橫隔膜的下方。心臟被視為是太陽浮於上部，而腎臟是月亮占據下部。

這個名為白隱的人是一個博學多聞的人，他對人類的臟器有著十分有趣的見解。和前面提到過的生理解剖學的觀點來相比較，白隱禪師的見解是如何地內含著文學的意境啊！

白隱禪師還寫下了下面的這句話。

「芸芸眾生的養身之道，就是上部要常保清新爽朗、下部要常保溫暖。」

也就是說，就養生而言十分要緊的就是上半身要常保清爽，而上半身要無時無刻地保持溫暖，這也就是上虛下實的狀態。

〔5〕上虛下實與日常生活

就維護日常生活中的健康來說，我們的肩膀要放鬆，頸部筋肉不可僵硬，而且上半身要常保清新爽朗，上半身的重心要放低，此外，血液循環順暢、保持一定溫度等都是必須要做到的。在這一方面，這其中也有著上虛下實的隱意在。

回過頭來看，在我們的日常生活之中，常常會伴隨著精神緊張的情形。有些時候，這種緊張還會接二連三，連續不斷。身處在這種情況下時，不知不覺中肩膀會使勁用力、上半身會變得僵硬，而相對之下，下半身反而容易變得虛空。

在這種無法避免的精神緊張狀態之下，要特別注意的就是上半身要永遠維持在不出力的情況下，要放鬆，避免無謂的精神緊張，要讓頸筋以及肩膀肌肉任意自由地活動。此外，下半身，特別是腹部要益發地出力，而且要清爽地呼出空氣，如此一來，下半身的重心就會放低，沈穩，身體也會安定下來，即使從事長時間的工作或是會議，一點也不疲累。

如果各位能稍稍地理解到上虛下實對我們日常生活的重要性，就是值得慶幸的了。

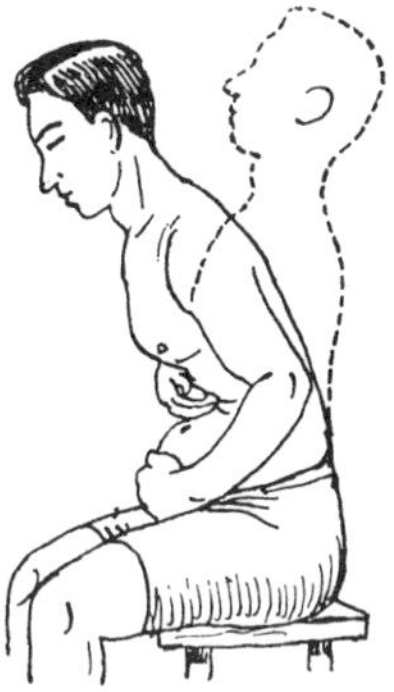

小波浪呼吸
（虛線是吸氣、實線是呼氣）

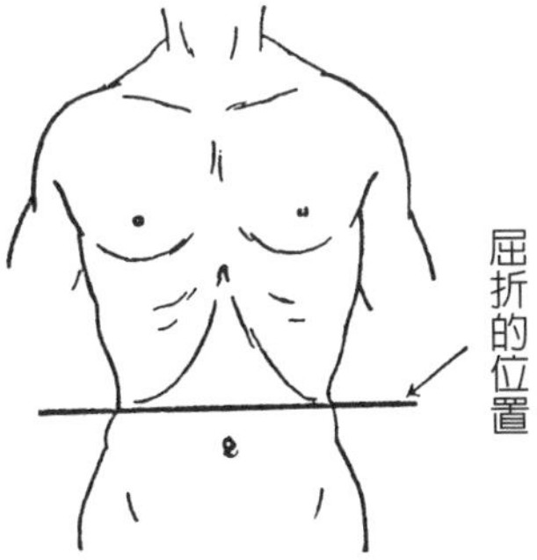

上腹屈折的位置
（在左右肋骨下緣連成的直線）

那麼，要如何做才可以呈現這個上虛下實的狀態呢？答案就是，它可以靠著下面要敘述到的調和呼吸中的「波浪呼吸」來做到。

(二)波浪呼吸

在開始進入波浪呼吸的解說之前，首先我想先說一下坐姿。

坐姿以身體的外觀樣態來看，可分為坐在椅子上的坐法（椅坐）、跪坐，以及盤腿而坐三種類型。有一點希望各位能注意的是，在椅坐的場合裡要儘可能地淺坐在椅子邊緣，大腿略微張開，兩隻腳要實實在在地踏在地上。而在跪坐的場合中，兩隻腳的腳背要重疊，而且臀部就放置在這腳背的上方，兩膝要微張。坐姿中有結跏趺坐以及半跏趺坐，一般而言採半跏趺坐的坐姿就可以了。在這時候，在臀部下方放上一個蒲團稍稍墊高一些，坐起來會比較容易。

有關姿勢方面，最重要的還是上虛下實這一點。不論是採用何種的坐姿，最重要的就是心窩部要放低，要放輕柔，下腹部的丹田要充滿力量、把重心放置在此，上半身要常保舒適的姿勢，這不單僅限用在修習調和呼吸的情況下，不論是在何種情形之下這種姿態也都是必要的。

再者，即然我們知道了上虛下實的重要性，那麼這個姿勢是任誰都立刻就學得會的嗎？就這一點而言，那是相當困難的。肥胖的人其心窩部會囤積著許多脂肪，而身材削瘦的人其下腹部會凹陷，心窩部會因而堅硬、凸出，此外，即使是身材普通的平常人，由於經年累月的習慣，其心口窩會堅硬凸出，要將這個姿勢一下子就改正過來是很困難的。

因此，要矯正這些不當姿勢，要讓任何人都可以達到上虛下實的姿勢，修習這個調和呼吸法是最最要緊的事，而這其中，下面敘述到的波浪呼吸法就是最最優秀的一個方法。

波浪呼吸有分下面三種類型。

（1）小波浪呼吸（波浪呼吸二段）

（2）中波浪呼吸（波浪呼吸一段）

（3）大波浪呼吸（波浪呼吸三段）

這三種呼吸法的共通點就是在呼氣的時候，上半身都要略略向前彎曲，心窩部要放輕柔，丹田（下腹部）要使力。而且在吸氣的時候上半身要挺起來。這種在上半身彎曲、挺起時的呼吸，因爲就如同來來回回的大小波浪一般，所以就被命名爲波浪呼吸。而現在的名稱，就可同括弧裡所示。

波浪呼吸現今的一個重點，不單僅是在實行它的過程中可達到上虛下實的姿勢，而是它還可以產生出各種的成效。即使是在過去，其實也有很多的人因爲修習了這個波浪呼吸而看到了偉大的成果，而且從衆多的疾病中獲救。

在前面提到過的森永製果公司的第一代總裁——森永太一郎先生，僅僅修習波浪呼吸幾個月的時間，就從重度的精神疾病中復原、痊癒。除此之外，還有衆多的實例存在。這個如此簡單就能產生如此成效的波浪呼吸，到底是如何做到的呢？

(1)小波浪呼吸

a.右手護著心窩部，用左手抱著下腹。

b.上半身一邊向前彎曲一邊平靜地深深呼出氣體

c.當氣體完全呼出的時候，上半身挺起吸入空氣

以上述的動作反覆地進行呼吸

(2)中波浪呼吸

上半身一面向前彎曲，一面呼出比小波浪呼吸更強的氣。右手在這個時候由右往左邊挪動，在接下來的吸氣過程中上半身及手再回復原來的位置。這個動作及呼吸反覆來回做十二次，稍事休息一下再反覆做十二次。

(3)大波浪呼吸

呼吸方式和中波浪呼吸相同。左右手的拇指深深地將心窩部壓陷凹入，然後用力地呼吸，而且在呼氣的時候要防止心窩部變硬。

藤田先生創始調和道是在明治四十年，當然在那時還沒有這個波浪呼吸法。因爲是在一般人沒有任何心理準備的情況下教導這種完全呼吸法，所以這之間有各種的難題出現。在此之後，先生歷經了多年的苦心、工夫，才完成這個波浪呼吸法。

這就好像是任何一個小生命一樣，雖然從成品來看絲毫無奇，但這其中從無到有，一直到完成之前的這分苦心、勞力是非比尋常的。希望先生的這番工夫大家能夠了解得到。希望讀者不要因爲這方法十分簡單就懷疑它的成效，而先著手開始專心地努力修習這個波浪呼吸法。

〔1〕小波浪呼吸（波浪呼吸一段）

特別肥胖的人，以及心窩部堅硬凸出的人，會連要彎曲心窩部都有困難。對這一類的人而言，小波浪呼吸是最合適的方法。

〔方法〕

首先右手張開，將右手掌放在心窩部上方，同時用左手抱住下腹丹田。一開始先輕輕地吸氣，然後再立即把氣體呼出，在一個接著一個吐氣的同時，上半身跟著向前彎曲，讓心窩部柔軟地凹陷進去。

小波浪呼吸法是調和道丹田呼吸中最爲基本的一種。（小波浪呼吸法的連續圖示以及照片，請參照本書234～235頁）

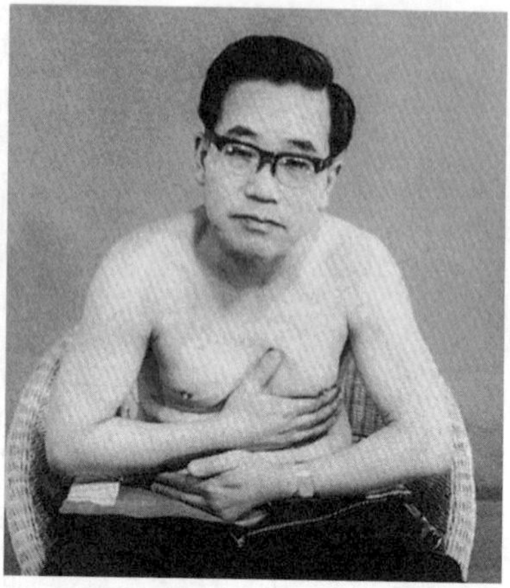

(2)中波浪呼吸
上半身一面前彎曲，一面呼出的小波浪呼吸更強的氣。右手在這個時候由右往左邊挪動，在接下來的吸氣過程中上半身及手再回復原來的位置。這個動作及呼吸反覆來回做十二次，稍事休息一下再反覆做十二次。

一、在最剛開始的前述姿勢之中，單單僅是上半身向前彎曲而已，下腹並不出力。

二、如果心窩部可以自由地彎曲的話，下腹丹田就會有充分的力量產生。

三、如果更高一層的話，閉住肛門、下腹彎曲，腰部、腳心都要產生力量。

〔2〕中波浪呼吸（**波浪呼吸一段**）

小波浪呼吸的下一階段，就是中波浪呼吸。在這個中波浪呼吸法中的所有動作，都比小波浪呼吸更早一步進行。特別是這個中波浪呼吸中的氣稱之爲「衝氣」，在呼氣的場合是「呼、呼、呼」以如此好像要把氣衝出來的方式呼氣的，這一點十分重要。這也稱爲「短促呼氣」。（請參照中波浪呼吸的照片）

〔方法〕

兩隻手掌張開，右手放在心窩部上，左手放在下腹部。一開始稍稍地吸入一些空氣，同時伸展上半身。接下來的呼氣動作十分重要，在這個時候，左手好像抱住下腹部一般，右手手掌一面由心窩部的右邊輕輕挪移至左邊，同時上半身一面向前彎曲，好像要將氣體衝出似地用力呼出空氣。也就是將氣體衝出。在這個動作的同時，肛門一口氣閉緊，丹田使力。換言之，在呼氣中吐出氣體、上半身向前彎曲、右手抱著心窩部深深地曲折，緊閉肛門，下腹部用力。這五個動作要同時地在呼氣這步驟進行的過程中一起進行。

在中波浪呼吸法之中，一面輕輕吸入氣體一面挺起上半身，而在呼氣時則是要同時進行上述五個動作。乍看之下也許很簡單，如果要完全徹底實行的話，這絕對不是件容易的事。此外，此法的顯著成效，隨著經日的修習，自然而然也

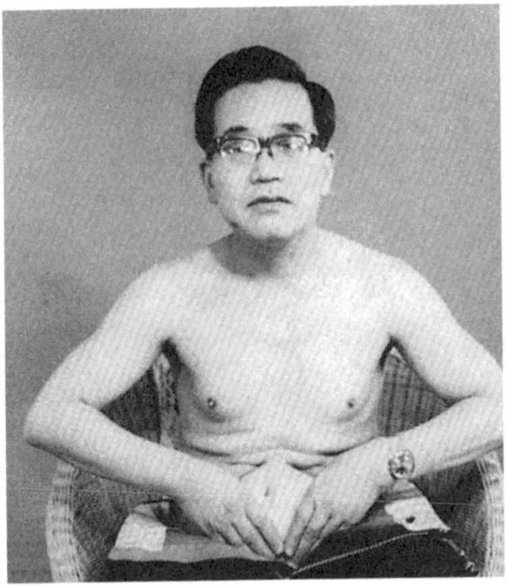

(2)大波浪呼吸

呼吸方式和中波浪呼吸相同。左右手的拇指深深地將心窩部壓陷進入，然後用力地呼吸，而且在呼氣的時候要防心窩部變硬。

會了解。

此法以呼氣爲主，要來回進行十二次，而且，在進行下一個呼氣動作之前，全身要放鬆不可出力，做一個呼吸運動。呼氣、吸氣來回十二次大約要花十六至十七秒的時間，每一間隔中的一下呼吸運動大約是二至三秒，合起來大約共需十八至二十秒左右，以此爲一個循環，反覆進行強力、短促的呼氣，一次呼吸運動花費一分多的時間（短促呼吸）。

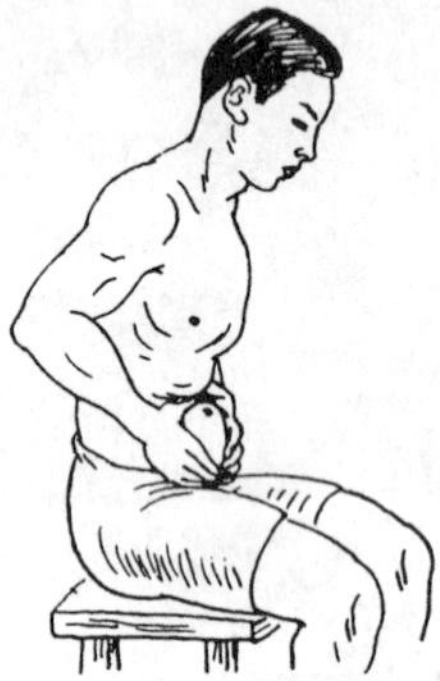

大波浪的呼吸

〔3〕大波浪呼吸（波浪呼吸三段）

這個呼吸方法特別能給與太陽神經叢更多的刺激，讓它的力量更強大，同時它以左右兩手的拇指加壓於心窩部的週邊，有去除腹硬塊的功效。（請參照附上的圖示及照片）。

〔方法〕

左右兩手的手掌張開，拇指深深地壓入心窩部，其他八指放在下腹部上，輕輕地吸入空氣、伸展上半身。接著，上半身一邊略略向前傾的同時，一邊產生腹壓呼出氣體。這時，兩手的拇指深入地插入心窩部，以腹直肌爲中心，向內深深凹陷。這個呼吸法的要領與中波浪呼吸法相同，1呼出氣體、2放低心窩部、3緊閉肛門、4下腹部向上卷曲，以如此協調的動作進行。

大波浪呼吸和小波浪呼吸同樣都是呼氣的時間拉長（延長呼氣）。兩者不同的地方就在於左右手擺放的位置。（請參照片⑴及⑶）

這二種呼吸法中，呼氣都是從十二秒至十三秒開始進行，然後留心漸漸增長其時間（二十秒至三十秒）。

以上就是小、中、大波浪呼吸法的說明，我一口氣就將它們一次解釋完了，不過說到是否能單憑這些說明就可以完全充份地領會，可能的話，沒有什麼比直接請教老師、前輩予以指導要更好的了。但是，我想如果能熟讀這說明的話，應該也能有大略的理解吧！最重要的就是要付諸實行。

只要實際地去練習看看，不就能開始理解了嗎？就好像我在前面也有提到過的，這種呼吸法是所有調和呼吸法的預修呼吸法，此外，即使僅僅單獨地實行修習這種呼吸法，也會有偉大的成效產生。希望各位能把這一點放在心上，經常努力好好地修習。

㈢屈伸呼吸（東方的深呼吸）

調和呼吸的第二種是屈伸呼吸。這個屈伸呼吸的另外一個名稱叫做長呼氣丹田呼吸，它的要點是：

(一)呼氣時要深深地、長長地將氣體吐出
(二)它會鍛鍊胸部呼吸肌肉（特別是縮小胸廓的肌肉組織群）
(三)它會鍛鍊到橫隔膜
(四)它會使腹壓升高
(五)它會促進腦循環

它有以上等等的特點，可以讓身體內部各機能的運作活躍旺盛，並增強，自古以來，在東方長氣就是意味著長壽。莊子有云：「常人之氣聚於喉，聖人之氣聚於踵」，從印度的瑜珈一直到中國的仙術而至其他，多位的先哲都能領會這種長呼氣丹田呼吸法的眞髓，都視它爲達到健康長壽的最佳方法。

〔方法〕

（1）**吸氣**——兩隻手（輕輕握拳亦可）沿著胸部向上移，在此同時吸入空氣、讓胸廓充分地擴大。這時，背骨使勁兒地伸展，直到頭部略略向上仰爲止，充分地吸入空氣。當吸氣動作完成時，就接下來做呼氣的動作。（請參考下一頁的照片⑴⑵）

（2）**呼氣**——一邊稍稍地洩出一些空氣，一邊將心窩部放低，兩隻手平靜地放下，直到心窩部爲止。然後更進一步地放在下腹部丹田上。也就是呈現上虛下實的姿態。接下來，再輕輕地吸一口氣，然後開始長長地將氣體呼出。從這裡開始就是重要的長呼氣丹田呼吸。在呼氣一直持續的情況下長長地、慢慢地呼出。而且要全部都呼出來。在這同時，要抱持著將力量注入丹田的心情，並慢慢地將上半身向前彎曲。上半身要彎曲到幾乎呈直角的地步，肺中的氣體要吐得一滴不剩。

在平常時候進行的呼吸運動，決計不會使用到全部的肺臟。這對肺部而言也會是一種負面的影響，身體的活力也不會有所增進。如果進行這種屈伸呼吸，縱使一天之中只進行數分鐘的時間，也會讓肺部全部都被使用到，也會強化肺臟，增進生命體的活力，這是非常重要的。

調和呼吸中不單僅是這種屈伸呼吸，波浪呼吸或者是下面會談論到的大振呼吸、完全呼吸等等，都是讓肺臟的使用發揮至最大的極限，藉由增加腹部之力量來達到促進血液循環，淨化血液的目的。

〔3〕**緩和呼吸**——就如後圖所示，當長呼氣完成，要繼續進行下一個吸氣動作之

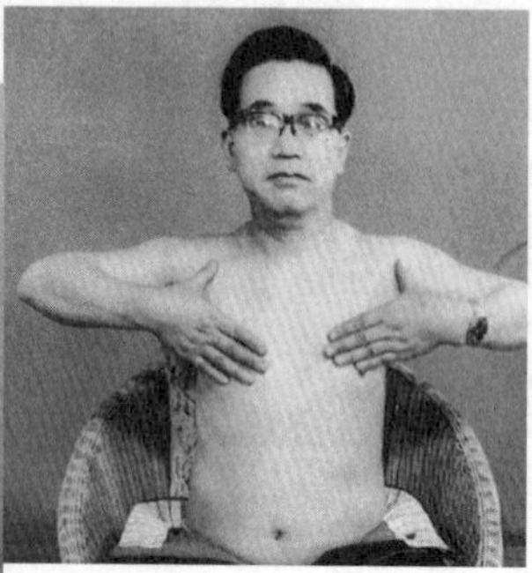

(1)吸氣—胸廓充分地擴張，然後一邊輕輕地呼出空氣，兩手一邊向上滑行。

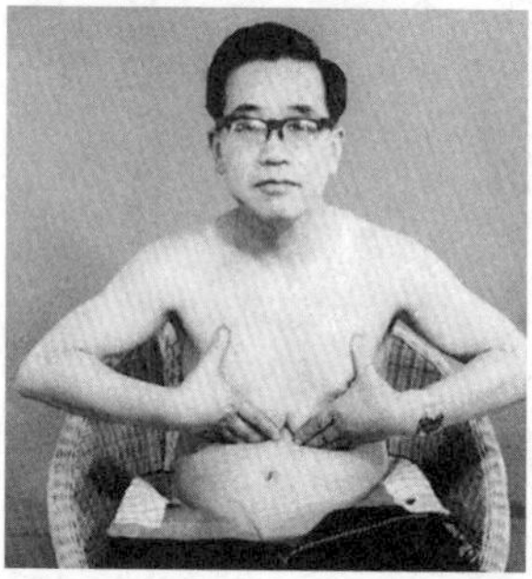

(2)兩手在心窩處停止，在心窩深深凹入的瞬間，使勁地強力呼氣。這稱之為漏氣，然後兩隻手抱著下腹部，強力地呼出空氣，這就稱之為充實。

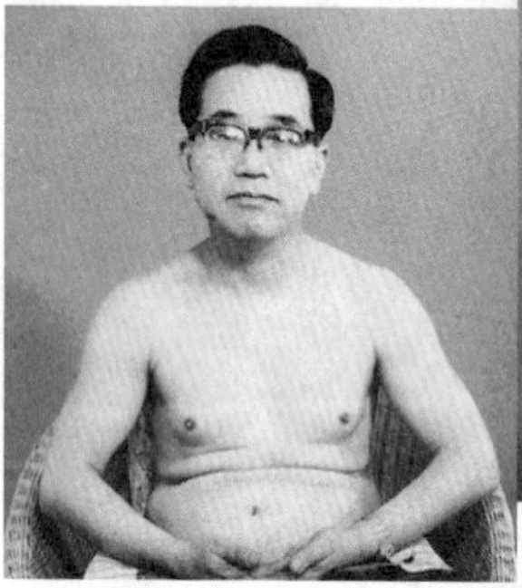

(3)長呼氣—用兩隻手環抱著下腹部，然後儘可能細細長長地持續呼出氣體。上半身一面向前傾一面將體內的氣體完全地呼出，將氣體都呼出時全身力量放鬆，做三次緩和呼吸。

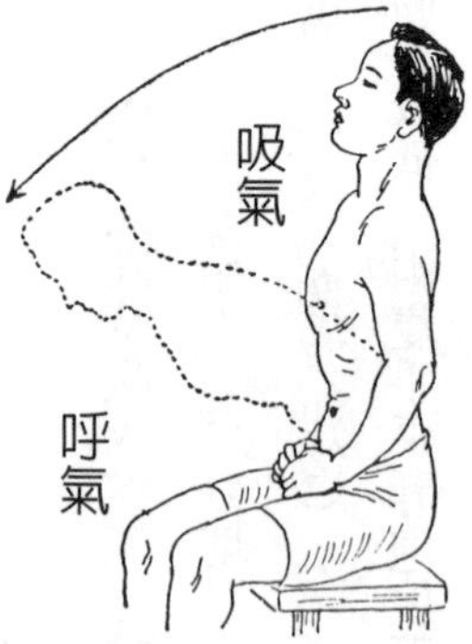

前，在這之間輕輕地做三次左右的順暢呼吸，讓全身放鬆、調整全身狀態。這時，從肩膀以下一直到下半身爲止，全部的肌肉都要放輕鬆，不能用力，轉換成緩和放鬆的情緒。這就是所謂的緩和呼吸也就是調整呼吸。

因爲這個緩和呼吸還有調整呼吸都是藤田先生獨創的，所以我想可能這在其他的健康法裡是看不到的。先生以先哲的遺訓爲基本來完成這個丹田呼吸，他並不是完全一成不變地沿襲，而是自己親身不斷地修習、體驗，直到領會貫通爲止才研究出來的。因此，即使這其中有一些對古人而言十分容易，但對現代人而言卻相當勉強、困難之處，也因爲先生的這一番功夫、琢磨，而變得人人都可以輕易地學會。

這其中的緩和呼吸也是一個很好的例子，隨著每一次的呼吸動作而緩和吸入氣體，讓全身之力量放鬆、調整的這個方法，不就可以說是先生的卓越見地嗎？不單僅是這個屈伸呼吸，完全呼吸法也是如此。在強力地緊張收縮所有的肌肉之後，還要再讓它們鬆弛、放鬆，這是必須要做的。

〔4〕**時間**——一次屈伸呼吸所須花費的時間，包括調整呼吸在內，大約是一分鐘的時間，也就是說吸氣大約花費六至八秒，呼氣大約花費二十至四十秒，而緩和呼吸大約花費十秒鐘。這只是大致的標準，多多少少的些微差距都沒有關係。

這其中，長呼氣是尤其重要的，因此，縱使一開始呼氣時間為十五秒到二十秒左右，也要接著慢慢地練習，朝一次呼氣三十秒至四十秒左右的目標努力。據說古人在呼出一口氣的過程中可以數到一千，由此想見那呼氣時間真的是相當地長，就算這種境界是望塵莫及的，至少呼一口氣三十秒至四十秒的這種程度是任何人慢慢努力就可達到的。

㈣大振呼吸（節奏丹田呼吸）

調和呼吸法的第三種就是大振呼吸。

大振呼吸**1可以藉由呼吸與上肢配合的操作給予腹部內的臟器適度的刺激，讓血液循環順暢、並強化這些臟器，2可以強健胸椎與腰椎，3可以使太陽神經叢的活動力旺盛等等**，它所帶來的成效真的是十分偉大的。

此外，因為這個大振呼吸是以十分有節奏的方式進行的，所以它還有一個別名叫做節奏丹田呼吸。就如同縱使是初學者只要實行了這個大振呼吸就可以立即看到成效一般，它對內臟弛緩或便秘等等都很有療效，有很多容易便秘的人只要實際地修習幾次，每一人都可以看見它產生的成效，這是經過很多實例證明的。

〔方法〕

就姿勢方面來說，雖然不論在何時，在何種時候都必須要採上虛下實的姿勢，但是在這個大振呼吸進行的過程中，這個姿勢更是首要的一點。換言之，要維持心窩部充分降下的姿勢，首先雙手擺在下腹部上方，然後配合著呼氣，將下腹部有節奏地左右移動著。這時，雙手配合地擺在下腹部的正中央部位。肚臍也要連同下腹部的左右移動一起左右地動。而且，在呼氣的時候丹田要恆常地用力，在吸入氣體的時候這個力量就要放鬆。在此同時，背骨也要左右交互地彎曲。

「在左右腹部的中間形成一個圓圈，重心放在左右腹部，肩膀成下垂的姿勢不要用力」

這是道祖先生的話，所謂「在中間形成一個圓」，就是說在下腹部向右移動的時候，左手手腕與軀幹會呈一個圓形。相反地，在下腹部向左移動的時候，右手手腕與軀幹會形成一個圓。

接下來說到的「重心放在左右腹部」，指的就是在左右交互地移動下腹部的時候，要集中心神產生腹壓。「肩膀呈下垂姿勢、不要用力」，一般而言，肩膀一旦使力就會呈聳肩的姿態，所以如果肩膀聳起的話，就是上半身出力了。這一點是要戒除的。

〔效果〕

在日本從以前就有鍛鍊腹部的詞語。雖然這是被用在意指精神層面的磨鍊，但這個大振呼吸就如同字面上的意義一般，是一個實際鍛鍊腹部的方法。因爲大振呼吸是有節奏地產生腹壓，所以在進行的同時，下半身的血液（靜脈血）也會有節奏、規律地流回至心臟。

這其中有一個眞的很重要的重點，那就是我們人類一直是以站立、直立的姿態在活動，因而腹部或是下肢很容易會有血液不流通的情況產生。尤其是在一天中很少有機會活動的生活型式之中，腹部血液循環不流通的情形更是顯著。腹部血液不流通，亦即是腹腔內之臟器的血液不流通，臟器的血液不流通會使得各個臟器的機能惡化。如果這些惡化的情形再發展下去，種種疾病的成因也就會因而產生。爲了要阻止這種惡性循環繼續下去，就必須要實行這個大振呼吸、丹田呼吸。

此外，藉由下腹部的左右移動，脊椎間的韌帶會因而強化、腰力也會變強。因此，也就可以預防俗稱閃到腰的這種腰椎間盤突出的毛病。

大振呼吸還能夠使供給心肌營養之冠動脈中的豐沛血流量。因此大振呼吸法亦即是一種成效卓越的強心法。

再者，提供肺臟營養的動脈中血流，也會和供給心臟營養之冠動脈的血流一樣旺盛、豐沛起來，所以肺部組織也就會自然而然地得以強化，因此，它也有令人想不到的肺臟強化效果。

藉由這種所謂大振呼吸的一種丹田呼吸法的實行，不單僅是腹部的臟器，連在胸腔內部的肺臟及心臟也都會得到助益。因此，說大振呼吸是強化所有臟器的方法絕對不會

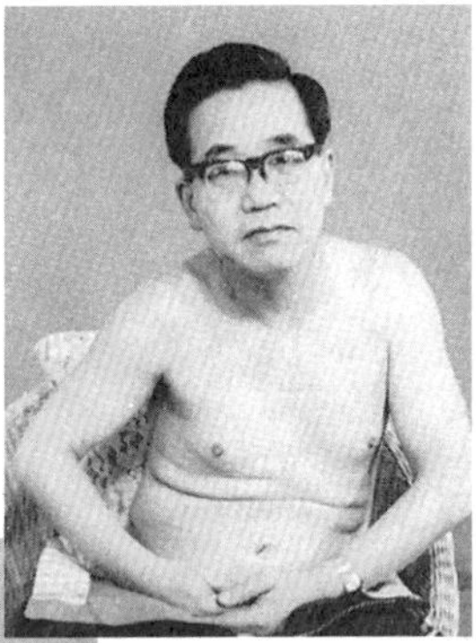

(1)上半身一面左右地移動，下腹部一面出力。

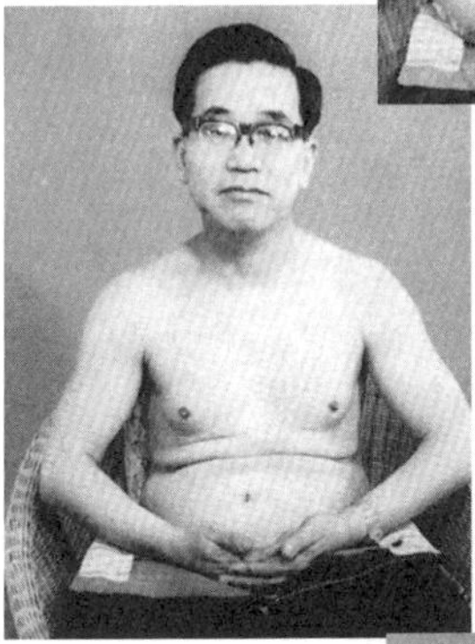

(2)上半身回復到原來的位置，不要用力、放輕鬆、輕輕地吸入氣體，然後再參照照片(3)

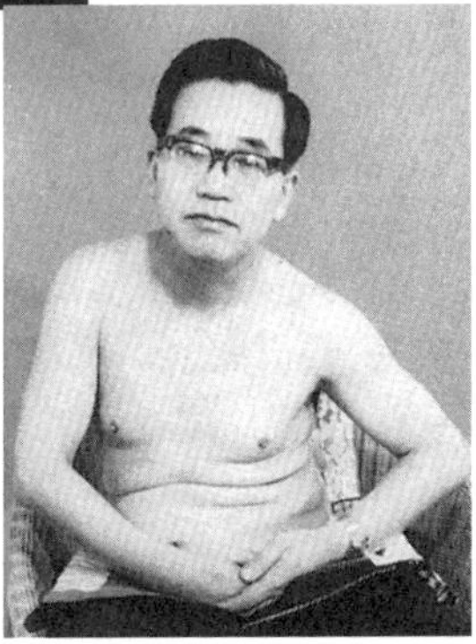

(3)這次上半身向右邊移動，用力地呼氣，要注意肚臍的位置。

言過其實。而且，藉由這種大振呼吸，位於心窩部之正後方的太陽神經叢的機能運作，也會更旺盛、活躍。

太陽神經叢是存在於腹腔內之自律神經的集合體，它會因爲這個節奏丹田呼吸的磨鍊而更添增一層光輝，不論在何種的環境之下，也都會堅持依照著正規的軌道進行運作。

大振呼吸

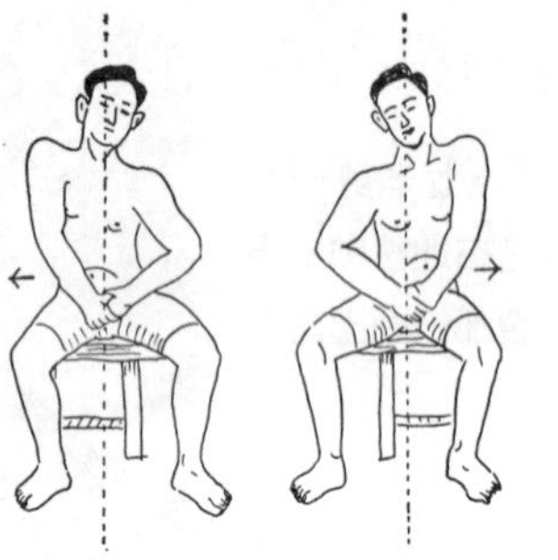

要注意肚臍要左右大幅地移動

於是，生命體就不會受感冒的侵襲，也能夠持續地常保胃腸的強健，也就有可能得以日日過著舒適，輕鬆的生活了。

注意——在進行大振呼吸的時候，頭部要位在正中央，不可以前後左右地晃動。而且要輕輕地閉上眼睛，心神要集中在每一次左右移動時腹部的動作上面。

在一開始練習大振呼吸的時候，必須要向優良的指導者學習正確的方法。而且要注意不要用錯力。在一開始練習的時候，因爲平日不太常使用的軀幹會運動到，所以之後該部位的肌肉會有疼痛的情形出現，因此，最好在掌握要領之前，平心靜氣地練習。

時間——大振呼吸進行一次至少要花費五至十分鐘的時間。進行的次數愈多，就愈能促進內臟機能的強化。這和跑馬拉松不同，因爲它是採坐姿進行的，所以流向下肢的血流量少，只有供給營養給各臟器與心肌的血管血液流量會變得豐沛，因此，心臟一點也不會感覺疼痛。不管多麼地用力，心臟也不會感到難過，而且愈練習下去心臟會變得愈舒適暢快，這就是大振呼吸的特徵。（注意：在脊椎骨受傷或發生障害的情況下，以及剛動過胸部、腹部手術的二個星期之內，要稍稍暫停一下）。

大振呼吸駕輕就熟的秘訣，就是在實行時要想著上半身的力量要全部放鬆，而下腹要左右交互地移動。而且一邊左右交互地呼出氣體的同時，要一邊產生腹壓，在此同時，另一邊的腰可以略略地浮起，在吸氣的時候全身肌肉放鬆，心情保持舒適暢快是很重要的。

㈤完全呼吸

調和呼吸的第四種就是完全呼吸。

完全呼吸就是將之前提到的波浪呼吸、屈伸呼吸、大振呼吸更充實化、更完善化的呼吸方法。

到底呼吸的目的爲何呢？就一般而言，它單單僅被認爲是以吸取氧氣、排出二氧化碳的這種在肺部進行的氣體交換爲目的，但事實並非如此。完整的良好呼吸運動自己本身就血液循環而言扮演著一個很重要的角色，它也會幫助心臟的運作，而且良好的呼吸運動可以使全部內臟的機能強化、使意志力堅固、使潛在的力量得以發揮。

「吸取清新、吐出廢舊、以之練臟、專意、蓄精、通神」——古人如此地一語道破了呼吸的目的。這眞的是至理名言。這一句話大概可以說把神賜與之呼吸運動的眞正目的完全地表現出來了吧！

然而，我們現代人多數都實行的這種一分鐘呼吸十七至十八次的淺度呼吸，當然是無法達到這些目的的。那麼，什麼樣的呼吸是完全、完整的呼吸，可以達到呼吸最上層的目的呢？藤田先生在明治四十年時著作了「心身強健的祕訣」，發表了「呼吸心神調和法」，更進一步地在大正五年時，第一次完成了「完全呼吸的六大原則」，這期間，實實在在耗費了十年的歲月。先生苦心地精修、探究如何才是正確、完全的呼吸，並鑽研可以達到古人說的那種呼吸運動之最大目的的方法。

這個完全呼吸是由「胸入充滿」、「漏氣充實」、「膨滿緊縮」三者組成。

(1)胸入充滿的狀態就是充分地吸入空氣

(2)漏氣充實就是一點點慢慢地放出氣體的同時一面維持腹壓

(3)膨滿緊縮就是完完全全地將氣體全數呼出

完全呼吸法中的第一項深深吸氣，與第三項徹底呼氣，和屈伸呼吸有相似之處，但在這之間，還要加入漏氣充實這一步驟。雖然從外觀無法看出來，但這個步驟要產生持續性的強力腹壓才行。

完全呼吸

(1)深深吸氣—胸入充滿

(2)持續腹壓—漏氣充實（請參照後文附照）

(3)深深呼氣—膨滿緊縮

完全呼吸的方法

完全呼吸的目的就是藉由呼氣讓腹壓充實。也就是達到完全腹壓的狀態。一開始先放鬆心情吸入空氣。在一邊充分吸入空氣的同時一邊張開雙手，沿著胸部往上移，同時伸展上半身。當吸氣動作完成時一邊用手輕輕磨擦胸部，一邊一點一點地呼出氣體（漏氣），兩隻手就這樣移向下腹部，抱著下腹。

接下來進行持續腹壓這一階段，在此之前輕輕地吸一口氣，將心窩部充分地降下，雙手好似抱著下腹部一般，緊閉肛門，下腹丹田用力。在這個施力的同時，鼻子要不斷地放出一點一點的空氣。因為一旦忘記了這一項，頭部就會產生壓力，換言之有可能會呈現忿怒時的那種狀態，所以在下腹出力的同時，鼻子要不斷慢慢放出氣體這一點絕不可以忘記。

兩手抱住腹部、肛門閉緊、丹田使力的這個動作，來回反覆做四至五次。這就是「漏氣充實」。古人所謂的「氣達丹田、腰腳、足心」，在這時就可以開始實現了。

接下來開始深深呼氣的步驟。呼氣以「膨滿緊縮」為原則。也就是當丹田填滿力量、下腹部膨漲的同時，腹部到處都充滿力量地平心靜氣呼出氣體。一旦氣體全數呼出時，下腹就會凹陷，就會感覺腹壁好像接近背骨一樣，這就是完全呼吸。當呼氣動作完成時，做二至三次的緩和呼吸。換言之，就是將全身的力量全部放鬆，輕鬆地呼吸二至三次。

我一口氣做的完全呼吸說明到此告一段落，就它所需要的時間而言，完全吸氣為六至七秒，漏氣充實為二十至三十秒，而完全呼氣為十七至二十秒。不過，這只是大體上的一個標準罷了，時間或多或少的增減，是各位練習者的自由。

完全呼吸法的要點就在於「呼吸、腹部、心臟的調合與上肢的配合動作」。呼吸、腹部、心臟的調和是調和呼吸法的重點。由藤田先生開始集其大成。總之，「以呼吸鍛腹鍊心」的這句話，事實上是古人的身心鍛鍊法，而在此敘述的完全呼吸更駕乎其上，它更加入了上肢的配合動作，實行者會因此而得到更進一層的成效。

也就是說，它藉由上肢的配合動作。（一）在心理方面，兩手在吸氣的同時一起往上移，在呼氣的同時一起向下放，這會讓胸廓的擴張更進一層，而且其收縮也會更進一層；換言之，這可以使全體的呼吸量大增。（二）在心理方面，雖然在一開始與呼吸一同進行的上肢動作是有意識的，然而一旦熟練了之後，就會變得幾乎是在無意識的狀態進行，就會進入一種恍惚的狀態，而這時精神層面的活動，也會達到最高潮的境地。

精神修養與完全呼吸

就精神層面的開發與修養來說，其中包括了這個完全呼吸的靈活應用，在這個情況下，兩手的動作省略，而呼吸法就依著這個完全呼吸的方式進行。

在開始進去實際修習之前，先要做一番「靜思」。所謂的靜，就是澄靜思緒的意思，也就是要儘可能地去除雜念、妄想，這是爲了要集中心神於接下來的實際修習。然後，做五次小波浪呼吸，採取正確的上虛下實姿勢。

〔1〕完全吸氣（胸入填滿）

吸氣是以胸入充滿爲原則。首先，先從鼻子平心靜氣的吸入空氣，擴張胸廓，滿滿地吸入空氣，這就是胸入。然後，在繼續吸氣的情況下，讓橫隔膜收縮下降，腹部膨脹起來，這就是充滿，也就是腹滿。

〔2〕持續氣息

（漏氣充實——持續腹壓）

接著，當這個胸入腹滿的吸氣動作終了之後，上半身略略地向前傾，使心窩部柔軟地凸出，同時鼻子一道「呼！」地將氣體漏出。這就是漏氣。在漏氣的同時，下腹部丹田使勁地施力，讓腹壓升高。這就是充實。在這個充實狀態之下，肛門要不斷緊閉，下腹要好像正用力地向上卷起來一般。

〔3〕完全呼氣（膨滿緊縮）

當漏氣充實這一步驟終了之後，就開始完全呼氣的階段。在這個階段下，下腹部的施力力道要比充實的時候還要更強，慢慢地，就好像是線香的煙那般細細、徐徐地呼出空氣。換言之，就是運用丹田的力氣，平心靜氣地吐出氣體。而且，在這個呼氣動作持續進行中，逐漸地將橫隔膜上舉，讓下腹部變成扁平的狀態。這就是緊縮。

在此我已將完全呼吸的呼吸法解說一口氣說明完了，這個完全呼吸可以單獨恆常地修習。除此之外，調和道的呼吸法之中，還有太陽呼吸、大地呼吸以及胎息法等等將重

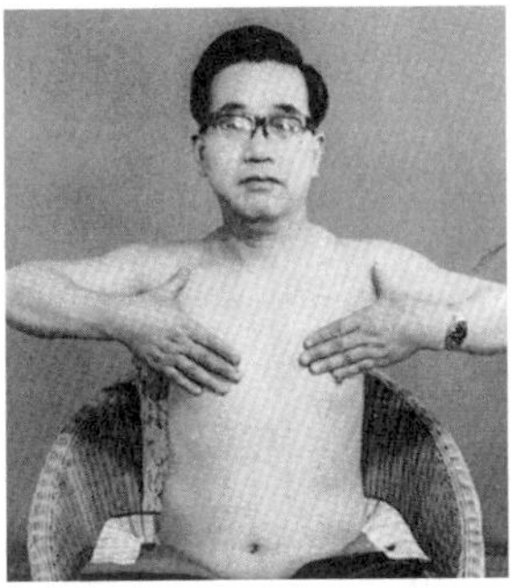

(1)胸入充滿，充份地吸入空氣。這時將胸廓擴張到最大橫隔膜收縮，深深地下降。

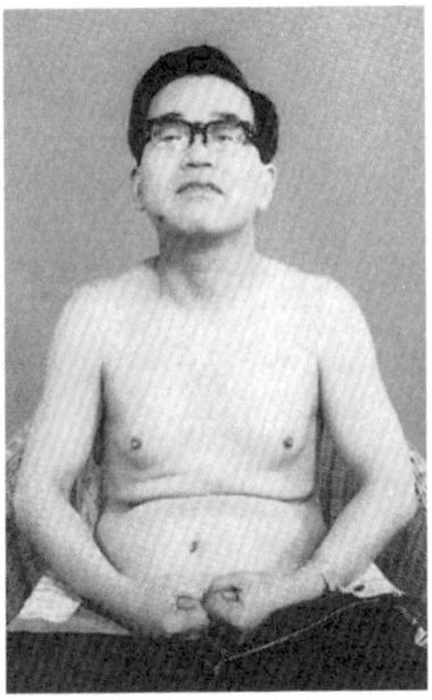

(2)漏氣充實，一面細細地放出一絲絲空氣一面產生出強力的腹壓。下腹部在吐氣的同時，像是橡皮球般地充滿空氣。

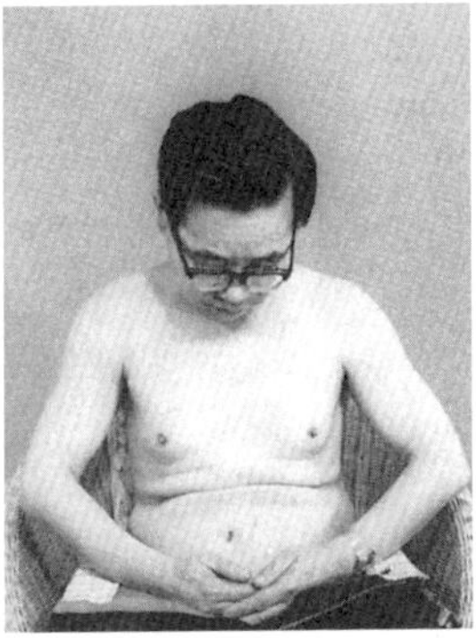

(3)膨滿緊縮，一邊在腹部膨脹的同時，一邊呼出氣體，然後在這個動作持續進行時緊縮腹部。當空氣被完全呼出之後，將全身的力氣放鬆，做三次緩和呼吸。

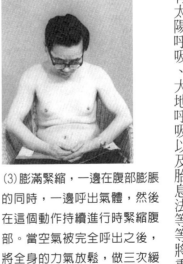

點放在心靈層面的種種呼吸法，這些所有的呼吸法都是以這個完全呼吸法爲基本。有關太陽呼吸、大地呼吸的概要在後文會有敘述。

上文所敘述的調和呼吸一旦在實際要去修習時候，可能會有種種的疑問出現。如果可能的話，直接請教老師是最爲直接的一條捷徑了，但是我想各位讀者應該有了大略的了解才對。

有緣讀到這一本書的讀者，希望能在最初一開始的時候一定要先實行呼吸，即使單僅實行此法也無妨。不單僅是頭腦對此法有所理解，身體也要牢記它，換言之，藉由親身體驗來得到眞正的理解。

希望各位不要再指望明日，而是從今天就著手修習，以體會調和呼吸的眞正價値。

㈥太陽呼吸、大地呼吸的概要

如果您能充分地掌握到完全呼吸的要領，就會進入到大地呼吸、太陽呼吸、觀念呼吸等更深入一層的精神領域之中，在此，我爲各位大略地敘述藤田先生開發的太陽呼吸及大地呼吸。

從天文學的角度來看，我們生存的所在地——地球，是屬於太陽系的一個行星，它和其他太陽系的行星們保持著一定的距離，共同以太陽爲中心繞著它的周圍、循著正規的軌道公轉、自轉。而太陽則不遺餘力地散發著它的光及熱能，我們都直接或間接地受著太陽的恩惠生存著。此外，大地也蒙受著這個太陽的能量，更進一步地運用水與空氣來生成化育著衆多的生物。

在二十世紀的後半，人體的足跡延伸至月球這個地球以外的天體上。這是人類有始以來的壯舉。但是，在這個月球上雖然也沐浴在太陽的恩惠之下，然而它卻沒有水或是空氣存在，是一個無味乾燥的地方，對居住在地球上的人類而言，絕非一塊樂土。

太陽呼吸，大地呼吸的準備姿勢

沈浸在太陽的恩惠之下，而且承蒙著受到水份，空氣滋養之大地的照顧，我們人類才因此可以開始我們的生活。不單僅是人類，所有的萬物皆是受著太陽與大地的恩澤哺育而生。孕育成長，想到這裡，大概每個人的心裡都會感念太陽與大地的恩賜吧！

藉由藤田先生發明的太陽呼吸與大地呼吸，我們和太陽與大地的距離會有更貼近的感覺，這其中的感謝之意，實在令人無法壓抑。

藉由太陽呼吸與大地呼吸，會讓人心中天地一體、萬物同根的觀念更進一層，它是讓人類生活更深入一層的呼吸法。這種太陽呼吸、大地呼吸的呼吸方法，都是用完全呼

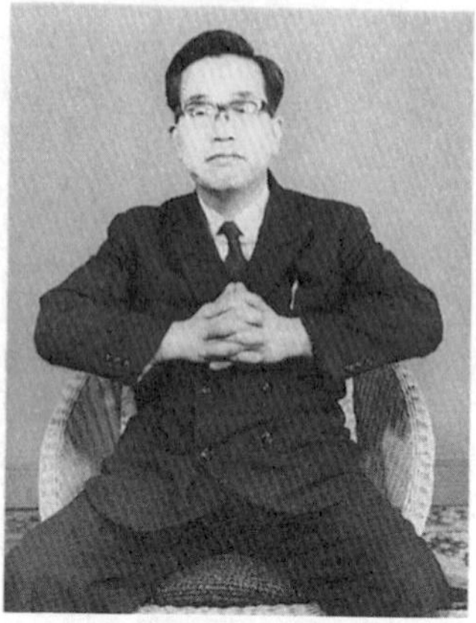

(1)向天吸氣

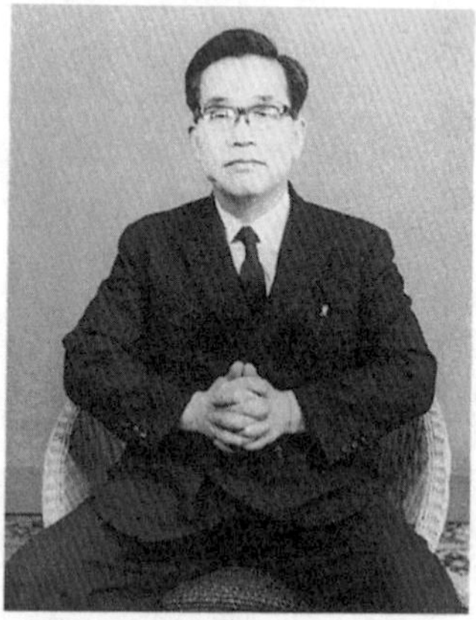

(2)向地吐氣

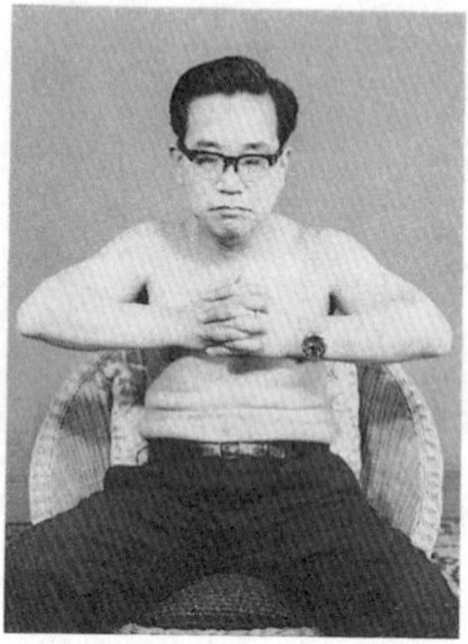

(3)輕鬆吸氣

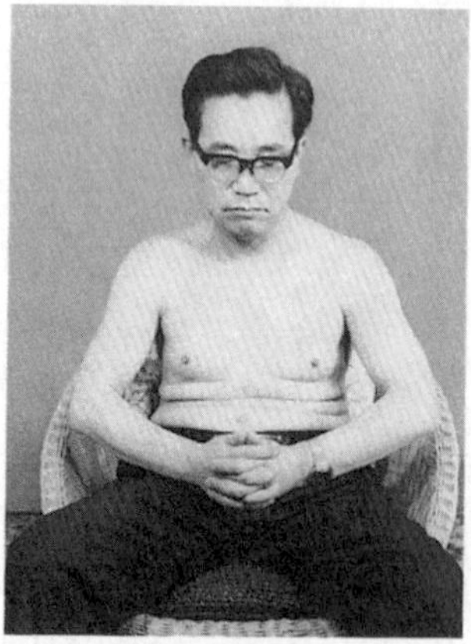

(4)緩緩地呼氣

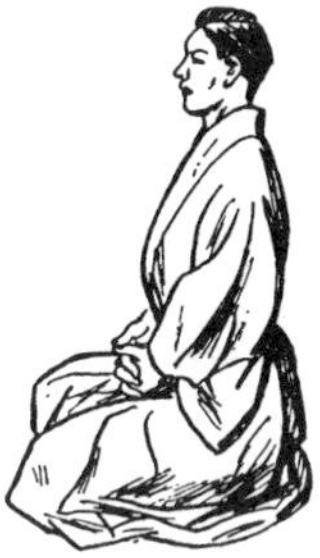

(3)膨滿緊縮

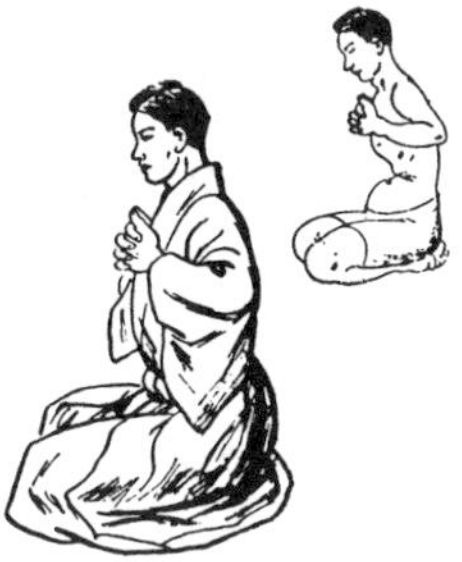

(2)漏氣充實

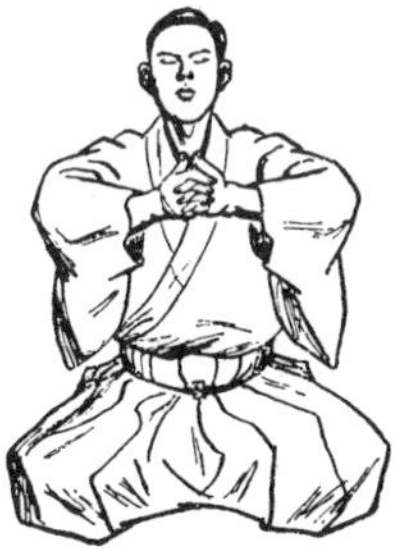

(1)胸入充滿
(當太陽呼吸的吸氣動作
完全之時)

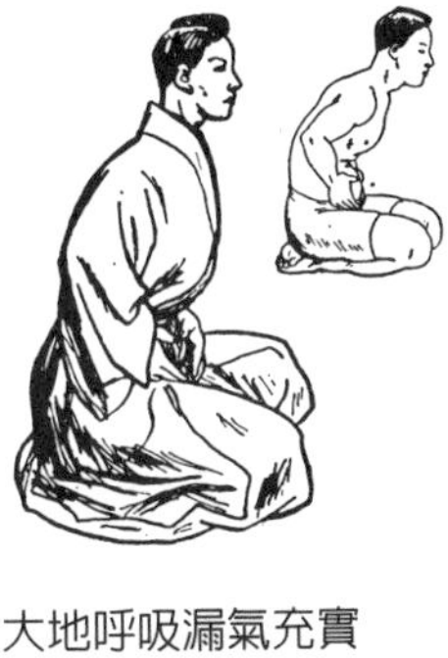

大地呼吸漏氣充實

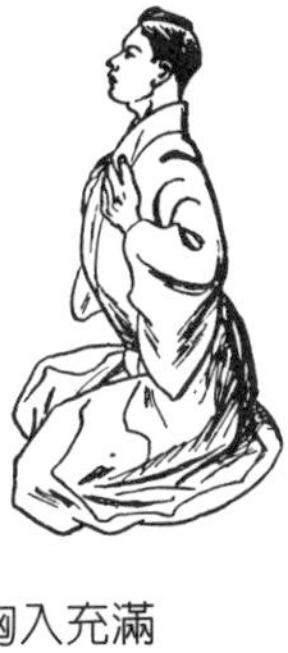

胸入充滿
(大地呼吸的吸氣
動作終了之時)

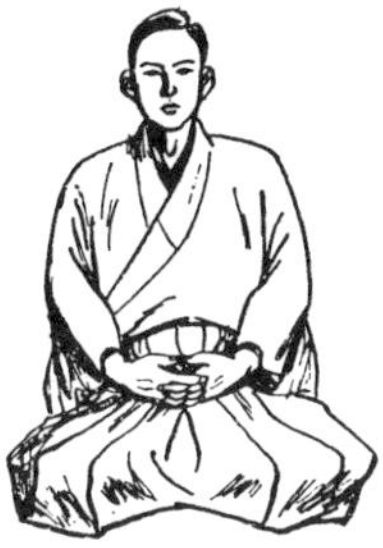

太陽呼吸與大地呼吸
的準備動作

(太陽呼吸與大地呼吸的實行)

吸的方法進行。

在進行太陽呼吸法的時候，要運用下面敘述的想法、意念。

（一）在深深吸氣（胸入充滿）的時候要想著「太陽的光和熱能現在正連同著空氣，一起進入到我的身體內，並充滿著全身」。

（二）持續氣息（漏氣充實）——一邊持續著強力腹壓的同時，一邊想著「充滿了全身的太陽光與熱能，更進一步地凝聚、集中在我的氣海丹田（下腹部），我的丹田正在完全地太陽化之中」。

（三）接下來在最後的深深呼氣（膨滿緊縮）階段中，心裡想著「全身慢慢、逐漸地擴大、充滿著大虛空境，現在更進一步地與太陽合而爲一」。

隨著以上的心念，憂鬱、悲傷、忿怒、忿婪都會就此消失，我們的心靈，就會如同太陽般地光明。

接下來在大地呼吸進行的過程中，就是運用下面敘述的心念、想法。

（一）在深深吸氣（胸入充滿）之際，心裡想著「充滿著水與空氣的大地運用著太陽的熱能來孕育著萬物，而這個生成化育萬物的力量現在爲我們體內所吸收」。

（二）在持續氣息（漏氣充實），也就是持續著腹壓呼吸的同時，心裡想著「大地的廣闊、包容、以及孕育萬物的力量、淨化一切的能力，現在正滿滿地充實在我們的丹田中」。

（三）在深深呼吸（膨滿緊縮）的時候，心裡想著「如果可以體會上述那般之大地德性的話，其他方面也會一應而生」。

不過，就如同俗語所說的「一樣米養百樣人」，想法也是因各人而異的。凝集意念進行冥想呼吸，會使心靈、呼吸與身體完全合而爲一，往人生更深一個層面邁進。藉由這個太陽呼吸、大地呼吸，我們的心靈與身體都會和大自然合而爲一，也可以將大自然的心當成是自己的心。

我們人類結集了種種的睿智，而成就了現今的巨大科學文明時代。這是在人類以外的生物身上看不到的，這是人類智慧的表徵。但是，若褪去這個巨大之科學時代的表皮，就會發現人類深陷在忘卻自然的生活之中，而生活處在心靈、身體零零落落的狀態之下。

所以現在，正是我們要將比如調和呼吸的這種腹壓呼吸融於生活中，成爲生活之一部分，精通、熟練地實行，再將大地呼吸、太陽呼吸當作是我們身體之一部份的時候。因此，不論何時、何地、在任何場合之下，都要藉由高次元的完全呼吸，來經常保持著與大自然合而爲一的境地。

第三章　全身呼吸運動

所謂調和道中的全身呼吸運動，在這個情況下，是指從頭到腳的各個部位運動，也就是全部的動作都有一個共通的特點——都是在下腹部用力，「呼！呼！」地呼出氣體時同時進行，換言之，它們都是以呼氣性腹壓為基礎，進行著全身動作的配合。

因此，這之間有一項眞的很重要的要領，那就是一旦忘記了強力的呼氣動作，效果就會減半。請謹守以上的注意事項，依著下列的順序實行。

[1]頭部

1 頭的前後運動——向前彎（一）、向後仰（二）、向前彎（三）……一面如此交互地數著口令，一面來回做十二次。

2 頭的左右彎曲——交互做十二次

3 頭的左右旋轉——交互做十二次

4頭的回轉——順時鐘、逆時鐘回轉各六次

5按頭——依照著前頭、側頭、後頭的順序，用手掌的小指、拇指指根，一邊做吐氣的動作，一邊用力地各按十二次。

[2]臉部

1臉部的按摩——兩手觸摸臉部，上下按摩（一邊做呼氣的動作）十二次。

2眼睛——輕輕地將雙眼閉上，用小指的根部輕輕地放在兩眼上，左右各按摩十二次（一邊做吐氣的動作），來回進行三個循環。

3鼻子——用左右手的食指按摩鼻子的兩側十二次。

4上下顎——手指彎曲，用左右兩手的五根手指在吐氣的同時，一邊用力地按上顎十二次。上顎部份完成之後接著做下顎的部分。與號令一同進行十二次。

5耳朵——食指伸入耳朵內，連同拇指一起挾著耳朵，在一邊呼氣的同時一邊使其上下振動，突然地放開食指。一次做十二下，做兩次。

[3]頸項部份

1項部——左右手指彎曲碰觸著頭部後側，下腹用力，一邊「呼！呼！」地呼出氣體，一邊用力地按。做十二次。

2頸部——運用左右手的手掌與手指，兩手交叉在呼氣的同時，搓揉十二次。

[4]胳膊

1左肘彎轉——右手放在左肩上，左肘向前轉（十二次），向後轉（十二次）。

右肘彎轉——與左邊相同，一邊呼氣一邊做十二下。

2捶肩、捶手肘——左右各十二次。

3兩手舉高、放下——在兩手向上舉高（直至肩膀位置）的同時吸氣，放下時下腹部與兩手肘一同出力呼出氣體（慢速進行六次）。

[5]胸部

1肺——兩手碰觸胸部，用呼氣動作使胸部收縮，用吸氣動作使胸部擴張，如此地持續進行胸部按摩運動（十二次）。

2心臟——右手放在左胸上進行小波浪呼吸（十二次）

[6]腹部

1橫隔膜——左右手的手指深深陷入心窩部位進行小波浪呼吸（十二次）

2太陽神經叢——因爲太陽神經叢在心窩部的深處，所以要讓心窩部凹陷地更深一些，專心地進行小波浪呼吸（十二次）。

3下腹部——兩手在下腹交叉，肛門緊縮，腹部向上捲起。一邊呼出氣體，下腹一邊使力，做十二下。

[7]背部

左右兩手輕輕地握著，手背放在背的中央部位，身體一面像彈簧般動作，一面使手上下移動。

下腹部施力，一邊呼出氣體，一邊重覆這動作六下，反覆進行三次。

[8]腰部

手放在腰上，持續「呼！呼！」地呼出氣體，維持手放在腰上的姿勢不變，胳膊上下運動十二次。

[9]臀部

一邊持續呼出氣體的同時，一邊用拳頭捶擊臀部十二次。

[10]腳部

同樣地，各敲擊上腿部、下腿部十二次（同時進行呼氣的動作）。（上腿、下腿合計共捶擊二十四下）。

[11]上半身的屈伸

△兩手向上舉，一邊強力地呼出氣體，上半身一邊向前彎曲。換言之，維持著手肘、腳部伸展的姿勢不變，而將身體變成二折。讓手指與腳趾接近。

△當呼氣動作完全地完成之時，手就維持著原來的伸展姿勢不變，如此地抬起上半身，吸入氣體，反覆進行這個動作十二下。

[12]腳心

用左右兩手的拇指，一開始先強力地按壓右邊的腳心。十二下。

接下來再以同樣的方法用力按壓左腳腳心十二下。不論是哪個動作，都要在強力腹壓產生的同時一起進行。

以上的這些動作，並不是說非得按照順序全部完成不可，只單獨進行其中的一項也是無妨的。有一個不可以忘記的重點是，它們**全部都必須在呼氣形成之強力腹壓的狀態下進行**。

全身呼吸運動圖解（以下的運動，全部都是應用丹田呼吸的心靈身體強健法）

頭部的運動

1 頭部的前後運動
2 頭部的左右彎曲運動
3 頭部的左右旋轉運動
4 頭部的回轉運動
5 搖頭運動

雖然以上的運動與一般的體操無異，但它們都必須要在呼出氣體、下腹部使力的情況下進行。

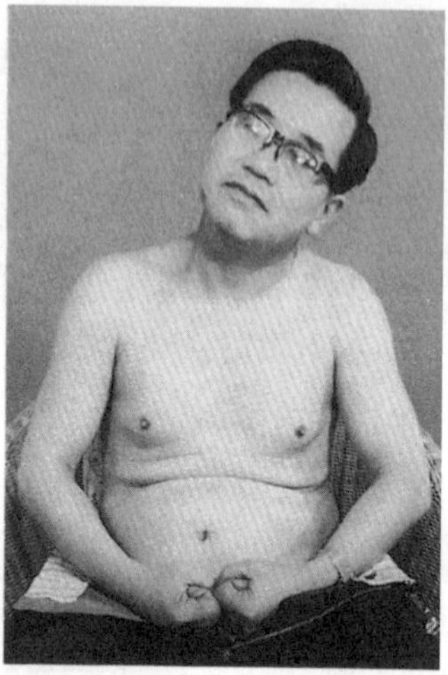

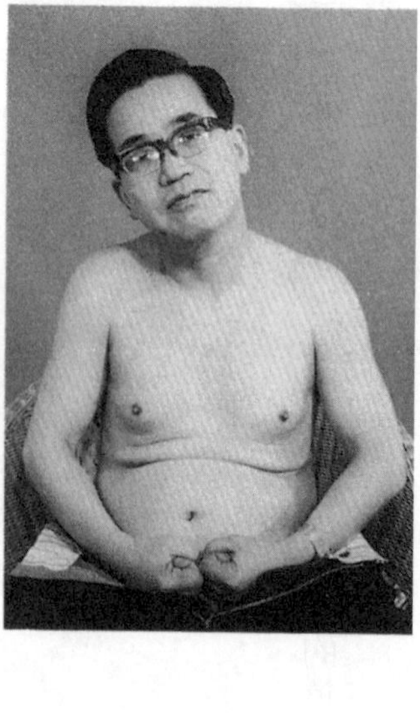

臉部的運動

也就是臉部，連同眼睛、鼻子、耳朵以上、下顎的按摩運動。這些按摩的運動，也必須要在有腹壓產生，「呼！呼！」呼出氣體的時候進行。

尤其是眼睛部位的按摩，要輕輕地閉上雙眼，將四指的指根或是小指的指根放在眼睛上方，輕輕地施壓。

眼睛的按摩運動，只要是眼睛疲累的時候，不論何時何地都可以進行。它可以促使眼睛淚液的分泌，讓眼睛清晰。而且，還可以預防白內障、綠內障的發生。

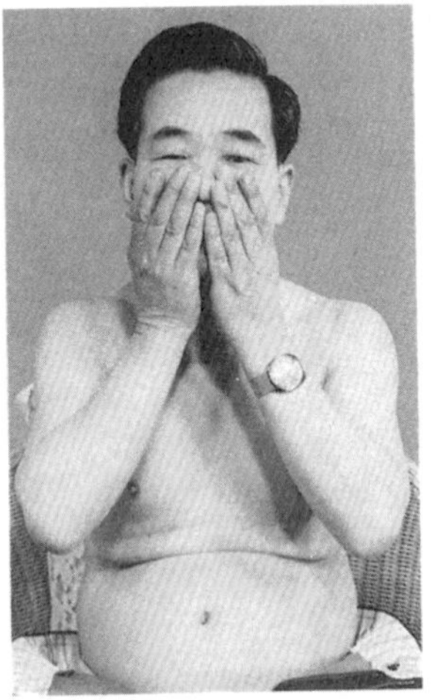

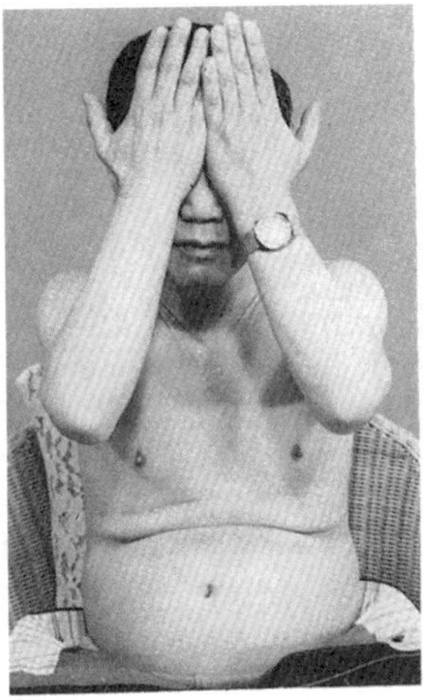

閉上眼瞼，從它的上方開始各別用左右手的四根手指按著左右兩隻眼睛，在一邊產生腹壓的同時，一呼出氣體一邊左右地按摩。它可以促進眼球內液體的分泌交流，讓眼睛明亮、清晰。

當眼睛感覺疲累的時候，就可以反覆地進行這項按摩運動。

將食指伸入耳朵內，一起和第一隻手指抓著耳朵，在腹壓產生的同時，一邊呼出氣體一邊左右地按摩。而且突然地將食指拔出。這時，在外耳道中會有低於大氣壓力的壓力形成。這可以治療輕微的耳鳴症狀。

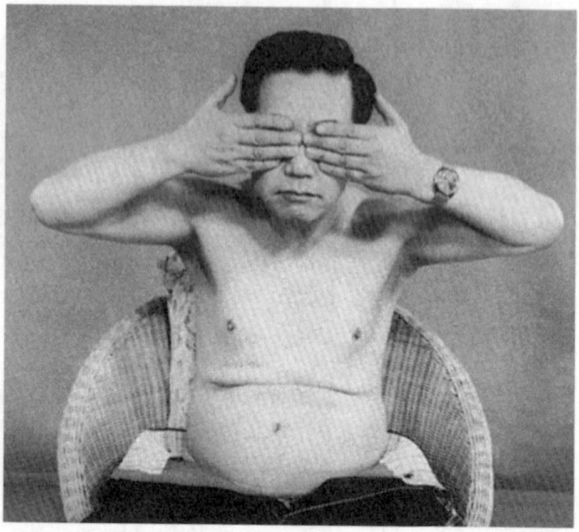

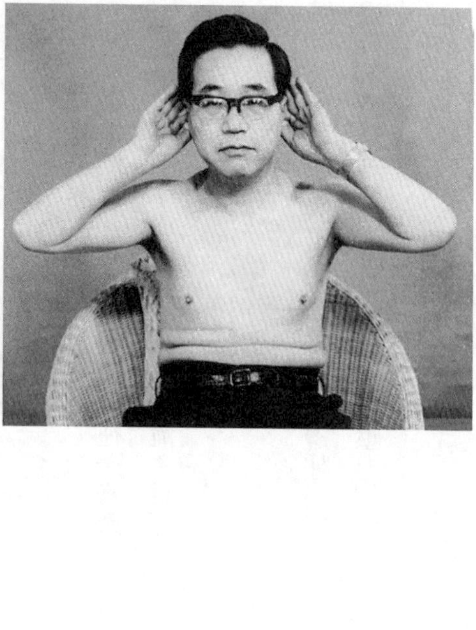

頸部的按摩

〔1〕

〔方法〕將左右手的四根手指按著頸部，下腹部使力，一邊「呼！呼！」地呼出氣體，一邊產生強力的腹壓。頸部的肌肉以及肩膀的肌肉往往容易有乳酸停滯，這就是肩膀痠痛的原因。

〔效果〕解除頸痛、肩膀痠痛

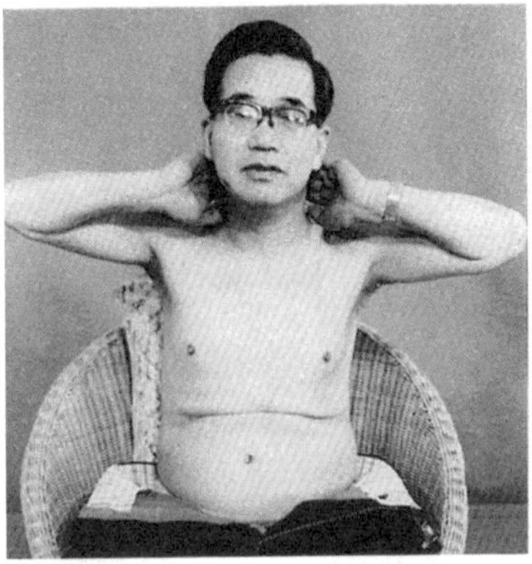

〔2〕

〔方法〕左右兩手交叉，輕輕地按摩頸部。在這個部位內的左右兩邊，各有甲狀腺與副狀腺在其中。再者，此部位的側邊還有頸動脈，掌控著脈搏的頻率與血壓的高低。這個地方也要輕輕地按摩。

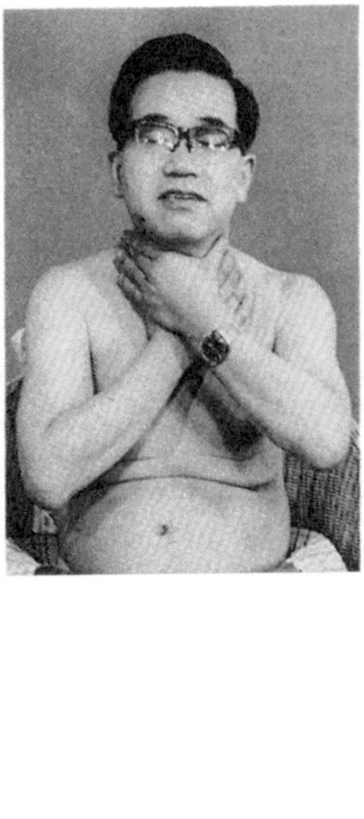

〔效果〕有幫助甲狀腺、副甲狀腺之機能的調整及高血壓與脈搏頻率的調整。

左右手肘彎轉

左右向前彎轉、向後彎轉，一共四個動作。在進行的過程中，手肘與下腹要一同使力地呼出氣體。當吸入空氣的時候就要放鬆力氣。

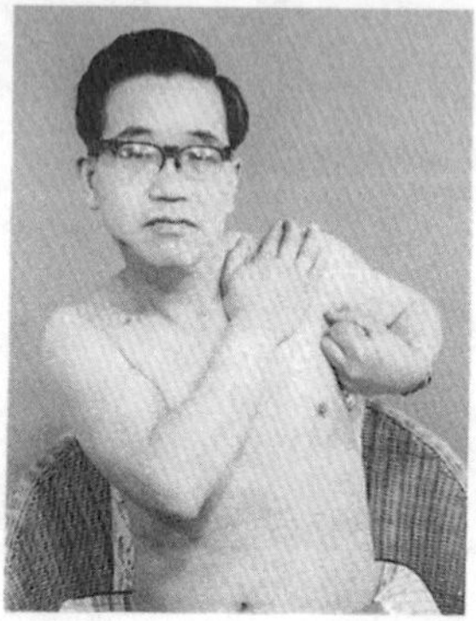

(2)

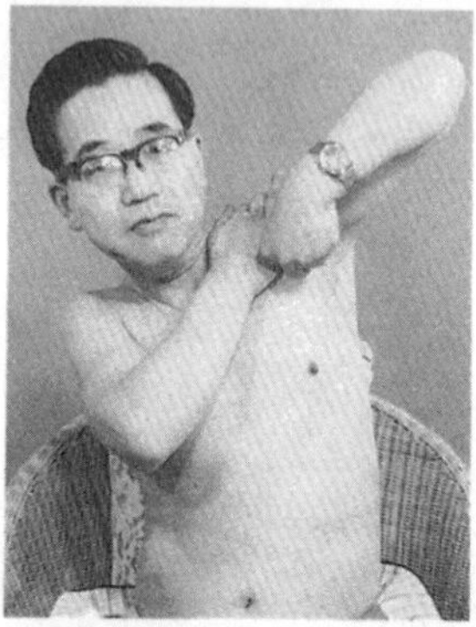

(1)當手肘由下向上舉起，向前彎轉的時候，腹壓也要在呼氣的同時產生。

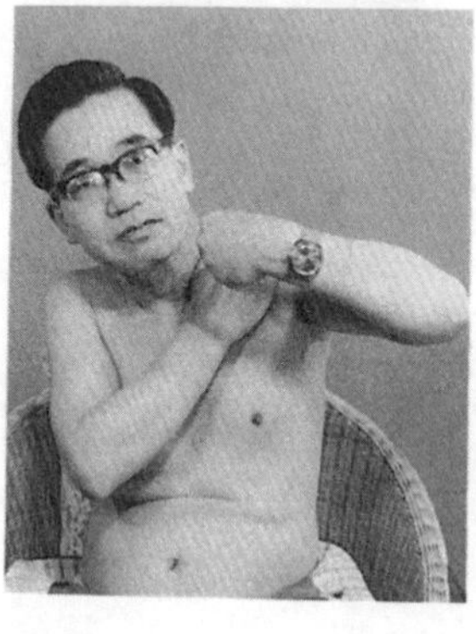

(4)

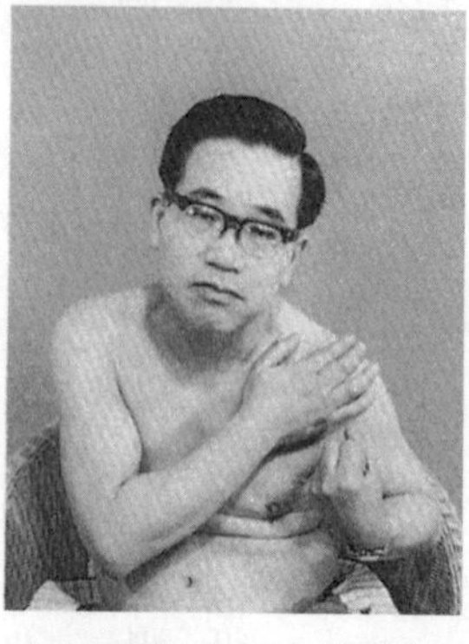

(3)當手肘由下向上舉起，向後彎轉的時候，腹壓也要在呼氣的同時產生。

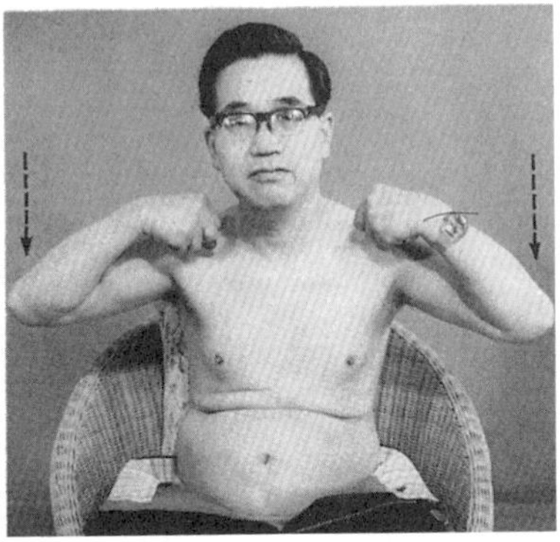

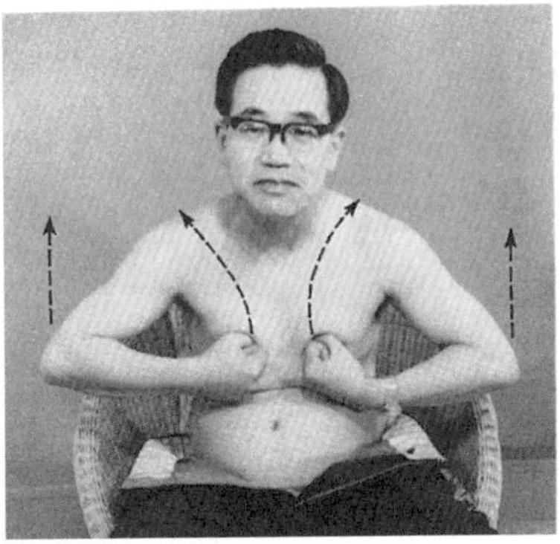

上半身與手肘的運動

〔方法〕雙手握拳輕輕徐徐地吸氣，兩肘向上舉。接著兩手肘與下腹部一同使力、呼出空氣。左右兩拳就在肩膀的位置停住不動地進行。在這時充分地呼出氣體（來回反覆操作數次）。

〔效果〕這是一個讓所有內臟之血液循環都變得良好的方法，當疲累的時候，只要用這個運動來代替打哈欠，就會馬上精神抖擻起來。因爲它也會促進腦循環，所以一旦頭部感覺疲勞，只要反覆做它七至八次，也可以有爽朗輕快的感覺湧現。因呼出氣體而產生出的腹壓愈強愈好。它也有另一個名字叫「仁王禪呼吸」。

上半身的上下運動

〔方法〕左右兩手握拳，手背放在背的中間部位，上下移動。在這個運動進行的過程中，腹部與手肘也要使力，一邊「呼！呼！」地呼出氣體，一邊上下地移動。而且，在手移動的同時，軀幹也要像彈簧一般地一同上下移動。這時身體的動作就好像在騎馬時的狀態一般，哪怕只是進行個二至三分鐘的時間，也會體驗到極爲舒暢的感覺。

〔效果〕浸容著脊髓神經的脊髓液，以及存在於腦室中的髓液，會由於上下的運動而得到妙效。

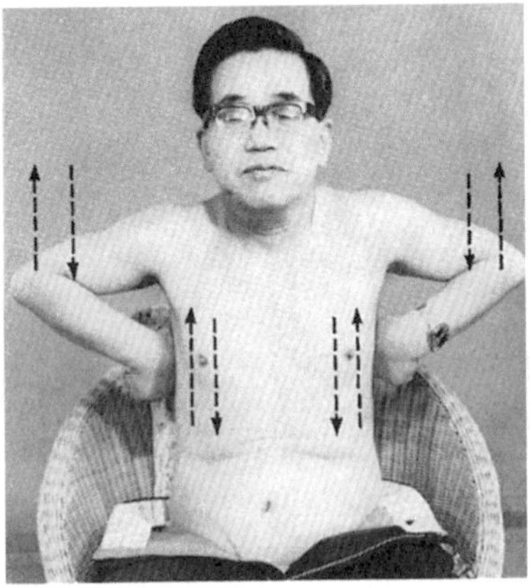

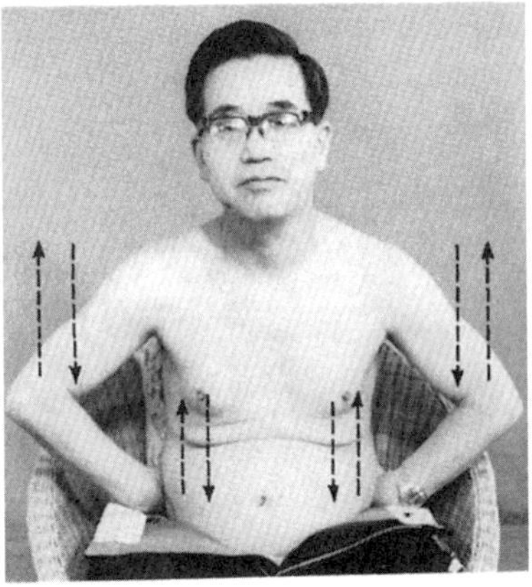

下半身的運動

〔方法〕一邊在形成腹壓，用力呼出氣體的同時，一邊捶擊。來回反覆操作數次。最後左右兩邊的手指伸展，碰觸腳趾。在反覆進行的過程中，上半身一邊抬起，一邊輕輕地吸氣。接著在呼氣的同時，上半身彎曲，讓手指與腳趾相碰撞。

〔效果〕強化腰部與腳部

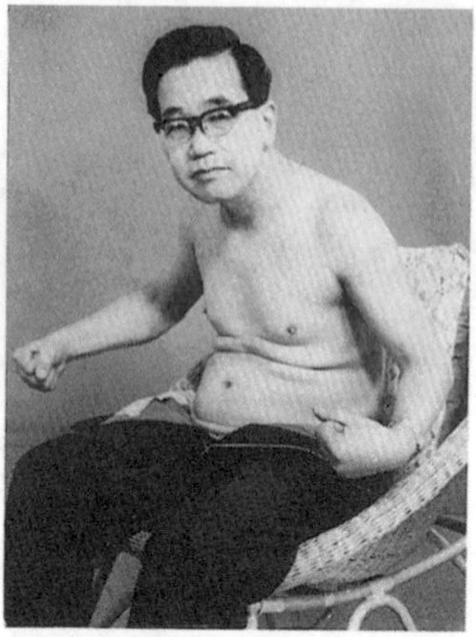

(1)扣打腰部

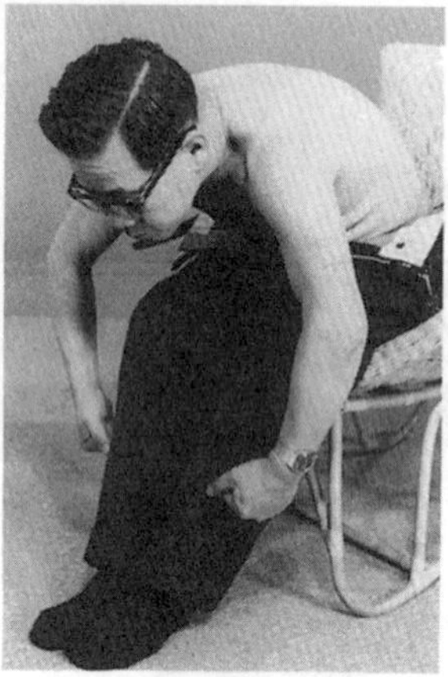

(2)扣打兩腳

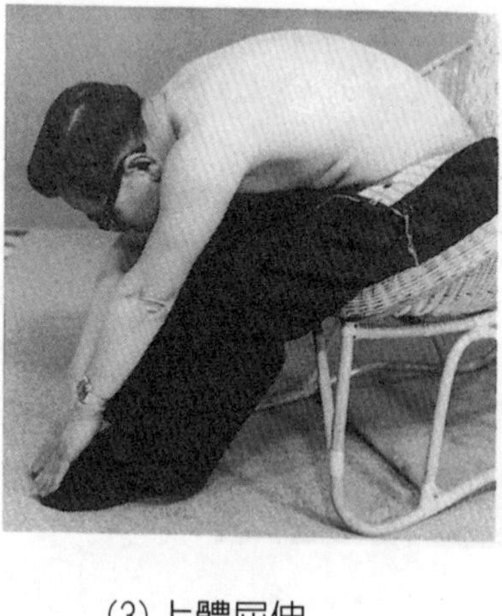

(3)上體屈伸

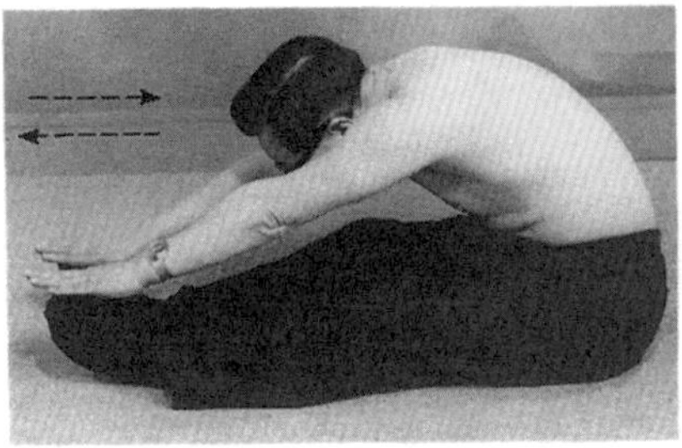

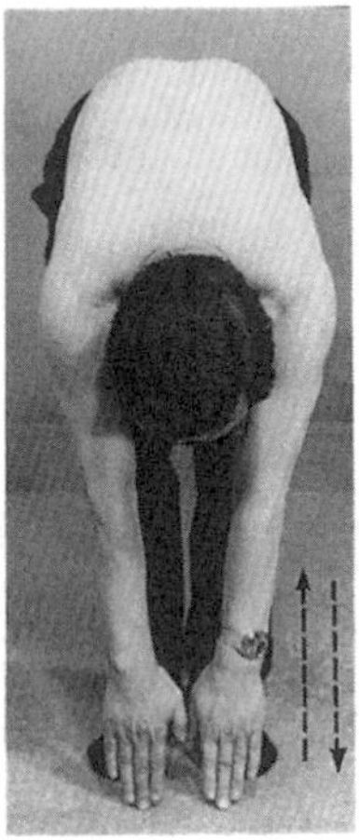

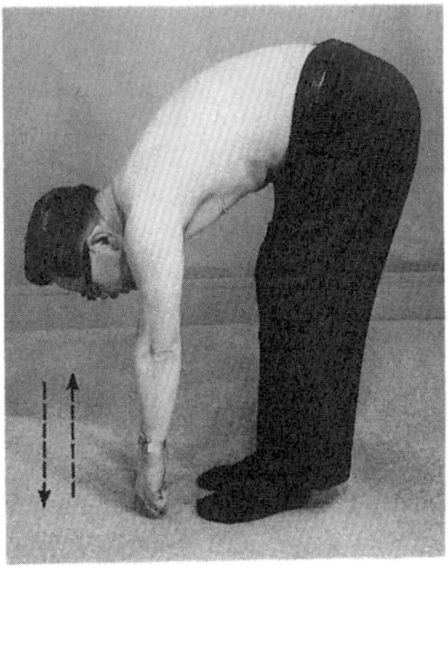

上半身的屈伸運動

〔站姿〕一面呼出氣體，上半身一面向前彎曲。膝蓋打直，左右手碰觸地面。當上半身抬起的時候進行吸氣的動作。來回操作數次。

〔坐姿〕兩手、兩腳伸展、伸直，上半身

向前彎曲，用手指碰觸腳趾。在此過程中也要持續地呼出氣體（一旦停止呼氣就會形成胸壓，腦壓也會上升）。接著在抬起上半身的同時吸入氣體。來回操作數次。

解除頭痛

（1）充分地吸入空氣（左右兩邊的手同時向上舉，直到舉至肩膀的高度爲止）。

（2）接著兩手一邊放下，一邊平靜地、徐徐地將氣體完全地呼出。吸氣的時間長短

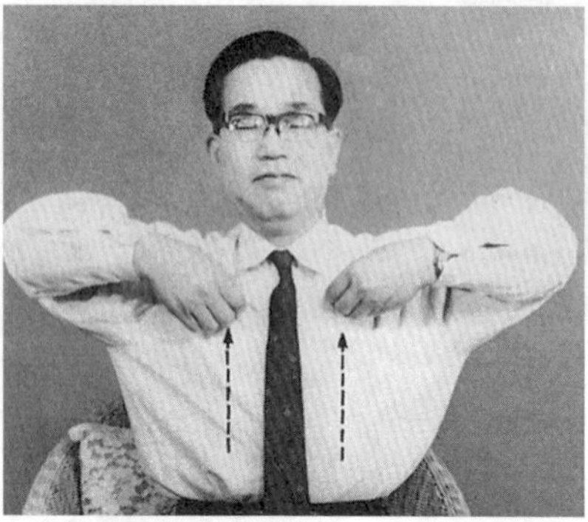

(1)

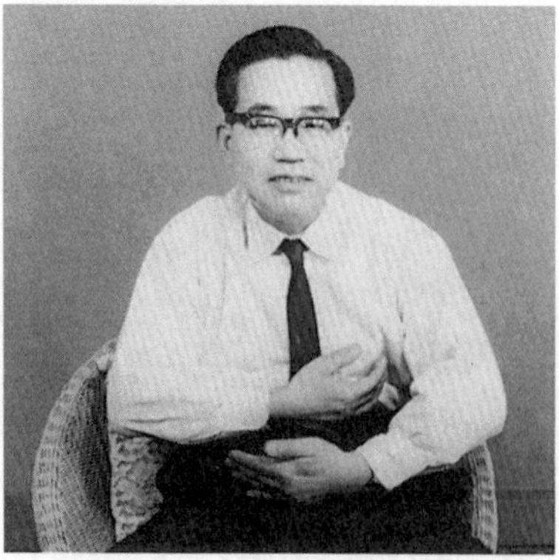

(2)

並無所謂，但呼氣的時間要儘可能地拉長。這就是釋迦牟尼佛「吸氣短、呼氣長」的呼吸法，它會使全身的血液循環活絡，尤其會促進腦循環。

肩與肘的捶擊

(1)手肘與下腹部用力，一邊呼出氣體，一邊捶擊肩膀與手肘。左右各二十下。一天之中進行幾次都可以。

(2)由工作所造成的疲勞可以藉由這個動作而得以消除，再次湧現新的氣力。

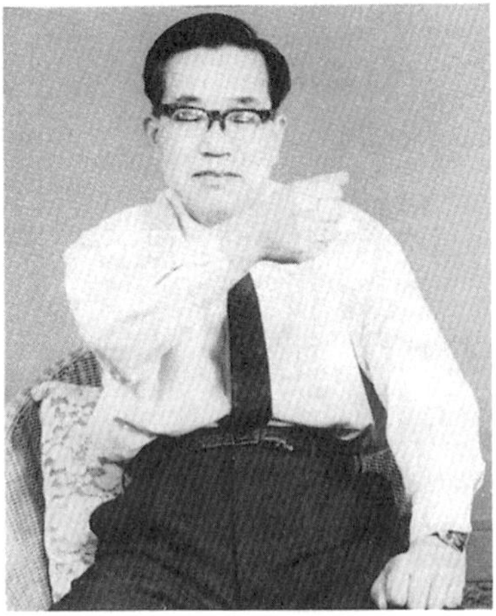

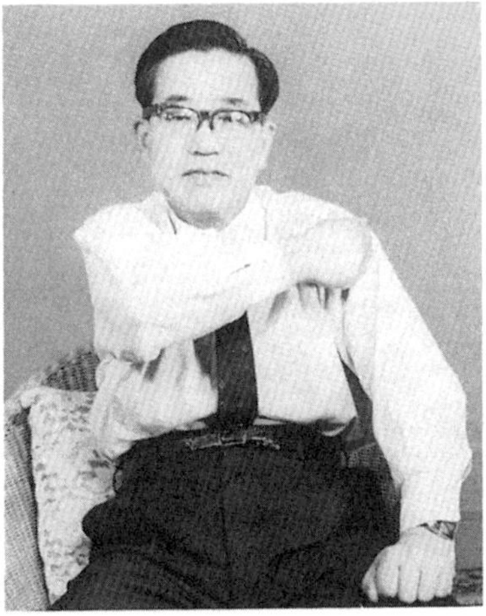

(3)不用選擇場所與時間，隨時隨地都可以進行。

預防閃到腰的體操

(1)在呼氣的同時將膝蓋關節彎曲。脊椎筆直地向前伸展，(有一件十分重要的要點，那就是一旦背骨呈彎曲狀態地搬舉重物，很容易會發生椎間盤突出的症狀)

(2)上半身好似要舉起重物般地向上伸展。這時下腹部與雙肘用力，使勁地呼出氣體。一邊喊著「一、二」的口令，一邊反覆操作二十至三十次。

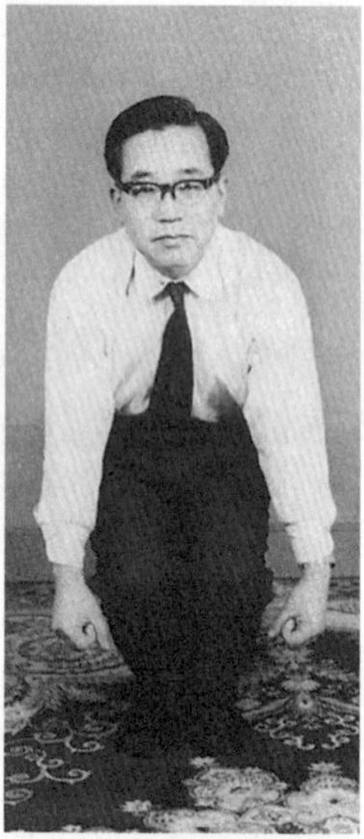

(1)吸氣時兩膝彎曲

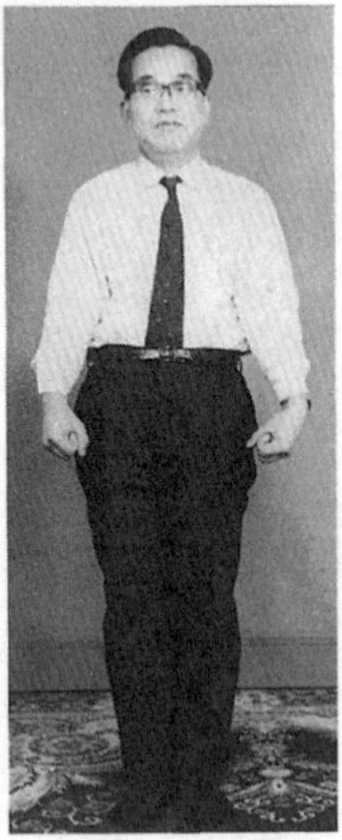

(1)下腹呼氣時兩膝伸直

在(1)的時候吸氣，在(2)的時候呼氣。

橫臥調和呼吸法（肚臍上舉運動）

方法一（吸氣型腹壓呼吸）

1 一邊吸氣一邊讓肚臍接近天花板。

2 用吸氣將肚臍舉升至最高處，接著全身力量放鬆，平靜地徐徐呼出氣體。氣體呼出的同時一邊數口令。

方法二（呼氣型腹壓呼吸）

1 此法與方法一正好相反，它是一邊在呼出氣體的同時，一邊將肚臍更接近天花板。

2 當肚臍藉由呼氣的進行而上升到最高點時，接著放鬆全身的力氣，平心靜氣地呼吸（口令也與方法一相反，從最開始

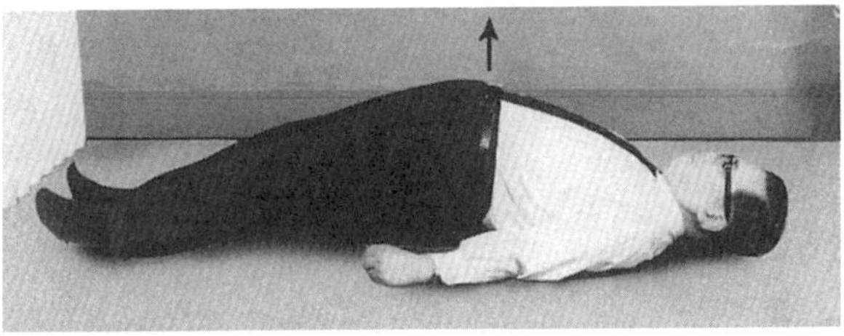

(1)

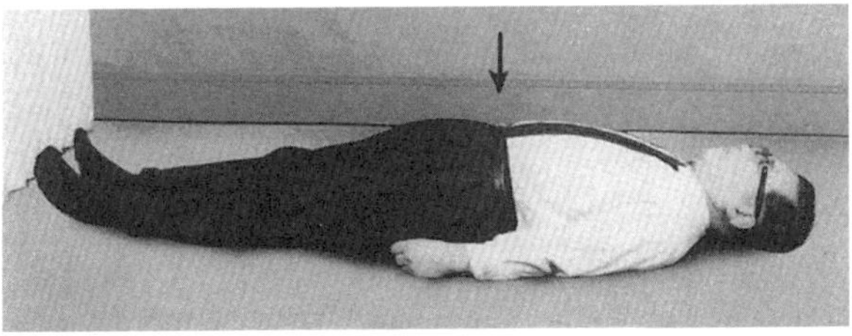

(2)

的動作數起）

無論是方法一、方法二都可以，一旦進行二十至三十次，就可以睡得好，醒來也會精神百倍；很容易就能夠熟睡，睡眠時間也會縮短。只要相當地專心努力做二十次，就會睡得很好，它是一個不用使用藥物的熟睡法。

運用跳繩的繩子進行腹壓呼吸運動

（1）膝蓋一邊彎曲的同時，一邊做吸氣的動作，上半身放低（脊椎要打直）

（2）一邊呼出空氣的同時，一邊好像要用繩子將身體舉起似地伸展上半身（用呼氣的方法自然而然地於下腹部與手臂施力、使勁，進行腹壓呼吸）

（3）使勁地拉繩，直到上半身完全地直立爲止（這時要產生強力的腹壓）。

分解動作請看363頁。

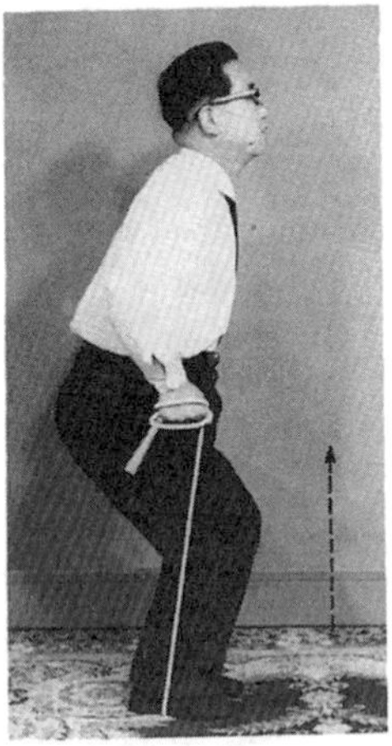

(2)呼氣時，將膝蓋伸直

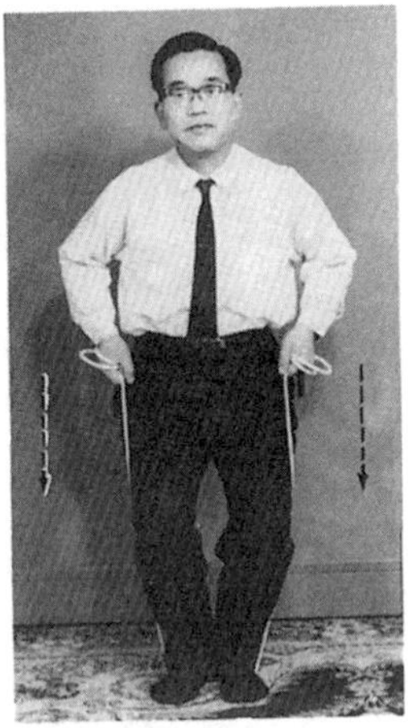

(1)吸氣時膝蓋彎曲

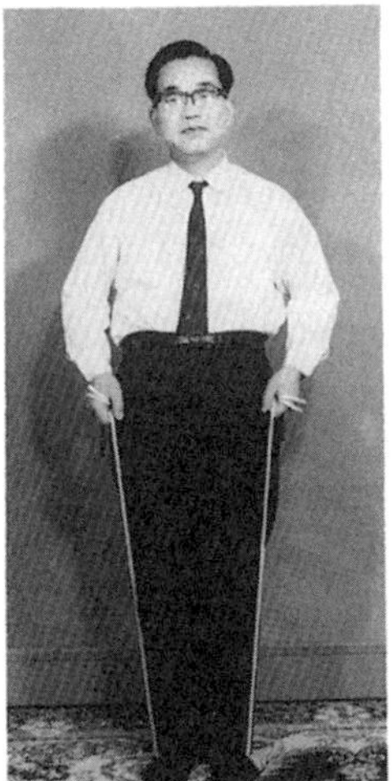

(3)使勁拉繩，產生腹壓

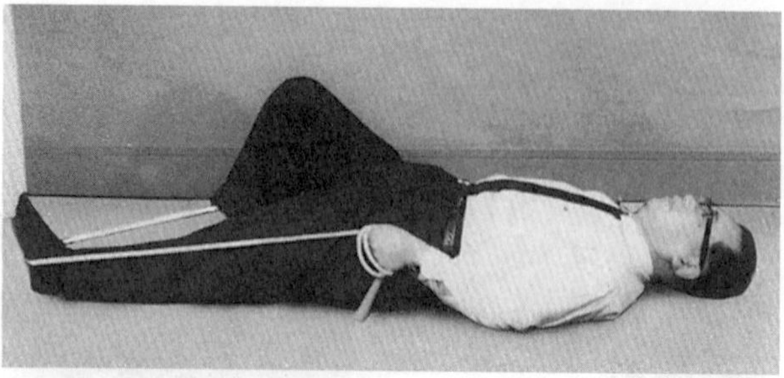

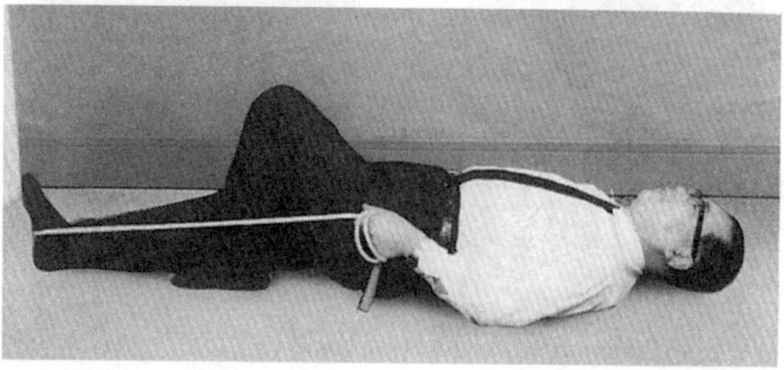

運用繩子的橫臥調和呼吸

方法一

［1］繩子放置在兩腳的腳掌心上。然後右膝舉起，左腳打直，使勁拉繩。一邊產生腹壓呼出氣體的同時，一邊用力拉繩子。

［2］接著換左膝立起，右腳打直，產生腹壓使勁拉繩，在腹壓產生的同時，將氣體完全徹底地呼出。

△一邊左右交互地數著「一、二、三、四、」的口令，一邊進行二十至三十次。

△一旦能靈活運用繩子後，

即使採臥姿亦能夠產生強力的腹壓。

方法二

〔1〕吸氣時，兩膝立起。

〔2〕呼氣時，兩膝伸直，藉用撐著繩子，產生強大腹壓。

方法三

〔1〕一開始用腳心踩住繩子，採仰臥的姿勢。

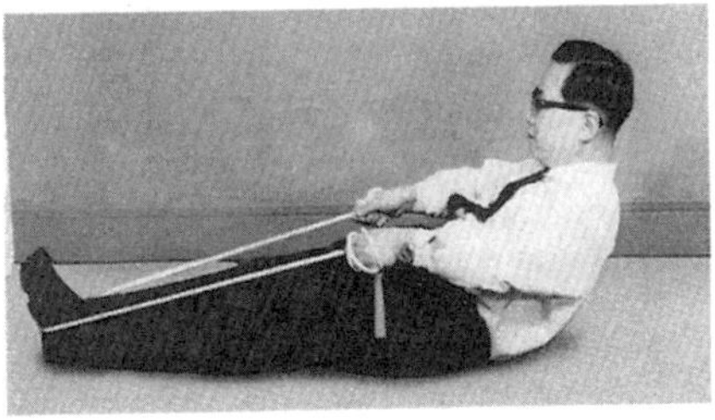

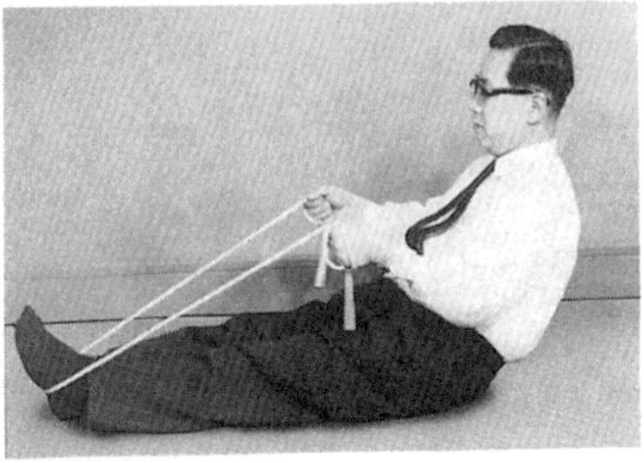

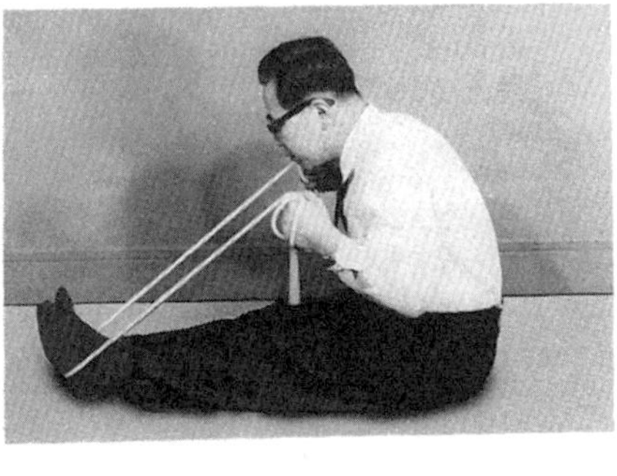

〔2〕一邊使勁拉繩，一邊抬起上半身。一面不斷地呼出氣體一面進行。如此一來就會自然而然地產生呼氣型的強力腹壓。

〔3〕持續地呼出氣體，直到身體略略地向前傾爲止。

〔4〕當氣體完全徹底地呼出時，再一面輕輕地吸氣，一面回復到之前仰躺的姿勢。

〔注意〕當上半身抬起時，不可以停止呼吸。要一邊喊口令「一、二、三、」，一邊起身。反覆來回做二十至三十次。

〔附錄〕丹田呼吸體驗記

克服了過敏體質

―連老公的糖尿病也治癒了―

小川靜子（新潟市、大學教授夫人、64歲）

我修習調和道至今已有四年的時間了。在此之前，我屬過敏性體質，腸胃不好，臉色總是泛青。我的先生在牙科工作，每天都忙得不得了，以致糖尿病的宿疾更趨惡化，到後來，甚至在工作時都顯得心有餘而力不足。不過儘管如此，我先生還是堅持不肯去道場，在沒辦法的情況下，只好由我代替他去。在村木先生及各位導師的指導下，我實地開始修習。

從第二個月開始，我已經學會了波浪呼吸、大振呼吸，以及全身運作的呼吸法等等，令人驚喜的是，我的腸胃毛病全不見了，臉上也恢復了前所未見的好氣色，於是，我開始把我學到的教給我先生。因爲要教別人，所以我必須對教材更加精熟，於是，我努力鑽研老師們的解說、每日的施行演練，而且也比以往更加用心。

由於調和道是一門很深的學問，所以我總是趁課餘間的短暫片刻拼命熟記，待自己完全融會貫通後，再把所學教給我先生。

我先生一開始對學習這個並不太熱衷，不過發現在做練習時身體會愈來愈舒暢，有一天去做尿液檢查時，結果非常令人滿意，而身體的疲憊也漸次減少，於是，連他自己也對這門課程積極了起來。光只是努力不懈地練習波浪呼吸就可以達到這麼好的效果，他本人十分地訝異。所以，只要因工作過度而感到疲勞不適，他就用呼吸法來做調養，而體力也就很快地恢復了過來，在欣喜之餘，他反倒與我角色互換，變成他來鼓勵我繼續地練習下去。

一開始我並沒有想到效果會這麼好。不但我的腸胃病、過敏體質全好了，就連我先生的糖尿病也不藥而癒。現在他在新潟的大學及東京兩地同時兼任兩份工作，我心中真是充滿了感謝！我也很樂意地把它推薦給我認識的人。

◇

治癒糖尿病

野村穗子（茨城縣、農家主婦、48歲）

我是一個農村的家庭主婦，每當從事每日的例行工作一到了下午，我的身體就會變得疲累不堪、陷入難以忍受的苦境。同時，牙齒也開始疼痛了起來，因爲實在是痛苦不堪，我經由朋友的介紹，到村木先生那兒接受門診。經檢查結果得知我是患得了糖尿病，不單僅是牙齒，也要接受內科的治療。這時，先生向我推薦了丹田呼吸法。

於是，我立刻前往道場，接受諸位導師教授呼吸法的實際修習指導。在一開始的時候我因爲身體十分疲累，實在無法好好地專心修習。然而儘管如此，我依然勉強地一再努力，結果漸漸地身體狀況日益改善，而我即使在沒有去道場的日子裡，也依然在家裡拼命地修習波浪呼吸。

家中的小孩、年輕人一看到我在修習波浪呼吸，都覺得我好像笨蛋一樣，但對我而言，我卻因為身體不再疲累倦怠而感到快樂不已，而持續地前往東京的道場，在持續三個月修習的過程中，我的身體變得愈來愈舒暢，三個月後的檢查結果顯示，尿液中的糖分幾乎不再出現了。

託它的福，到現在，我的牙齒以及全身的狀況都全部變好了。一旦身體變好了，道場也就有一段時間沒有去了，說來眞有些不好意思，不過，我依然一邊心懷感激，一邊在家中每日持續地修習著我所學到的。

◇

大手術後復原情形良好

——幫助復原的呼吸法——

宮原映紀（埼玉縣、地方公務員、40歲）

大約是前年的四月左右，我的右手變得使不上力似的，從那時開始過了十個月，到去年二月的時候，它變得完全無法出力了，因此，我在不得已的情況下進了東大醫院，在七月底接受了手術的治療。

在此之前，我已經患得了慢性肝炎，不過它已經藉由調和道的修習，很快地消失無蹤了。

就一般而言要花費八個小時的手術，在我的情形只花了四個小時就完成了，而且因為在手術後復原的過程中也異常地迅速、良好，所以連醫生都感到訝異，而我心裡想這一定是修習丹田呼吸法的成效。

在復原情況良好的情況下，我轉院至湯原醫院療養，在那裡，我進行了大約二個半月的步行訓練。從醫院到海邊來回大約有五公里的距離，這中途還有很陡的斜坡，在一開始我覺得相當的困難。我在當時，就單憑著自己的努力，在斜坡上用五呼二吸、在平路上用三呼一吸的這種方法慢慢走來。

於是，漸漸地我對自己的腳力也有了信心，即使後來回家後，也開始儘可能地走路。因此，我在動過手術之後身體反而變好了。而且在手術之後必須要穿的緊身衣，我也早早脫除了，當全身都痊癒時，我更進一層地鑽研、修習著調和道，練就了強健的身體，努力地任職於現今工作崗位上。一直至今，對於那些教導我此呼吸方法的老師，我依然滿懷感激。

◇

從精神衰弱的痛苦中獲得救贖

宮池香子（橫濱市、主婦、62歲）

一直到數年前，我們都還是住在東京。因爲某種原因，我們要在大船安家立室，爲了協商此事，兄長與妹妹們都聚在一起討論，妹妹們因爲不想離開東京而強烈地反對，引起了種種的紛爭。當天晚上，從我回到家中開始，我的心就異常地亢奮，甚至可以感覺到內臟在撲通撲通地跳，眼睛感覺天旋地轉，一整晚都睡不著覺。

即使到了隔天，這些症狀依然沒有好轉。從那時開始，我的內臟及眼睛就好像不停地團團轉一樣，不分白天還是黑夜，有些時候還會覺得內臟七零八落的，情緒變得很惡劣，在家中也無法感覺平靜安心。

我想這種突發的狀態，並不是由於和兄妹們的爭執所造成的，當時，我正好到達更年期，而因為長子和次子也相繼地結婚，家中一下子變得十分冷清起來，這在之前就有了些許的徵候，再加上那次因搬家問題而產生的爭執，結果身體與心理就被迫入到異常狀態之下，於是就變得怎麼也回復不了了。

最後就想說姑且先進醫院接受治療吧！結果從那時起我先後接受了N醫院、T醫院等大醫院之精神科專門醫生的診治，然而卻絲毫不見起色。可以說是到了萬事皆休的狀態。

而在這段期間，在大船的家完成，我們著手搬家，再加上女兒的婚禮也在這期間舉行，我心理上的勞累更是加重，體重也瘦了十公斤，一下子降到了四十八公斤。在這種情況下有一天，在電視上放映著的調和道修習節目突然飛過了我的眼前。在無計可施，難以解決之下，我立即去辦了入會手續，參加講習會。

雖然在一開始的時候我因不是很理解而束手無策，但由於北島歌子小姐（調和道的女指導員，也在前面敘述的電視節目中演出）親切的指導，以及一再地鼓勵，我不知不覺中就遵照著她的鼓勵繼續前往。在這段時間裡，我有時候依然會感覺不安，而且也曾經有過連續幾天在徐徐吐氣的這方面怎麼也忍耐不住的經驗。在這種情況下，不論何時村木先生及佐藤先生都會打電話來，詢問我修習的方法，並給我鼓勵，而我的修習也就日益精進了起來。

從入會算起的第三年二月，在我參加網代的研修會時，村木先生告訴我要好好地修習屈伸呼吸，而這個研修會中也特別地著重這個屈伸呼吸，因而，我就在身體狀況大致都已改善、變好的情況下回到了家中。

然後，當我隔天早上一起床之時，我有了前所未有的舒暢感覺。無論何時只要站在廚房裡就會有的不安感覺以及膽怯畏懼，都全部消失無蹤了。這實在令人不可思議。我反而總覺得少了些什麼，而且心裡一直在擔心著說不定不安的感覺在什麼時候又會湧現。但是這些在之後都沒有出現，從那時起，我的心裡感覺十分踏實，而身體狀況也日益有進展，現在我變得對我的健康狀況非常有自信。我眞的是靠屈伸呼吸得救的。

在後來的二年時間裡，我專心於中級的修習，認眞地實行，現在，我的身體以及心理已經回復到完全健康的狀態。一想到我之前所承受的痛苦，就覺得好像是一場夢一樣，我對調和道所帶來的了不起的成效，眞的是感激得說不出話來。

我也將我親身驗證之成效非凡的調和道，推薦給我一些爲病魔所惱的鄰居，並引薦K先生與F先生入會。直至今日，我們三個住在附近的朋友，依然持續不斷地一起修習。

◇

長呼氣與內觀

柳村久幹（高知縣、教員、77歲）

我今年已經七十七歲了，數年前我第一次來到東京的本部會場，參加啓蒙入門的集會，得到佐藤先生懇切悉心的教導有關丹田呼吸法的種種。直至今日，我一直照著老師的指導做基本練習，因爲我對長呼氣特別感興趣，所以我每天都會練習長呼吸四十至五十分鐘。

雖然有些時候我會陷入自己的自成形式、而在小細節中出現各種難以解決的小問題，但我說會下一番功夫，想想適合自己的方法，於是就漸漸地養成了長呼氣的習慣。下面就是由我親身的經歷中所舉出的幾項提供給各位參考，須加注意的要點。

首先，在長呼氣的練習之中，有下面的兩個目標：

(一) 在一次的呼吸中，儘可能地拉長呼氣的時間。

(二) 要不間斷地將肺部內的所有空氣全部呼出。

最近的調和道會報上，每一期都刊登著長呼氣這方面的報導，然而在我入會的當時，有關於這種長呼吸的報導是幾乎看不到的。但是，由於特地至東京學習的緣故，所以我決心要試試看是否眞的能夠恆久地維持著這個長呼氣的呼吸。

在很早以前我就拜讀了白隱禪師的大作——夜船閒話，對丹田呼吸這門知識，我也有大略的了解，而自從開始記住了調和道的呼吸法之後，在進行呼氣動作時就變得十分暢快。

大約從兩年前開始我就當成是一個試驗，開始記錄下我的呼氣時間，第一次是九十秒，第二次是一百二十秒，然後就漸漸地遞延，到第九次時就變成爲一百八十秒，第十次就變成了一百九十秒。不過，這種長達三分鐘的呼氣並不是何時都會產生，這和當時的身心狀況以及氣溫等等都有關係，在盛夏或是嚴寒的冬天裡，長呼氣都是不太能做到的。

傳說以前的仙人都是以朝露維生，我想這也許指的就是仙人在閒靜的高處生活，得以進行超長的呼氣來呼吸清淨的空氣。

再者，說到長呼氣的過程，首先要持續的進行歷時六十秒鐘（一分鐘）的超微弱空氣。然後慢慢地延長這種超微弱呼氣的時間，達一百秒鐘左右。然後在二十秒至三十秒左右之間，進行如線香般微弱的呼氣，同時一邊徐徐地將上半身向前彎曲一邊使腹部膨脹，最後好像要把肺中空氣全數呼出般地緊縮腹部。

我並不是要勸各位馬上地照著做，我只是想把它當成是我的一個實驗。

在這幾年之間，我如此地進行著長呼氣，一點也不厭倦，而且在心靈與身體方面都感覺快適無比，實行長呼氣這件事的本身對我而言，比任何事都還具魅力。從端坐、平心靜氣、輕輕閉上眼睛的那一瞬間起，全副的心神都會集中在呼氣上，所有的雜念都會去除，可以說是到達忘我的境界。而且，當進行微弱呼氣、上半身彎曲，再更進一步邁向更長呼氣時的心情，那眞是沒有任何言語可以表達的。

在「調和道」的會刊上，村木會長曾經就釋迦牟尼佛的話「注意呼吸有利無害」，來加以解釋，這就是在告訴我們集中精神在呼氣上可使雜念去除，這是很重要的一點，而且，在同樣的會報誌上，也有記載釋尊與弟子們的對話——弟子們問道：「光是實行丹田呼吸會有什麼樂趣呢？」釋尊回答道：「實行丹田呼吸這個行爲的本身，就是一件大樂事呀！」釋尊的這段話深深地刻印在我的腦海裡，它表達了丹田呼吸的眞正價值。

最後我想要談一談我個人在內觀這方面的體驗。我在十年前就有慢性支氣管炎的毛病，呼吸經常會發生異常，特別是在秋天到冬天這段期間尤其嚴重，所以之前我一直在看醫生。

自從開始修習丹田呼吸法之後，這個病症就有減輕的跡象，但是，它還是沒有完全地被治癒。然而，在去年夏天我從高知縣的支部長——中內先生那兒看到了內觀法的演練，而他也向我推薦，因而引起了我的注意，我開始實行它。

在就寢之前，我先鎮靜心靈，在進行數次的丹田呼吸之後，我將身體與心靈視爲一體，更進一步地在進行長呼氣的同時，用力想著治癒疾病，努力地好似要把這個念頭滲透至內心深處一般。這個方法一個晚上反覆地進行十次左右，在過了一個禮拜左右的時間之後，我咽喉的狀況有了明顯的改善。而且從去年冬天到今年春天都一直掛在心上的那個在嚴寒季節咽喉就會異常的症狀，也不再發生了。我曾經因爲咳嗽及瘀痰，尤其是夜間發生次數更爲頻繁的情形困惱不已，因爲這個內觀法的實行，這些情形現在幾乎都沒有再出現過了。而且，無法光靠理智來壓抑的情緒反應，也由於這個內觀法的修習而得以控制。

說了這麼多，總歸一句話就是丹田呼吸在我們的身心兩方面展現了它的神奇，把不可能的事變可能了，這就是我最後要附加的一句話。

◇

我與調和道的神奇機緣

飯田一郎（浦和市、上班族、65歲）

因爲我天生就體質孱弱，所以自年輕時候開始，我就一直在尋求健康強身的方法。雖然當時（昭和十年左右）我也曾試著閱讀岡田式靜坐法及二木式呼吸法的書籍，但其中不了解的地方甚多，失望之餘，在偶然的機會裡經由朋友的介紹，在昭和十二年的正月，我拜訪了當時身爲高輪之調和道協會道祖的藤田靈齋先生。

當時靈齋先生給我的印象我至今仍清清楚楚地記得。雖然當時先生大約已有七十歲的高齡了，但他依然有著一頭漂亮的頭髮，有著一雙彷彿一眼就可看透人心的澄澈眼睛，而他的臉只要一笑起來，不必說什麼話就令人覺得親切。

我獲得允許立即入會，並得以進入協會內的浩然堂。從早上六點我就前往道場進行實際的修習，早餐就和先生與其家人們，在飯廳一同享用黃蘿蔔配麥飯加味噌湯，那味道至今我依然懷念不已。

這樣的生活持續了大約二年的時間。自從昭和十五年我受軍隊的徵召入伍之後，從大戰前一直到大戰後如此冗長的時間，我完全地遠離了調和道。

然而，在時代完全改變了的昭和四十八年，我閃到了腰，當時我就前往鶯谷的一家針灸院接受治療，然而令人訝異的是，我在候診室看到了藤田靈齋先生的照片被貼出來。於是，我立即向針灸院的老板加藤先生詢問，一問之下我得知令人訝異的事——原來每個月在這個針灸院中都有調和道的講習會。自從入伍以後這三十三年的歲月就這樣子過去了，爲了要追回這段空白，我加入了在戰後新成立的協會。這眞的只能說是個奇緣了。

現在，我得以拜讀現任會長村木先生的大作——丹田呼吸健康法，並受到佐藤先生懇切，細心地指導，眞的是三生有幸。基本上它和靈齋先生當時的方法並沒有什麼不同，只不過以前是採藉由一再地實習、體驗，來讓當事者自身得以領會的指導方式，而現在是鉅細靡遺的指導，直到當事者能心領神會爲止，這眞是令人感激不盡。

在入會的同時，我的心亦回復到原來的初衷，白天的課程我從每天早上五點半開始，修習到六點半結束，而且即使在坐車的時候，不論是坐著或者是站著，我都不忘把調和道的基本姿態「上虛下實」掛在心上。

調和道不單僅是健康強身的方法，它也是門十分深奧的學問，因此，我希望各位能夠不要急躁、不要慌張，腳踏實地地一步一步持續修習。

◇

修習調和呼吸一年的成果

——心臟病及糖尿病都得以痊癒——

沢田俊一（東京都、畫家、54歲）

自古以來有著男性四十二歲或是四十九歲是一個多災多難的年紀的這種說法，然而在平均壽命延長了的今日，大概這年紀再加上十年左右會比較恰當吧！這不單僅是年齡數字正好不吉利，一旦到了這個年紀左右，大致都是面臨身體大部都有所改變的時期，而在生活方面，沈重的壓力也漸漸湧現。

在我的朋友之中，也有二個人在四十九歲的時候死亡，而我自己在四十八歲的時候，也因爲腸部的疾病動手術開刀，當時更因爲輸血而患得了血清肝炎，數年間不斷地往返醫院，苦不堪言。

這肝炎一直到痊癒爲止，整整花了四年半的時間。在這期間，每次我到醫院，醫生就這呀那的檢查，測得的結果是膽固醇過高，中性脂肪也過高，下次則是血壓升高，心電圖的檢測結果也不理想，而且知道冠狀動脈不健全的毛病。到底醫生要怎麼治療我的病呢？我這些病是如何形成的呢？我心裡有著疑惑，找不到這些問題的答案。後來，我覺悟到不管怎樣，醫生的治療還是無法爲自己帶來健康，我重新考慮，有了健康非得靠自己努力不可的這個想法。

在那個時候，朋友送了我一本村木先生所著的「丹田呼吸健康法」，他勸我說：「像你這種一整天埋首畫畫不做運動的人，最好要修習這個調和呼吸。」

一讀之下，發現醫師所寫的書非常地具說服力，我想著「果眞是如此！」，並立即地去拜訪村木先生，接受他的啓蒙指導，還馬上地前往在鶯谷的道場，繼續不斷地接受指導，當時已經十分疲累了，於是一回到家中就倒頭大睡。

後來，我也是繼續前往道場，在家中也開始修習。在一開始的時候，因爲活動了之前不曾使用過的肌肉，以致腰痠背痛，側腹的肌肉也是疼痛不堪。但是因爲感覺相當的累，所以在夜晚我變得能夠一倒頭就馬上睡著。

雖然我因爲相信藉由調和呼吸法的修習，可以讓我回復健康而不再前往醫院，但大約一個月左右之後，醫院打來了電話告訴我說：「你是因爲心臟不好所以才要服用藥物，現在你卻停止吃藥，這對你會有害喔！」因爲一聽對方這麼說，我的心裡也有些在意、擔心，所以我還是前往另一家心臟專門的醫院接受檢查，結果這家醫院的醫生告訴我說我的心臟很健康，並沒有不好，不知道是上一家醫院診斷錯誤，還是丹田呼吸所帶來的成效。

不過，因爲檢查結果顯示我的尿液中有糖份，而且血壓也偏高，所以將來還是有發生心臟疾病的危險性。於是，我姑且接受了糖尿病檢查中的ＧＴＴ檢測。結果判定，我確實患有中度的糖尿病，因此，醫生先限制我的飲食，不可以超過一千六百卡，而且必須要做運動。

這對我而言是很嚴重的事，於是我更加認眞地修習調和呼吸，一改我之前自己實行的一套，買了錄音帶，每天修習四十五分鐘，持續不間斷。因爲飲食方面有熱量的限制，所以在一開始的時候，每當早上一起床時身體就蹣跚搖晃、頭昏眼花，難以修習，然而在持續一個月左右之後，我變得不再會察覺到自己肚子飢餓，每天早上都可以在早餐前進行修習。

接下來，腹部的狀態變得十分良好，而且排便也變得十分順暢。

		空腹時	30分	60分	120分	180分
血糖值	6月	185	304	380	295	208
	12月	98	156	196	111	65
尿糖值	6月	0.072	0.72	6.65	6.34	3.94
	12月	0.17	0.17	0.176	1.019	0.017

還有一件很不可思議的事，那就是在那之後，以前不好的睡相全部都改正、變好了，而且到了早上被子也不會亂成一團。

在一個月之後，空腹時的血糖值測得爲一百一十六，有了大幅的改善，在三個月之後就變成了九十八的正常值。爲了要讓各位參考一下我最初ＧＴＴ的檢查結果與六個月後的結果並做個比較，我將其數據提列於下表：

連醫生也大讚「了不起！」至此之後，雖然因爲忙碌的原故而沒有接受醫院的檢查，但我利用試紙自己測試的結果，即使是剛進食過後也是正常的數值。此外，還有一件令人高興的事，那就是我的膽固醇數值與中性脂肪值都變正常了，而且脈搏跳動的次數也比之前平時測得的一分鐘九十下左右，變成了現在的一分鐘七十下左右，在運動之後也能夠很快地回復到一分鐘七十下的頻率。另外，它還帶來了在精神方面更加積極的這個正面效果。

附帶說明一下，因爲我完全沒有服用醫生給的藥，所以這些成果全都是飲食方面的熱量控制，以及丹田呼吸所帶來的。

◇

從尿道結石的痛苦中獲救

根月屋國男（東京都、汽車駕駛、61歲）

我的職業是一個汽車駕駛。以前我一直爲胃腸不良及頭痛的問題困惱不已，幸而拜丹田呼吸所賜，我的身體狀況全都改善變好了。

然而前些日子，突然間我的下腹部產生了劇烈的疼痛，並因而住院。經診斷結果得知是尿道結石，這是我第三次罹患結石了，前兩次都只是小事，但這一次卻難以解決，疼痛不堪。

據村木先生所言，尿道結石的痛可以說是這世上最厲害的疼痛，而且他還說在疼痛的時候，只要「嗯」地呻吟就會有所改善。人在呻吟的時候，體內會形成一種有鎮痛作用的物質，而且它完全沒有使用止痛藥時會造成的那些副作用。

於是，我立即依照村木先生的指導，大聲地呻吟來讓身體形成對付疼痛的抵抗力，拜它所賜，我渡過了這無比的疼痛。

從這次的經驗，我有了切身的感觸：

(1)痛得厲害時放聲呻吟，呻吟就是丹田呼吸。它會讓疼痛愈漸減緩。

(2)只要修習丹田呼吸不管遇見任何狀況都會心生信心，精神上的痛苦也就就此消失。

我每天修習調和道的呼吸方法，其中練習波浪呼吸、屈伸呼吸、大振呼吸以及全身運動，最後再進行完全呼吸，一共二十分鐘，之後，在以發出聲音的頌經來做爲結束。

◇

精神衰弱與痔瘡的痊癒

越坂部健司（所沢市、上班族、52歲）

我的職業是負責調配卡車，因爲是十分花精神的工作，所以就如同一般人所想的，即使是在非上班的時間，或是夜晚，也都無法好好地睡覺，漸漸地我變得神經衰弱，而胃也變得不好，而且，還引發了痔瘡的舊疾，肋骨間的神經痛也一起發作，這種身體狀況，眞可以說是令人不知該如何是好。

在一個偶然的機會裡，我在書店發現了村木先生的著作「丹田呼吸健康法」，我馬上買了一本，開始修習上面的呼吸法，同時並加入調和道協會，接受實際修習的指導。其實在一開始的時候，我對於要治癒我這身麻煩的疾病並不太抱持著期望，然而在一年的持續修習過程中，我的身體狀況有了全面的改善，而夜晚也變得可以睡得很好。而且，在不知不覺中我的心窩變得十分柔軟，痔瘡的舊疾也治好了，長期的肋間神經痛也不再發作。

因爲在一開始修習的時候我覺得很困難，所以一開始我先只記住了波浪呼吸、大振呼吸以全身操作這幾項，即使在家時也一個人儘可能地練習，並不時地前往道場接受指導，到了一定程度之後，令人出乎意料之外地，之前的舊疾開始漸漸地消失、痊癒了，最後就連神經衰弱的毛病也都好了。

因爲我本來在年輕時候就比較懦弱，膽怯，所以我希望加入協會能使我在精神方面有正面的幫助產生。而之前在他人面前說不出話來的我，眞的變得能夠辦到了，我眞的十分感謝。

一旦聆聽調和道的種種，就會知道藤田道祖的思想是屬於更高遠的精神層面。因此，我認爲要以基本的調和道爲目標，精益求精。

◇

長年的糖尿病得以痊癒

井桁貞邦（東京都、上班族、60歲）

我現年六十歲，在從現在算起的十五年前那時，我的身體十分倦怠，而且感覺喉嚨異常地口渴，在立即前往醫院接受檢查之後得知，我患得了糖尿病。

就如同各位知道的，一旦罹患了糖尿病就很難痊癒，而且還容易引起其他可怕的併發症。像是末梢細小動脈產生硬化以及高血壓或網膜症等等，有些時候還會導致失明。因爲我也有擔心眼底出血的恐懼，所以就前往別的眼科醫院接受檢查，所幸這個疑慮並不存在。

從那時以後，我一直持續地接受治療，長達十年之久，正當我病情不見好轉而困惱不已的時候，我知道了調和道這門學問，並加入了修習呼吸方法的協會。這是距今五年前的事，從那時候開始，一直以來我都持續地專心修習，而且每當有舉辦研習會時我也都會參加。拜它所賜，我的糖尿病也有了明顯的好轉。

最近，我又再次前往醫院接受詳盡的檢查。在沒有吃早餐的狀態下我到了醫院，飲用糖水，每半小時接受一次尿液中是否含糖的檢查，一連進行了五次，而且也採集了血液樣本五次，接受血糖的檢查，結果由檢查出來的數據判定我的小便中不再含有糖份，而血糖值也與一般健康的人相同。一看到這樣的結果，醫師著實地爲我高興，而且感到不可思議。

這些全都是託丹田呼吸的福，我一面欣喜之餘，對會長先生以及諸位老師的指導也滿心感激。

◇調和道使高爾夫球的技術高超

小野章一（東京都、上班族、45歲）

在去年的秋天，我在某一次高爾夫球的比賽之中，以前所未有的得分贏得了優勝。我當時的成績是前九洞42、後九洞45、全場87、差點19、餘數68，4個標準桿的成績。爲什麼會有如此優異的成績呢?在此我略加地敘述一下其中的秘訣。

這是大約發生在贏得優勝當日算起十天前的事。當時我出席了調和道本部的例行研習會，那一天，清水副會長在談論呼吸與動作之間的關係，正好說到和高爾夫相關的話題，他大致上是在說在準備打擊的時候，呼出百分之七十的空氣，然後打擊出去，就會有很棒的成績。因此，我立刻決定要在那個週末（從研習會算起的第六天）自己在球場上試試看。

碰巧那個週末氣候惡劣，直至中午時分風都吹個不停，當時我打了前九洞58的成績。到了下午天氣開始放晴，我打了53桿的成績。在後九洞53桿的成績中，最後的三個球全部都在標準之上，這個試驗性的打擊可以說是完全地成功，在當時，我心中感覺到在三天後將要舉行的比賽，我定能得到優勝。

事實上，在比賽的當天，在比賽開始之前，我就做了一個宣言：「我今天好像會得到優勝！」然而就正如我所言，我得到了前面提到的優異成績。

後來我把當時的經驗，感想加以整理如下：

1.呼氣放鬆力氣，藉由呼氣的動作，在打高爾夫球中最忌諱的使勁情況就會完全不見。

2.一旦在瞄準時採上半身微微向前傾的姿勢，就會呈現出好似在調和道中放低心窩部時的那種狀態。

3.當呼出氣體，心窩部變得柔軟的時候，就會有自己和大氣合而爲一的感覺。

4.當揮桿至最高點時（向上揮桿狀態中的停頓），體內的血流依然會保持平順。

5.最後可以以向上揮桿時的相同狀態揮桿向下（高爾夫球的基本動作）。

6.在這個狀態下，絕對不會有打偏了的情況發生。球會依照自己的意思朝正確的方向飛去。而且在揮桿急下的階段，要一邊近百分之百地將氣體呼出，一邊將球打擊出去。

7.這個狀態打出的球，絕對不會歪掉。而且還能不可思議地掌握住距離感。

當然，在得到優勝的這一方面，可能也有些許僥倖的因素在內，但在打球的過程中，特意地進行調和呼吸是千眞萬確的。像打高爾夫球這種運動，是緩慢活動、靜止狀態以及激烈沖擊的組合體，這也許正好與調和呼吸相輔相成也說不定。在運動過程中，在廣大的綠野中與大自然融合成一體的這喜悅，是什麼也比不上的。

在再次感謝調和道的同時，我心裡也決定了今後要再接再厲地致力於有益大衆的論述。

◇

成就天命的大道

竹下武良（東京都、上班族65歲）

我們在放假的日子裡，都會以爲了身體健康爲由，而毫不懈怠地出去打高爾夫球，彼此相互比賽球飛出的距離遠近以及成績，在一回合之後喝啤酒乾杯——這是一直以來的慣例，而且也眞的愉快無比地過了好多年。

然而，在我們這一群朋友之中，有一個人在二年前因癌症病倒了，然後又有一個人在隔年又因罹患癌症而相繼倒下，做了百般治療也不見效果，就這麼一下子說走就走。在這之前我一味地認爲只要注意飲食就可以了，就一直如此馬馬虎虎地過日子，這時我開始認眞地思考，覺得要過著眞正健康的生活，絕對不是這麼地簡單，一定要付出相對的努力才行。我的這些反省，正好成了加入調和道協會的一個很好的契機，我刻骨銘心的感受到協會的宗旨，眞的是上天給我的啓示，於是我下定決心，決定馬上開始丹田呼吸的修習。

在下意識的情況下所進行的不間斷的每一個呼吸，使得生命之火生生不息地燃燒著，我變得對呼吸比什麼都還要重視。於是，即使在走路也好，在搭車也好，甚至是正在和他人談話中也好，不論在何時何地，我都會把丹田呼吸法放在心上，一心一意地專心致力於丹田呼吸法的修習。

從那時開始一直持續數百日直至今日，現在拜丹田呼吸所賜，我的心靈以及身體都變得爽朗輕快，氣力也變得充實飽滿，對每一件事都不會感覺厭倦，變得能夠積極果敢地致力於每一件事情上，在這個世上的生活，也變得快樂無比。

特別是當在聆聽德行高尙的老師，講述大自然廣大無邊的力量賦予了宇宙萬物活力、生命，我們也在大自然中生長，所有的萬物都來自與我們相同的根，我們與大自然中的一切實爲一體，並諄諄地教誨著我們天體的運行，與我們的呼吸節奏有著密不可分之關係的時候，我還記得我當時激動地好似連魂魄也都起而跳躍。調和道眞的是爲了成就天命的一個大道，只要持續地修習丹田呼吸，我相信自身必定能和大自然合而爲一，一定可以永遠過著健體康心的光明人生。

我一旦想到我已經朝著此道踏出了第一步，無限的喜悅就從腹底湧起，高興得無法自已。在對教導我這個了不起之調和道的老師們致上深深感激的同時，我希望能讓更多的人也分享這個喜悅。

此外，雖然我又再次地拾起闊別已久的高爾夫球球桿上場打球，但在打球的過程中我變得自始至終都能夠維持心情的平靜，而球飛出去的距離也眞的有所延伸。這也是調和呼吸所帶來的附加恩澤，我著實感激。

◇

藉由食物與呼吸來淨化血液

——加入調和道協會第十年的感想——

輿村忠夫（東京都、藥劑師、65歲）

我加入調和道至今已經十年。

最初，我聽村木先生的一番話，受了他的感召，立即地加入了協會嘗試看看，因爲在一開始的時候我頭暈眼花得厲害，所以心裡想著可能調和道不適合我而停止繼續修習。但是在後來，我從身體變得非常健康的會友口中，聽到了眞正的調和道呼吸法，於是我重新考慮，又開始修習。

協會裡每個月舉行二次的例行研習會，只要沒有其他的要緊事，我每一回都一定出席，大約在過了一年左右的時候，村木先生提醒我要注意「你的心窩部還很硬喔！」我一聽他這麼說就仔細地注意了一下，結果發現我眞的是一旦下腹用力，心窩部就一定變硬。我想這是因爲我只是在模仿老師的動作，對這些呼吸法的實行操作，我還沒有眞正的理解。

大概是在此之後又過了一年左右的時間吧！在一次例會的體驗研討之中，有一個人說他自己如今即使是走在街道上，也會感覺到自己的下腹部在使力。因爲我當時正好也有和他相同的體驗，所以我的心裡充滿了自信心。然而我以前一直認爲腹部要練到像老師那個程度一定要專心才行，可是那幾個年輕人卻在距離上次研修會短短半年的時間不見，就練就了這樣的地步，這眞是令人感到訝異。由此證明，只要去做就一定做得到，時間的長短絕對不是問題。

一回想起剛入會時的情景，我發現首先要記住的就是呼氣的動作，這是最重要的，而吸氣這方面即使不加考量亦無妨，要儘可能地呼出氣體、自然而然地吸入空氣，爲了要讓心窩部下方變得柔軟，一開始下腹並沒有出力，不，應該說是不可以用力，一旦橫隔膜變得強韌，下腹自然而然地就會使勁，這些竅門，我在第三年的時候才眞正體會。

在此之後，村木先生教導我說橫隔膜與腹膜、胸膜不同，它是由肌肉組成的。橫隔膜呈帽子的形狀，正中央是平的，是不會伸縮的肌腱組織，而心臟就在它的上方。它的周圍是由肌肉構成，如同傘骨一般呈放射狀，攀附在肋骨下方內側及其他部位。

這些肌肉一旦收縮，橫隔膜就會下降，胸腔內就會產生小於大氣壓力的壓力，肺泡就會膨脹，空氣就會進入這些肺泡之中。同時，這會讓腹部內的壓力增加，橫隔膜正下方的肝臟自不待言，就連胃腸、腎臟、脾臟、胰臟以及其他臟器的靜脈血液都可以很輕易流回心臟。因爲村木生的這一番話，我再次地認識到鍛鍊橫隔膜的重要性。

現在的我認爲，大部份的疾病多是由於血液品質惡化以及血液循環不良所造成的。血液可以藉由預防偏食以及改善呼吸的方法來予以淨化。就改善血液的循環而言，全身運動操作是一項不可或缺的重要項目。頭部、頸部以及關節部位尤其要特別地注意，以防止血液停滯、循環不良的情形發生，這是讓身體永保健康的祕訣。

我想，今後我更要進一步地探究有關調和道的重要精神層面。

（現任調和道協會的常務理事）

◇

根治前列腺肥大症

——調和道日常生活化的思想——

吉田可行（横須賀市、教育家、84歲）

我從四年前的一月初開始就有排尿困難的現象，每當排尿的時候就會感覺疼痛，而且有一個月左右的時間，單單在夜間就要因爲上廁所而起身十次以上。因爲想到一旦轉變成爲尿毒症就不得了了，所以我立刻前往當地醫院的泌尿科接受診察，結果被告知事實上我是患得了前列腺肥大症，約有四十公克左右。

根據醫生所言，這個疾病可以用手術來達到大致上的痊癒。就方法而言有兩種，一種是切除取下，一種是削去。因爲我一聽到要開刀動手術就害怕不已，於是我立即打電話給之前有過幾面之緣的村木先生，與他商量。當時，村木先生給了我令人感激的激勵，他說只要認真地施行丹田呼吸，我的病就一定可以治癒，讓我有了得以重生的感覺。

我才剛入門時，一切都尚未熟悉，村木先生教導我要將心窩部降低、努力地呼出氣體的這個丹田呼吸法，我下定決心一定要專心地修習，讓我的病得以痊癒。

從那時開始，我不但每天早晚做二次的波浪呼吸、屈伸呼吸、大振呼吸以及全身操作，連在電車上、在走路的時候，在床上的時候，我都持續不斷地努力修習從調和道中學得的一切。

從這麼做開始算起的十天後左右，我排尿的情形不可思議地變得十分順暢，排尿的次數也逐漸減少，回復成平常的情況，如此過了五天左右，因而，我又再次前往前面提到過的那家醫院去檢查，結果醫生告訴我，我的病已經完全痊癒，腎臟機能也和年輕人無異，這眞的是一個特例。

而且，從那時之後，一直到今天我的病都沒有再復發過。

從以上的經驗，我得到了下面的心得。

一、我們可以由衷地相信先哲的話，並予以尊崇、感激、贊揚。

二、不管是任何事，只要認真、全心全意地修習，就能夠展現不可思議的潛力，得到不可思議的成果。

雖然我現年已經六十三歲了，但去年我和以前我所教過的學生——K君見面時，他還問我說：「老師的氣色好好，聲音簡捷宏亮有彈性，身骨十分硬朗，和以前沒有絲毫的不同，是不是有什麼特別的養身之道呢？」我回答道：「我大約從四年前開始就每天實行村木先生的調和道丹田呼吸法，現在我花費一番創意心思將它變成了我日常生活中的一部分（行住坐臥），我認真地修習，希望能變得和年輕人一樣。」

◇

用心靈修養與丹田呼吸來克服惡疾

松原榮次郎（京都市、食品販售業、60歲）

我因爲直腸腫瘤而接受開刀手術，靠著人工肛門，人工膀胱過日子，已經有十年以上了。我一直到因爲此病入院之前，都還像沒事人似的，照常工作，不痛不癢，只是糞便中會有血出現罷了，然而在手術過後，我一夜之間變成了殘障人士，這實在令我驚愕不已。尤其麻煩的是，我在下腹部的排泄口變成有二個，而且糞便不會在體內積存，排便出口處也沒有括約肌，一點都沒有排泄的感覺。

因爲不習慣，所以幾乎每天我的衣物都會變成金黃色，而且也會被小便弄髒。在夜晚時也常常會把床單被褥弄髒，因而我也無法放心地睡覺。此外，我血尿的情形也沒有停止，傷口依然疼痛、化膿，因此雖然已經出院，也還是持續地往返醫院，我當時的困惱眞是筆墨難以形容，我痛苦地想要死去。特別是當半夜又遇到挫敗的時候，我的眞不知該如何是好，我的腦海中一直不斷地浮現日常生活及工作時的一切，以及之前的種種，我擺脫不了這沈暗的夢魘，日子愈久，我的腦中愈是被厭世的念頭滿滿地充斥著。

在這樣的狀況下經過了二年之後，我的惡性腫瘤又再次復發，我自己本身對這樣的發展感到高興，也拒絕接受再一次的手術。然而，大概當人眞正下定了必死的決心之後，就反而會死不了吧！那個時候，在因緣際會下我拜讀了村木弘昌先生的大作——丹田呼吸健康法，並立即地加入協會。

我憑著想要改變現況，即使只有一丁點也好的心，專心地依照著村木先生與佐藤先生的指導，每日認眞地修習丹田呼吸。在剛開始的時候，我出現血尿的情形常常地發生，但後來就慢慢地變少了，最後在不知不覺之中，有很多天都不再有此情形。我心裡高興得不得了，益發地努力修習，結果，困惱了我十餘年的血尿，僅僅一、兩個月的時間就消失了，我對丹田呼吸所帶來的奇蹟更加地驚奇不已。

自從認識了調和道之後，每當半夜被沮喪沈暗的夢魘包圍，或是遭受了挫敗的時候，在準備之後我都會立即地修習調和呼吸。在實行波浪呼吸一段、二段、而至三段之後，沮喪沈暗的心情，以及種種執著的心理，都好像剩下一張薄紙般地被揭下來，我感覺它們好像脫離了我的心靈一般，我的心情變得爽朗舒暢。於是，在修習丹田呼吸後我的心情就變好了，也能覺得很好。

我在一開始動完手術出院之後，曾經爲了求得心靈上的安適而加入了某一個宗教，讓自己沈浸在信仰之中。我參加該宗教的各種活動，而且也藉由講師的指導，每天進行冥想，心裡一直努力地想進入無我的境地，與神接觸，然而對我而言，我無法眞正地進入實相的世界。

就如道祖藤田先生所言：「**以心制心是行不通的**」。因爲我自己本身在身體方面有障礙，所以精神方面的加強就顯得格外地必要，而調和道的呼吸法就正好與此完全地吻合。最近我由波浪呼吸修習至觀念呼吸。雖然還尙未純熟，但我也嘗試修習村木先生所指導的太陽呼吸等等。

此外，我也領會了宗教中的教義「人本無病，眼睛所看到的疾病是心中的迷障所造成。實相是完全圓滿的」，我覺得就我自己而言，的的確確是如此。雖然我對自己身體的照顧依然一如往常，日日夜夜都必須要接受治療，但我不想要痊癒，也不認爲自己眞會痊癒，於是也就變得不會一直執著於自己的疾病了。幸虧它，我的身體狀況日益地進步了。於是，我益發地修息各種呼吸法。

我希望從今以後我的心靈能夠處在覺悟到這個借住的肉身皮囊，隨時都有可能被收回的自在境界，把這個奧秘高深的丹田呼吸當成是生命中的寶物，一輩子認眞地修習。在此，我要由衷地感謝教導我如此了不起呼吸法的村木先生、佐藤先生以及諸位老師、前輩們。

◇

困惱了十三年的氣喘完全治癒

木村良子（東京都、主婦、59歲）

大約在十幾年以前，當時的我一直有氣喘的困惱，那時候某一本婦女雜誌介紹了全國的名醫，而我就前往在這一方面最具權威性的專業醫生那兒接受診治，雖然用盡了一切的方法，但我的氣喘還是無法完全地根治。這十三年以來，雖然不是說萬分地痛苦不堪，但每當氣候一有變化，我的病就會發作得相當嚴重，這著實令人困惱。

我的孩子們終於長大成人了，這時我雖然也想要爲自己生活，讓自己更快樂些，但像我這樣的身體狀況，我連社區內婦女會舉辦的旅遊活動也都無法參加，我總是過著如此令人遺憾的寂寥生活。

當我搜尋著所有有關健康的書籍，想要尋求一個可以治癒我的病的方法時，我偶然地邂逅了調和的丹田呼吸法的書籍，因爲感覺到了一線的希望，再加上當我一看到書後所附上的道場資料之後，很幸運地發現道場就在我家附近，所以我馬上打電話去詢問。

大約一個月左右的時間，我拼命地按照老師所教授的呼吸方法認眞地修習，結果我驚訝地發覺我的身體狀況一天一天地漸漸舒暢起來。在此之前，我在呼吸時「嘶——嘶——」地喘氣聲，別人從早到晚一整天都聽得到，這種痛苦我不知該如何形容，這如果不是患者自己本身，旁人是沒有辦法了解的。

因爲連醫生都說這氣喘的毛病無法完全根治，只能用藥物來改善，除此之外別無他法，因此我自己也放棄一半了，然而從一開始修習調和道呼吸法之後，我親眼看到了我身體的改善，這連我自己都感到訝異。我在剛開始修習丹田呼吸法的第一個月期間也還有服用藥物，然而在此之後，我停止服用了所有的藥物，就這樣一直到今天。

我還在接受調和道之預備課程的波浪呼吸、大振呼吸以及全身操作的指導，然而單僅如此，我就看見了顯著的成效。我眞想從現在開始好好地掌握住調和道中的眞正奧秘。

雖然調和道的理論也很重要，但是它的實際修習更是要緊。只要每日認眞地修習就一定有好的成效產生，然而一旦身體變健康了，也不可以因此就有怠惰之心。一開始雖然有些辛苦，可是一旦超越過了這道關卡，有了效果出現，我就變得無法停止修習。我這一生都要如此持續修習下去。我心裡也由衷地祈盼希望各位都能夠繼續不間斷地實際修習。

◇

與調和道的偶遇

——丹田呼吸是一切所有的基礎根本——

中內雅康（高知市、治療師、52歲）

我現在在高知市從事指壓業。由於工作上使然，我經常至外縣市出差，研究指壓的技術以及健康的管理，而且花費相當多的時間在這方面。在這段期間，我常常察覺到呼吸是一件很重要的事，但是對於如何才是正確之呼吸方法的這個問題，我一直無法得到一個具體的答案，而我就抱著這個疑問這樣地過了好長的一段歲月。

另一方面，因爲我覺得眞正的健康之道及長壽之法，不單只是身體的調整與飲食療法，不管如何一定還要有心靈的調和及安定狀態，所以我也致力於禪的修行與宗教的種種實修。

然而，當我困惱於也許是最重要的呼吸問題還不得解決的時候，我在偶然的機會裡，於高知市內的一家書店中瞥見了村木弘昌先生所著的「丹田呼吸健康法」，這眞是幸運之神賜與我的恩惠。我當時直覺這正是我長年以來所尋求的東西，我立刻買下了一本，當時的感激之情，我至今難忘。

於是，我立刻按照書上的指示實際地練習看看，但是我無法充分地理解，因而，我馬上前往東京，到道場參加調和呼吸的入門研習會，接受老師們的指導。當時是昭和五十年的秋天。

從那時算起的三年後，在昭和五十三年二月於網代舉行的研修會之中，我聽了村木先生「自未得度、先度他」的一席話，刹那間心底頓時地感覺澄清、透徹起來。

我加入調和道的時日還淺。因此我還屬修習中人。但是正因爲如此，我不能夠就這樣子僅止於此。不論如何，我一定要告訴更多的人呼吸的重要。有著這個想法的我，於是在該年的四月二十九日，成立了調和道協會的高知縣分部。自此之後，調和呼吸的實習會與講習會不斷地舉行，所幸會員人數也日益地增加，於是情況就變成要想辦法儘快地培育出指導員。

就評量丹田呼吸法純熟與否的標準，我以吟詩做推量，從「用腹部吟詩」開始。也就是說，運用橫膈膜的強大壓力，從腹部發聲（持續性腹壓），一邊用聲帶與舌頭來控制呼吸，一邊發出聲音。換言之，用腹部、用心吟詩，也是一種對腹部的鍛鍊。

就我本身的經驗來說，藉由丹田呼吸法的修習，我們多少會得到下面的成果。

一、我們可以學得上虛下實的姿態以及以呼氣爲主，以吸氣爲輔的呼吸法。

二、我們的自律神經會呈調和狀態，心裡會恆常地安寧踏實。

三、自己會對自己的健康狀況有信心。

四、在工作、運動以及其他日常生活的任何時候，都可以活用這個呼吸法。

◇

用調和道來克服心臟病

吉村勝（多摩市、上班族、43歲）

在人漫長的一生之中會遇見種種不同的事物，但我們很難去評斷這些遭遇是幸？抑或不幸。我在大約二年前因爲心肌梗塞而受到了幾乎死亡的痛苦，但也因爲這個機緣，我接觸了調和道這個了不起的呼吸法，並治癒了我認爲無法根治的心臟病。

在數年前我因爲心肌梗塞而病倒，住進醫院療養，後來雖然出了院，但並不是完全地痊癒，我辭去了工作，繼續在家中休養。

這是一個非常棘手的疾病，每當突然地發作起來時，呼吸就變得困難，就會讓人懷疑自己是否會就此死去，這是令人相當難受的。不論是在外行走也好、搭乘公車也好、在家裡也好，都會不安地害怕著不知這病何時會發作，心裡沒有活著的感覺，每天都提心吊膽、忐忑不安。現在想起來，那也許是一種精神衰弱症也說不定。

每當發作的時候，我就服用藥物，一動也不動地靜靜忍耐著、等待著，有些時候還有勞動到救護車的情形發生。在這樣的時候，我在被運送至醫院的途中，都一面地不斷祈求著「神啊！請救救我！」

在如此痛苦的狀態下，我在偶然地機會裡得知了調和道。在此之前，雖然我也試過了各種的健康法，但都沒有顯著的效果產生。對這個調和道能治癒我的疾病的這件事，我雖然也抱著懷疑的態度，但憑著姑且一試的心理，我造訪了在下谷的道場。

首先，我接受了佐藤先生的指導而入門，然後，我又拜讀了村木會長的大作——丹田呼吸健康法，直接地蒙受村木先生的指導。雖然看似簡單，但在一開始的時候就是無法順利地進行。在進行長呼氣的時候，我呼吸困難，好幾次都無法持續，充分地將氣體呼出。在波浪呼吸中，我按壓腹部的力道過強，腹部紅腫疼痛，而在練習大振呼吸時，我的肚臍和手變得朝同一方向一起動，真的是亂七八糟。儘管如此，我還是一心一意地期望病能早日痊癒，所以我依然一個禮拜前往本部道場二次，一邊接受諸位老師實際的指導，一邊聆聽前輩們寶貴的經驗談。

在那段期間中，我變得愈來愈喜歡去道場，而且每當前往道場，我精神方面的疾病就得以解除，精神也隨著抖擻起來。自此之後，我即使在家也是每天不間斷地練習，之前每天早上都睡到七點，有晚起習慣的我，每天五點就起床，開始「嗯！嗯！」地出聲。我在晚上就寢之前，也會不間斷地發聲，在我很疲倦的時候我就在半途中躺平，連收音機也沒關就這麼睡著了。

但是，在我開始修習調和呼吸算起的二個月的時間裏，我的病又再次發作了，我當時想著「果然，即使是調和呼吸也是無效！」然而我立即改變了這種念頭：「不！我的病不是那麼簡單的病！我再繼續修習看看吧！不要急躁！」我一邊鞭策我自己，一邊努力地修習。村木先生也鼓勵我說：「只要認眞地持續修習調和呼吸，心臟的疾病一定可以痊癒。在你之前，已經有很多痊癒的例子了」，這更加強了我的意志，我在內心深處發誓：「我要以此為目標，讓我的病不再發作，我一定要痊癒！」

自此之後又過了七個月。不知不覺中寒冬已經過去，溫暖的春天已悄悄降臨。而我原本孱弱的身體，也隨著時光的流逝已漸漸地回復了元氣。呼吸法終於漸漸開始展現出成效了。我萬念俱灰的心也湧現了氣力。心中的那個恐懼、不安也隨之飛逝無蹤。而且令人訝異的是，我的心臟病再也沒有發作過。我又回復到了之前身體健康的狀態。

還有什麼會比這更令人高興的嗎？回想起來，雖然經過二年辛苦的歲月，但如果當時沒有認識這個調和道的話，我是不可能擁有這分喜悅的，一想到這裡，我的感激又禁不住地湧起。

從今起只要我還活著的一天，我就要繼續地發掘調和道所蘊藏的寶藏，趁此機會，我要對指導我的村木先生，以及諸位老師由衷地致上我的感謝。

（會長註：吉村現為調和道的指導員，活躍於調和道的舞台上）

讓女兒的神經衰弱症得以克服

——一家人一起修習丹田呼吸——

原侠（橫濱市、公司顧問、68歲）

我家只有我們夫婦倆及小女兒一起生活。我這個小女兒當時是K大的大學四年級學生，正值即將畢業的時期，一般普通課目的畢業論文已經結束了，任職的單位也已經確定，一切就只剩下將專業社會學（心理學）的專修研討會最後一次的論文發表結束後就圓滿告成了。

在如此令人充滿希望的狀態下，大約在一月中旬左右，突然發生了令人料想不到的事。我的女兒說：「糟糕了！在研討會中的研究課題，和我一直以來所搜集的題目完全不同，是一個全新的課題，我對它完全沒有自信。」女兒在幾天內爲了搜集文獻而不斷地往返圖書館，並前往指導教授那兒請教問題，但她說：「這沒有半點文獻」、「好像資料會來不及搜集」，最後她告訴我太太說「我放棄了，我不要畢業了」。

這段期間，她好像在夜裡完全都無法睡著，她說她的腦袋無法想任何事，一到早上就開始嚶嚶地哭泣。此外，她呈現出精疲力竭的狀態，一連數日一直悶悶不樂，因爲妻子對女兒一直以來都採取信任、由她自己決定的管教方式，因此，她輕忽了這個情形，想說讓女兒自己想一想，並因公出差數日去了。

然而等太太一回到家中之後，她驚訝地發現女兒的病情急轉直下，已惡化到了不尋常的地步。她變得極度地焦躁、恐懼、緊張、以及無力感，而且無法睡著，這些心理狀態已經反應在生理狀態上，並呈現出來了。她反覆地嘔吐，眼睛也凹陷進去了。她陷入了如果再這樣放著不管，就必須要接受精神科治療的那種狀態。這是在一月下旬時發生的事。

雖然我也整夜不睡地守著她，和她說話，但是她還是沒有絲毫進展，我的話對她沒有一點幫助，也勸不了她。這時在我的腦海之中，突然靈機一閃，彷彿受到了上天啓示一般地想到了丹田呼吸法。我自己本身一直以來就都有在修習丹田呼吸，之前雖然也勸身體健康的女兒要和我一起練習，但她總是笑著說那不是年輕人做的事，並沒有接受。

然而，到了這個地步的如今，我想大概女兒也不會拒絕吧！而且我下定決心不管是對是錯我都要讓女兒全心全力地致力修習丹田呼吸。

於是，我們就全家動員立刻地著手丹田呼吸的練習，妻子把手邊的一切事情都停下來，三餐當然也是靠著貯藏的食品勉強湊和。妻子和女兒並排坐著，我出聲音指導她們的坐姿，「挺起腰來！」一邊「啪！啪！」地拍著腰部、好像起死回生一般，一邊「擴張胸部、頭部肌肉與肩膀不要使力！」，一再反覆地要她做徐徐呼氣的動作。「伸展、放下、彎曲」我下口令讓她們進行這單純的動作大約六十次之後，然後再進行全身操作的練習一次。約三十分鐘。

因爲要當事人努力地觀察學習，我花了二個小時左右的時間讀書，在這之後的第二次也和第一次一樣，大約花了三十分鐘，專心認眞地修習。

上午練習二次，下午練習二次，一再反覆地修習，她們也漸漸地體會到了要領。在半夜的時候，女兒突然告訴我說她覺得可以靠自己來整理論文，像換了個人似地開始執筆作業。

隔天早上雖然女兒有些疲累的樣子，提不起勁來，但我還是在一天中，從早到晚地以「波浪呼吸」爲主軸，繼續地進行每日的功課。每二個小時各休息三十分鐘，而在休息時間裡，也和前一日相同，反覆進行三呼一吸與全身操作。我要她不管如何都先姑且放鬆心情，集中精神全心地呼吸。

從第三天之後，這個反覆修習就由妻子執行，然後我下班之後再一同修習。因爲我有些擔心，所以就打了電話給村木先生與他商量，讓他在百忙之中撥冗直接給予指示，堅決地貫徹實行。

如此抱著必死決心實行丹田呼吸的結果，我女兒的身體與心理狀況都急速地趨於安定，而二月分發表的論文也以無事收場。

我根據在家中的這個體驗得到了一個寶貴的教訓，那就是釋迦牟尼佛所教導的繼續生命之道——佛有六潔意：息、隨、止、觀、遷、淨，此六項意念可以馭事於無形。女兒的心理困惱（所謂的精神衰弱是何種疾病呢？）是無形的，是無法掌握在手中的意念，這是千變萬化之煩惱中的一種。不論是我或是大學教授都勸不了她。

然而，藉由和我一修習丹田呼吸，一邊從心底深處呼喚，一邊反覆實習呼吸法的修習，無形的意念得以控制，而她自己本身也從煩惱中解放出來。妻子到今天說起這件事來，還稱它是如同生活在地獄之中的半個月。

專心一志地修習正確的丹田呼吸一定會有回報，白隱禪師在「夜船閒話」中敘述到的**「只要實行丹田呼吸，不論何種疾病都會煙消雲散，若否，白隱願獻上首級」**如此信念堅強的話，在我的腦中又再度地鮮明了起來，讓我深刻地感受到他的鄭重認眞。

◇

六種舊疾完全消除

渡邊美智子（橫濱市、商店主婦、51歲）

我加入調和道協會已經有二年的時間了。現在我還是每週前往道場一次，繼續高階課程的研習。我每天都拼命地修習，早晚四十五分鐘。此外，因爲我還不會大振呼吸，所以我每天練習三十分鐘，持續了十天，連我先生和女兒也都覺得煩了。但是，這成效眞的是好的不得了。

以前，我有很多身體的毛病。說到舊疾，我大略地數一數就有六個，然而這些都因爲丹田呼吸的實行而完全痊癒了。

第一個就是我的肩膀痠痛。我頭頸的筋肉之前異常地僵硬。因爲家裡經營商店，因此每當一到了決算日，我就眞的是連轉頭都沒有辦法。持續了十天無法轉頭的狀態也曾有過，我每個月都要去接受按摩二次。這種情況從三十五歲開始就一直持續著十年以上。這個肩膀痠痛的老毛病，拜丹田呼吸所賜，在不知不覺之間我已經完全地忘記有它的存在了。

第二天就是我的收縮壓異常地偏高，我的血壓舒張壓是98，而收縮壓是95。因此，每當我站起來時總是頭昏眼花，有些時候也會有必須要在店內蹲著的情形發生。據說收縮壓過高是十分危險的。而現在，我的血壓已經完全回復正常了。

第三就是我的嚴重胃病，眞的是沒有一天是感覺舒服的。而它也因爲丹田呼吸在短短地三天時間內就完全治癒了。

第四是我的痔瘡。痃痔常常讓我的下半身衣物髒污。當時我想不論如何非得動手術不可了，然而它卻靠調和道的呼吸法治好了。

第五是膀胱炎。它在一年之中發作了不知幾次，嚴重的時候甚至天天發作。當我要在外面住宿的時候，我必須要帶一大堆的藥在身上。而這個老毛病也靠著丹田呼吸治癒了。

第六是下肢的老化。我在四十歲的時候，右膝突然感覺疼痛，然後跟著連左腳也開始疼痛起來。由於十分嚴重，我到醫生那兒照X光做檢查，結果醫生告訴我：「太太，妳的老化現象提前了二十年。」而且，他還告訴我說：「這沒有辦法治療」、「妳要小心注意不要再讓這情況再嚴重下去喔！」。

他要我常坐在椅子上休息，即使是夏天也不要穿裙子，因此我一年到頭都穿著長褲、兩腳都綁著護膝。這種情形持續了三年之久，但卻靠著丹田呼吸的修習而痊癒了。之後就再沒痛過。

我還有二點是和大家不一樣的。

其中一點就是我在一開始時靜靜地思考，而在最後反省及感謝。那時我不斷地祈禱。從最初到最後。我不斷地向丹田呼吸的神明祈求。從一開始就是如此。

另一點就是我每日唸誦三次白隱禪師的內觀四則。這是在我入會後第三個月的會報中刊載出來的，我於是開始試著去實行看看。一直到現在我依然持續如此。望各位也試試看。

◇

克服歷時四年的肝炎

猿渡正幸（大牟田市、上班族、62歲）

我在石油化學公司裡工作，在長期出差至韓國的期間，我得了肝炎，產生了黃疸現象，沒有食慾，身體感覺異常地疲勞，並發燒到三十九度四的高熱，因而回國，住院治療。（昭和五十三年三月）當時我的GOT值測得幾乎為五百，GPT亦同，經過五個月的住院治療後我回復了正常值，又再度回到工作崗位上。

在此之後，雖然我繼續每個月一次地至醫院檢查，但我的病情還是日益惡化，結果又再一次地住進了醫院（昭和五十四年四月）。我在醫院接受了八個月左右的治療，因為高蛋白、高膽固醇的飲食療法，我的體重從原本的五十八公斤增加到七十四公斤，但GOT值還是沒有降到一百以下，我也接受了副腎皮質荷爾蒙的注射治療，但結果還是不見好轉。因為到後來我實在不了解我住院的意義為何，因此我決定出院，改在我自己的家中治療我的病（昭和五十四年十一月）。

在隔年的春天，正當我在書店找尋購買健康雜誌的時候，我偶然地看到了有關丹田呼吸健康法的報導，因爲當時我的腦海中閃過了一個念頭——這是個不錯的健康法，所以我立刻前往調和道的道場，並參加入會（昭和五十五年三月）。

那時我ＧＯＴ測得值是一百二十至一百五十，然而我下定決心不論如何都要用這自然的調和道來治療，除了參加在道場中的修習之外，我在家中也是認眞地早晚練習。一開始時，大概大部份都以自己的方法在進行，但不管怎樣我在短呼吸、長呼吸地吸氣時站立、伸展，在呼氣時放低、彎曲，如此拼命地努力練習。不知道是不是因爲這個原故，從我去道場算起的第二個月左右開始，就有顯著的效果開始呈現，我的ＧＯＴ值變爲五十四，ＧＰＴ變爲三十二，甚至在六個月之後ＧＯＴ變成三十二，而ＧＰＴ變成十七，如此令人訝異地回復了正常。

住院八個月，花費了大筆費用、寶貴時間都無法治癒的疾病，就靠著這個呼吸法在第二月回復了正常值，在第六個月就完全康復。在這段期間內我偶爾感冒，因爲不容易痊癒，我心裡也懷疑是否肝炎又再度復發，所以又去醫院檢查，結果並沒有任何的異常，ＧＯＴ值爲二十四、ＧＰＴ值爲二十，我的病已完全痊癒的這個事實得到了確認，我真的感激不盡。

我深深地感受到，在人的身體中最重要的一樣東西大概就是血液吧！體內的每一個臟器都靠著充份吸取血液中氧氣、靠著血液在內臟中的循環作用而得以活躍，這也是一種強化肝臟的方法，而且也呈現出醫學上的相輔相成效果，疾病也就這樣消失無蹤了。

近來，這個調和道不單僅是治好了我的病，讓我回復到健康的狀態，它也讓我更相信這是一種開擴心胸的修業。我相信藉由這個調和呼吸，我一定可以得到正確的想法，達到達觀安適的心理境界。

◇

治癒肝病的體驗

大野一義（橫濱市、上班族、70歲）

我記得我最初患得肝病是在我十二歲的時候，那時我自己對我眼睛、臉色所呈現出的黃疸現象以及排出的灰白色糞便十分訝異。待我長大成人，到了三十歲左右的時候，我的肝臟腫脹，右腹一帶一直感到萬分地痛苦，從那時以後的這三十年來，我接受了無數個醫生的治療，也住過院，最後還幸虧了中醫生的治療才脫離危險狀態，我的病就一直持續在這時好時壞的狀態下。

從這種生不如死的痛苦中解放是在距今四年前的時候，當時我參加了ＮＨＫ文化中心的調和道學習講座，已經經過了四個月左右。在一次偶然中我特意地感覺一下我那長年疼痛，長久以來我右肋骨下方二指距離左右的肝臟腫脹，不論何時用手去觸摸都會有疼痛的感覺，然而在不知不覺之中，這個疼痛的感覺幾乎完全都消失不見了。更進一步地，我還注意到不知是不是膽囊的機能也改善了的原故，我一直以來每每吃完飯後就會急性下痢的情況也完全不會發生了。這在不久之後也得到了醫生的確認。

我認爲這是由於修習調和道的原故，以致肝臟等臟器中血液停滯的情形都解除了，而全部的內臟也都回復了原本的活力，同時對太陽神經叢的刺激也奏效了，因而膽囊的機能也就急速地回復正常。

大約在從開始修習調和道的第四年左右（昭和五十八年一月），我接受了健康檢查，由檢查結果得知我的肝功用十分良好。

此外，我的血壓自從我六十二、三歲左右開始就不穩定，而且有相當長的一段時間在服用降低血液中鹽分濃度的藥物，然而自從修習調和道之後就開始下降，趨於穩定，一直保持在一百三十到七十（鮮少時候會到一百四十到八十）左右。

我之前還有其他的舊疾，但它們都因爲丹田呼吸的功效而完全康復了，我希望我能持之以恆，更加努力、精益求精。

◇

丹田呼吸的驚人成效

——讓患得慢性腎炎二十年的身體狀況得以好轉——

一川井雄（東京都、教員、49歲）

我的慢性腎炎已經有二十年的病歷了。在我發病的二至三年後，某間大學醫院宣告我的病不治，從那時開始我每天都過著絕望的生活。然而，藉由斷食療法，我奇蹟似地脫離了危險，之後更藉由脊椎指壓療法的幫助而有了相當程度的好轉。自那時以後，尿蛋白以及其他可以看得見的地方都有了改善，我又可以開始工作，而健康狀態也好了很多。

然而就如同有了裂痕的瓷器一般，我的身體還是無法回復到原來的狀態。因此，我很容易疲倦、常常感冒，由於這個原故，我的喉嚨一直都是腫腫的，不斷地好了又腫、腫了又好。後來在那個冬天，我的喉嚨一直無法消腫，演變成支氣管炎，一個晚上有一個小時以上的時間都在不停地咳嗽、無法入睡，而且也有盜汗的困惱。我試著接受針灸療法的治療，雖然這些症狀有些改善，但卻無法根治。

正當我在思索著是否有什麼有效的治療方法之時，我想到了我二年前得到的，現在還放在家裡的那本「丹田呼吸健康法」的書。我將它取出，仔細地熟讀，這給了我很大的啓發，因而，我立即地加入了調和道協會，並從村木先生那兒得到了種種的教示，開始修習丹田呼吸。過了二個月之後，老實說症狀似乎的確有些許的減輕，但並沒有我所想的成果。

因此，我又再次地求教於村木先生。村木先生指示我說：「病情不如預期般地好轉，是因爲之前修習丹田呼吸的次數太少的原故，只有中度波浪呼吸也好，一天之內至少要練習五次。」於是從那一天開始，我立刻地照著先生的指示修習。

結果從那一天開始還不到一個禮拜的時間，我的身體狀況就令人驚訝地變好了。喉嚨不再發腫了，而且也幾乎不咳嗽了。而且，也愈來愈少有盜汗的情形出現，就全身的狀況而言都比之前要好很多。此外還有另外一個效果，那就是我之前小心翼翼有些神經質的性格改善了，變得胸襟開闊，這眞是一大收穫。

雖然還不能說是百分之百的健康，但我身體一天一天地變好，這是我親眼所見的。比如說我的氣色變好了，腎臟病特有的喉嚨有腫脹感覺的症狀也不見了，工作時也比之前更不容易感覺疲勞，除此之外，自從今年入秋以來我還發現我不太容易感冒。不，仔細想來，自從開始修習丹田呼吸之後，我就不曾得過像感冒的感冒。回想起之前的種種，就好像是夢一般。

從今以後，我要更加地熟練正確的丹田呼吸法，並每天修習，讓我的身體變得更加健康。而且我要把這個呼吸法，介紹給更多受疾病纏身的人們。

我便祕、失眠、自律神經失調等病症得以痊癒的體驗

伊藤春次（東京都、公司顧問、81歲）

我大約在三年前由公司裡女職員的口中聽到了有關丹田呼吸的種種，並加入了協會。我患得了自律神經失調症，而且還因此併發了失眠、便秘等症狀。因爲我的周遭有很多人在當醫生，因此不知不覺中我服用了過多的藥物，這反而使我的病情更加地惡化。

雖然我前往道場直接蒙受佐藤先生的指導，但我在一開始的時候怎麼也無法領會，長時間地爲先生添麻煩。但是，我如何都想要試試看，於是從那時起的二年數個月的時間裡，我每天早上四點半就起床練習四十五分鐘的時間，以錄音帶爲練習的對象，抱著如同面對著佐藤先生的心情，不間斷地修習。在外出旅行時就在沒有錄音帶的情況下練習，在走路時也好、慢跑時也好、爬樓梯時也好、我都不斷地努力，希望很自然而然地

採三呼一吸的呼吸方式進行呼吸運動。

雖然我也學過柔道、弓道以及吟唱，但大概都只維持了六個月左右的時間。那時最要緊的，就是要有斷然地決心，而我也遇到了一些沒有想到的挫折。一旦途中停止了，要再次出發是需要很大勇氣的。爲了不要讓它發生，至少持續六個月是一件很重要的關鍵。而且，只要它變成了習慣，之後即使不勉強地努力實行，也還是能夠做得到。

人有各別不同的生活方式，有人適合在下午修習，也有人喜歡在晚上修習。此外，也有人是在晨間修習的。各人可以在各自的生活中選擇一個最合適的時間，三十分鐘也好，十五分鐘亦可，持續不間斷地修習。我認爲養成這個習慣是首要的。此外，如果沒有如此持續六個月的話，它就不會成爲是自己生活的一部分。

大約從我開始實行算起的一年半左右，最先有成效產生的就是我的便祕情形。當患得自律神經失調症以致冒汗、睡眠不足的時候，我們會服用鎮靜劑、一旦養成習慣之後，就一定會有便祕的情形出現，爲了要防止便祕，我們又服用了各種的藥物。雖然醫生說這些藥物沒有副作用，但事實上它們還是有的。不過，這情形在我修習調和道一年半後就痊癒了。如果像佐藤先生教導地那樣形成腹壓，肛門就會使勁地閉緊。在這之前我每天早上起床就要馬上飲用一杯冷水，然而在這之後，我變得能夠輕鬆地、很自然地將糞便排出。那和吃藥後排便的情形完全不同，我真的舒暢自然地就排出糞便了。在那之後，我繼續了將近半年的時間，便祕的情形就完全消失了。這實在是非常快樂的一件事。

接下來再談談我克服失眠的經過，在那之前我一直服用著兩種種類的藥物，我先是停止服用一種，然後再減少份量至一半，大概花了一個月的時間後我停止吃藥，現在我完全地遠離了鎮靜劑，而且不論何時，當我想要睡覺的時候，我變得能夠一躺下來就可以馬上睡著。

近來，我對事物的看法、以及我的人生觀，都逐漸回復了身體健康時的狀態。這也是十分令我感到喜悅的一件事。

事實上我在昭和初年時就爲了要治療痔瘡而開始實行太陽光線療法，並且養成習慣，還在築地創立了光線療法的治療所，有過治療二萬人的經驗。此外，我也試過西式的療法，也試過二木式療法。這時，我正接受二木先生直接面對面的指導。我之所以深受調和道諸位老師的教導感動，是因爲和其他方法比較起來，丹田呼吸法的修習不需任何道具，隨時隨地都可以進行。坐在椅子上也行，坐在地上也行、睡著也行、走路時也行，任何地方任何時候都可以修習。這就是丹田呼吸法眞正的優點。

同時，它也讓我了解到身心調和是一件非常重要的事。雖然方法也很重要，但藉由它所得到的身心調和狀態更為重要。此外，以親切和諧的心在家中、在公司、在社會中生活，這對現代人而言是最重要的一件事，不是嗎？

雖然我已經年過八十，但是，只要我還活著的一天，我就要繼續地修習調和道，我就要把它傳佈給更多的人，我覺得，這是我今後的人生目的與價值。

◇

再次向全新的人生出發

——罹患了三十年的氣喘完全痊癒——

鈴木先彌（坂户市、上班族、40歲）

雖然不論哪一種疾病都很辛苦，沒有什麼疾病是讓人覺得很舒服的，但是氣喘所帶來的痛苦又更甚。呼吸可以說是繼續生命的基本，一旦氣喘發作起來就吸不到足夠的空氣，那種痛苦是無所比擬的。

我從小就有氣喘的毛病，它一直困惱著我三十年以上的時間。雖然一般都說小時候的氣喘，也就是小兒氣喘，就正常的情形而言，大多在長大成人之後就會自然痊癒，然而我卻例外，我的小兒氣喘就這麼一直伴隨著我長大。而我之前的人生，也一直受到氣喘的妨害。

當然，為了要治好這個病，我也試過了無數的方法。減感作療法、轉地療養，中醫、針灸、指壓等等，別人說有效的療法我都試過。但是就是沒有一個可以簡單地使症狀消失的方法。試了無數方法的我心裡想著，這氣喘病大概要陪伴著我一生一世了，我幾乎是放棄了。

然而，大約在兩年前左右，我工作方面陷入了窘境，感覺到極大的挫折感。這時的我，深深地感覺到我肉體與精神上的孱弱。我不單僅是身體上有氣喘的疾病，我的心理亦脆弱非常。因為我自小體弱，父母在不知不覺中就對我異常地寵愛。不論是做什麼事，都會因為氣喘病半途而廢，這樣的行為模式一直在幼兒時期一再反覆，我也因此而成為了一個缺乏貫徹到底之精神的人。只有在這時，我才深深地反省自己。我總覺得非得將我病弱的身體與孱弱的精神從根本加以鍛鍊，讓我的人生重新開始不可。

因此，我開始尋找和各種健康法與養身法相關的書籍。由於種類繁多，我迷惘不已，經過了再三地選擇，我花了半年的時間決定了「丹田呼吸法」。我的這個選擇有兩項基礎，那就是丹田呼吸法不單僅是健康養身法，或者是精神修養法，它可以同時鍛鍊身體及心理兩方面，此外，它並沒有被商品化分割零售販賣，而是一個可以永遠持續下去的養身養心法。

在昭和五十五年十月二十七日，我前往在下谷的道場，這是我成爲調和道協會會員的一個值得紀念的日子。在入會後我最先接受的教導，就是放低心窩部，讓上腹部柔軟。老師告知這是初級課程的一個宗旨，於是我每天早晚兩次，認眞地修習。有著只抱三分鐘熱度這種壞習慣的我，很稀罕地持續了一個月、三個月，而至半年而沒有間斷，連我自己都佩服自己。

在我加入協會的時候，我的腹部凸出。在道場指導學員的老師及前輩們的腹部，在心窩部是呈凹陷狀態的，而下腹則是微微地膨脹，在一開始看到的時候，我實在很難相信腹部的形狀會靠著我現在正在實行的修習而變成那樣。然而，近來我大部分心窩部都已呈現凹陷狀態了，雖然還不到像水瓢形狀的程度，但對於我的這種轉變我自己也感到佩服不已。

我原本的入會動機與其說是要改善我的氣喘毛病，倒不如說我最想要的是鍛鍊我的意念。因為我自己認為身體虛弱的根源是來自於精神方面的孱弱，我抱著這些念頭，每日每日地反覆練習，漸漸地，我的心窩部變軟了，上腹部也深深地凹陷進去。同時，我也感覺到我的心益發地安適、澄淨，沒有什麼比這更令人高興的了。

正當我為自己在心理層面獲得的改善高興不已的時候，有一次，我突然察覺到；自從入會以來，我的氣喘毛病再也沒有出現過。如此一直不斷困惱著自己的氣喘毛病，卻在不知不覺中痊癒了，這說來奇怪，但卻在不經意中發生了，自此之後，我就與氣喘絕緣了。

從我開始修習調和道算起，至今只不過一年三個月的時間。就深奧莫測的調和道來說，我充其量只不過才剛剛踏進入口半步而已，而我卻喋喋不休地說它的效果如何如何，實在是不自量力，然而，這些都是事實。的確，這都是拜調和道所賜。而且我現在於身體心理兩方面的爽朗感覺、充實感覺，還有好似由腹部底所湧現出的氣力，這一切種種，都是調和道帶來的。

我受氣喘的妨害好長一段時間，那是一段相當崎嶇的人生道路，但是今天的我對那段日子並沒有一絲一毫的憾恨。在我人生的旅途上，我因爲這個令我困惱不已的氣喘而結識了偉大的丹田呼吸法。從灰暗而至光明，它讓我的人生有了一百八十度的轉變。

這是所謂的緣份。至今，我對相識丹田呼吸法的這份機緣依然不勝感激。拜它所賜，我人生中的種種難題得以解決。它讓我擺脫舊疾並恢復了我的體力。而在精神方面我亦變得富裕。而且最幸福的，就是我可以預測我終其一生都能夠造福他人、幫助他人。

我今後也要聚精會神地努力修習、精益求精。希望在不久之後完全呼吸會成爲我作息的一部分。更進一步地，我要以向更多人傳佈正確之調和道爲目的而再接再勵。

生產與丹田呼吸

大門靜子（東京都、助產士、45歲）

我是一個助產士，最近我特別地注意到了一件事，那就是愈來愈多人的體力變差，這其中也包括我在內。隨著文明的發達，走路步行已被搭乘巴士、電車所取代，而上樓梯也利用電梯。此外，拜家庭電氣化所賜，洗衣機、吸塵器也變得普及化，所有的家事即使不出半分力氣也能夠完成。身體的肌肉沒有加以鍛鍊，內臟器官的機能自然也就低下。因此，在以前不太聽說的年輕人患得糖尿病、高血壓、貧血、肥胖的這類實例，也變得愈來愈多。

我在一邊參加丹田呼吸法之課程的同時一邊想著，這些問題不就能夠藉由這個呼吸法的修習而解決掉嗎？

近來在書店裡出現了很多專門爲孕婦出版的醫學書籍。此外，在電視上也開始放映這類的影片。這當中孕婦游泳教室的話題正被熱烈的討論著。藉由游泳的運動，身體的緊張會消除，而且也可以藉由將呼氣時間延長的方法來增強體力，在分娩的過程中也可以縮短時間。此外，還有一種專爲孕婦設計的拉梅茲呼吸法，這方面就是自從懷孕開始，孕婦就與丈夫一起練習呼吸，在分娩時，一同進行長呼氣的方法。這可以達到讓孕婦平安生產的目的。

這些方法和我所學習的丹田呼吸法的原則，並沒有什麼不同，的的確確是很有效的方法，在今後，如果能下一番功夫，好好地實行丹田呼吸安產健康法的話，懷孕時的孕吐現象就會減輕，妊娠中毒症也會改善，而且生產所花費的時間也可以縮短，並滿心喜悅地迎接健康寶寶的誕生。

◇

幼稚園丹田呼吸法的效果

——應用於小學低年級兒童之成效——

矢野茂子（逗子市、教員、45歲）

我在小學擔任老師已有很長的一段時間了，近來在身心方面有障礙的兒童是愈來愈多了。在一年我帶的班上，有一個小孩就介於障礙兒與健康兒的交界處，我姑且叫他A君。這個小孩是小學二年級的學生，雖然我有一年的時間與他一同用餐給予指導，但因爲他身子很弱，而他母親因此對他百依百順，不太讓他自己動手做事的原故，他在心理方面有輕微的自閉症，變成了一個只做自己喜歡做的事的孩子。

我當時想在對這個小孩的指導課程中加入呼吸法這一項，並和村木先生商量，因爲想要知道如果實行下面的這種幼稚園丹田呼吸法（四、四、七的呼吸法）會有如何的成效，於是我立即花了一年的時間，把這項指導加入在全班的課程表中。

「咻」「咻」「啵、啵」

「咻」「咻」「啵、啵」

「咻、啵」「咻、啵」「咻、啵、啵」

我帶的這群二年三班的孩子們，包括Ａ君在內，全班在這一年之內都有了極大的改變。

之前的小孩在九九乘法這方面，很少有人不會二的乘法與五的乘法這部份，然而最近的小孩子連注音字的發音都無法清楚正確地唸出來。因爲身體不太活動的原故，愣頭愣腦的小孩愈來愈多了，而不會做調和道中被名爲「衝息」的這個強力呼氣動作的孩子是一大堆。報自己名字的時候腹部也不用力的孩子比比皆是，很少有小孩眞正是從腹部發聲的。

因此，我要他們天天練習村木先生教導的四、四、七呼吸法。結果，他們唸課文的方法變得和其他班級完全不同，而在算術方面，之前完全記不得七的乘法以及八的乘法的孩子有很多，如今卻幾乎全部都可以背誦出來了。

有些自閉症傾向，之前對算數一竅不通的A君，我要他在唸出二二得四、二三得六的時候將腹部彎曲，讓心窩部凹陷，結果後來他完整地背誦，應用九九乘法表。他的母親高興地哭了。而全班的孩子們也高興地大大拍手。

今年我擔任相同一個班級的導師，他們升上三年級成了三年二班。在掃除時有擦地板的這項工作，他們每一個人在擦地板時，都採三呼一吸的呼吸方式呼吸。

在此之前，我在健康養身法這方面，一直執著於飲食上頭。也因此讓有氣喘或鼻子不好的孩子們病情有了相當程度的好轉。我想，這再加上呼吸法，一定可以呈現兩者相輔相成的效果。因此，我在運動方面也予以指導。父母們看到孩子有如此卓越改變的那分喜悅之情，對我而言就是眞正的喜悅。

我現在的希望就是願我自己能夠在無病無痛中自然地死去。

我在半夜裡不管是三點半或是四點，只要一醒來就立即坐在床上修習完全呼吸。然後休息片刻之後我在五點時起床，再專心地修習丹田呼吸法初級約一個小時的時間。如果沒有做這件事這一天就沒有開始——這就是我現在的生活。

調和道是我的生存宗旨

——脫離錯誤的健康法——

栗原四郎（東京都、版畫家、68歲）

我今年六十八歲，而我的病歷在我還是十四歲時的年少時代就已經開始了。當時醫生診斷爲肋膜炎，我每晚都會輕微地發燒，盜汗現象十分嚴重，連我身上的衣服及被褥都溼成一片。

因爲醫生說安靜第一，所以我前往信州的溫泉花了一個月的時間進行溫泉療法，雖然當時也因此恢復了元氣，但現在想來，可能病因就是從當時種下的。結果過了十年後在我二十五歲時，我患得了結核病（初期）。

雖然那時是支那事變開始的時候，但糧食也還豐足，鑑於營養與安靜爲首要，我住在小田原的某一間寺院中調養身體。

這是我第二次患得疾病，我依著當時結核病療養的醫學常識，認爲只要腸胃健壯自能吸收營養，認爲這就是健康的要訣，而一直過著只要是有營養的食物就什麼都吃的生活。結果在這二年間的靜養中，我的體重由一開始的四十公斤增加到了五十二公斤。但是因爲這是個不正確的健康法，到了後年我的身體又在不知不覺中回復到原本的狀態。

長期戰爭結束，邁入了戰後復興的年代（昭和二十七年），在東京成立了民藝協會，而我是此協會的會員，在一開始我與式場隆三郎交往，而後又認識了山下青，並開始從事版畫的創作，從那時起，北至北海道，南至沖繩，我就如此從南到北、從北到南地來回奔波不下百次，爲展覽勞心勞神。由於如此勉強地勞累，我又再次患得了結核病。當時我已年近四十了。所幸當時鏈黴素(streptomycin)已經問世，這才靠它救了我一命。

然而，結核病並不是完全痊癒，我爲了想要擁有眞正的健康，在五十歲時我加入了眞向法的協會，之後的十年間我一日也不間斷地持續修習。

大概在我六十歲的時候，我自己創造的馬賽克作品被運往美國，從舊金山至紐約做巡迴的展覽，也許是因爲太過勞累的原故，回國之後我又再度地咳血，並且入院接受治療。

我十年來一直堅持著信念，每天實行的眞向法，因爲沒有任何成果產生，所以我就停止了。當時血壓測得的值爲二百二十至一百一十，醫師告訴我說，我的血壓狀況比結核病還要危險。此外，因爲之前攝取了過多的營養，我也有痛風的毛病，苦不堪言。我發覺到，我之前攝取營養是健康之源的這種想法完全錯誤，同時，我也十分地迷惘不知應該追求怎樣的健康法才是對的。

在那時，在眞向法中偶然認識了的O先生向我介紹村木先生，而我因此加入了調和道協會。這是昭和四十八年夏天的事，從那時起，我每個禮拜都前往鶯谷的道場，接受佐藤先生的指導。我的體重還是維持七十公斤，不太容易減少，尤其心窩部更是囤積了一堆脂肪，因此我總是想要瘦下來，所以，我每天早上都從六點開始進行四十分鐘的修習，一直以來一次也沒間斷過。

雖然體重沒有那麼輕易地就減下來，但修習後的暢快感是任何言語都難以形容的，事實上，我眞正地感受到了生命的存在。去年我測量出的血壓值爲一百二十至八十的正常值，這大概也是修習的成果吧！

現在我有能夠活到父親死時的年齡（八十三歲）的自信，如果可以的話，我希望我能活到二十一世紀。爲此，我想丹田呼吸、眞向法、安靜的環境都是很好的辦法。健康過一生的人也好、受病痛纏身過日的人也好，人只能過著各自的人生。

對現在的我來說，丹田呼吸法是眞正的生活宗旨。不論在哪裡，我都要專心認眞地修習。

◇

劍道與調和道

近藤利雄（名古屋市、大學教授、69歲）

我數年前在一次偶然的機會裡拜讀了「丹田呼吸健康法」這本書，並幸運地蒙受了村木先生的指導。俗話說：「人一生中有三次抓住幸運的機會」，我想，我和村木先生的相識，是我這一生中三次機會的其中一次。

蜻蜓的幼蟲生長在地下，待時機成熟後就飛翔於空中，我也是從十歲起就開始練劍道，長久以來在專心一致修習劍道的過程中過日子，到今年，我已將近七十歲了。而且現在我藉由對丹田呼吸法的認識，從之前和我一同練習的劍道，更精進成爲以安生立命爲目的的生命劍術。

在一開始遇見村木先生的時候，我感覺我的劍技讓我喘不過氣來，藉由丹田呼吸法，我找到了指引我劍術朝正確方向進步的羅盤。

「所謂的劍道，就是以劍的理法爲做人理法的道理」，這是全日本劍道連盟向全國呼籲的劍道理念。這裡指的理法就是宇宙的眞理。這個理法與其了解它，倒不如用身體親身體驗它。所謂的「道」是何物呢？道隱藏在現象之後，與呈現出的現象緊緊相連，藉由道的實踐，就可以成就人性。

不須等待釋尊的明示，吸氣短、呼氣長的這個道理原本就是呼吸道的基本。正確的呼吸法是人生最高的修行之道，丹田力量與心靈安定與劍道有著密不可分的關係。

藉由我自己在練習的呼吸法，我也練就了以武術修業爲目的的丹田力量。但而今想來，它設了一個與生氣時相同狀態的可怕陷阱。由於老師村木先生的訓示，我去除了在此之前的弊害，而學會了正確的呼吸法。有一次夜裡我打電話給老師向他訴說著我的苦痛，這痛苦的經驗現在回憶起來也覺得懷念不已。

「你雖然已經七十歲了，但你依然精力充沛，這些體力，氣力到底是從何而來的呢？」我常常被這麼問到。對於這問題我無時無刻不一一地說明丹田的效用，以及上虛下實之姿態的重要性，甚至還讓對方看看我長達一分鐘之久的長呼氣動作。也有年輕的劍士一聽之下就立刻地加入了調和道。

人類最重要的東西，不用說當然是生命，而這個生命的基台就是在調和道中所說的上虛下實，我要強調的是正確的呼吸就來自於這個正確的姿勢。

後記

在偉大的科學時代下，人類的生活愈漸豐富，但另一面，空氣受到污染、水受到污染，自然環境正日漸荒廢中。不單僅是清淨的大自然被污染，就連人類的心靈也受到污染。這個事實從不論醫學如何進步，種種現代病依然不斷增加的現象來看也可以理解。種種的公害不單危害人類，就連其他生物也受到波及。

現代的醫學因爲是以西方的醫學爲基礎而進行研發的，所以它忘記了一件很重要的事。那就是我要說的在東方已有三千年歷史的丹田呼吸。

丹田呼吸能夠讓心靈以及身體澄淨。藉由丹田呼吸的冥想，會加深人類對自然界的想法，並指示在自然界生活的人類一個進步的方向。

要擁有和諧的人際關係，想要永保健壯的身體、安適的心靈，這個丹田呼吸具有著偉大的力量。

國家圖書館出版品預行編目資料

丹田呼吸健康大全集／健康人生研究會 主編， -- 修訂二版 --
；－新北市：新BOOK HOUSE，2018.10
面； 公分
ISBN 978-986-96787-3-5（平裝）
1.呼吸法

411.12 107012471

丹田呼吸健康大全集

健康人生研究會 主編

〔出版者〕新 BOOK HOUSE
電話：(02) 8666-5711
傳真：(02) 8666-5833
E-mail：service@xcsbook.com.tw

〔總經銷〕聯合發行股份有限公司
新北市新店區寶橋路235巷6弄6號2樓
電話：(02) 2917-8022
傳真：(02) 2915-6275

印前作業 東豪印刷事業有限公司

修訂二版 2018年10月